UN CHEMIN
VERS LA SANTE

DU MEME AUTEUR

LE DESTIN, UNE CHANCE A SAISIR
Psychologie Esotérique
La Connaissance traditionnelle
au service de l'accomplissement humain
Editions Randin, 1982

Thorwald Dethlefsen
Rüdiger Dahlke

UN CHEMIN VERS LA SANTE

traduit de l'allemand par
Paule Lehr

EDITIONS RANDIN-AIGLE

L'éditeur désire exprimer ses remerciements à Mme Paule Lehr, traductrice ; sa parfaite connaissance des sujets traités par l'auteur, sa disponibilité tout au long de la préparation de ce livre, permettent d'offrir au lecteur une transcription fidèle du message contenu dans l'ouvrage de T. Dethlefsen et R. Dahlke.

* * *

Dessin de la couverture : Alain PELLET

Edition originale :

KRANKHEIT ALS WEG

Avenue des Ormonts 12
1860 Aigle (Suisse)
ISBN 2-88122-008-8

PROLOGUE

Ce livre risque de déranger car il démontre que la maladie est pour les êtres humains un alibi leur permettant de fuir les problèmes qu'ils ne parviennent pas à résoudre.

Nous désirons prouver que le malade n'est pas l'innocente victime de son état. En disant cela nous ne voulons pas faire le procès de l'environnement pollué, de la civilisation moderne, de la vie difficile que nous menons ou de toute autre cause déjà bien connue, résultat des erreurs de l'humanité. Nous voulons, au contraire, envisager le côté métaphysique de la maladie. Vus sous cet angle, les symptômes ne sont que la manifestation physique des conflits psychologiques et la symbolique qu'ils présentent permet de déchiffrer le problème actuel du patient.

Dans la première partie de cet ouvrage, nous nous attacherons à ce que nous nommons une philosophie de la maladie et exposerons nos prémices théoriques.Nous recommandons au lecteur de lire attentivement, au besoin de relire, cette première partie avant d'aborder la seconde. Ce livre, bien que nous nous soyons efforcés de lui conserver ses propres conclusions, peut être considéré comme une suite ou une exégèse de l'ouvrage précédent de Th. Dethlefsen, *Le Destin, une chance à saisir*.

Nous pensons que cet ouvrage peut aider à la compréhension de *Un chemin vers la Santé*, il en est une sorte de complément ou une introduction qui peut être utile si la première partie (théorique) de ce livre présente quelque difficulté de compréhension.

Dans la deuxième partie, nous décrirons les symptômes de la plupart des maladies sous leur aspect symbolique. Nous verrons alors ce que ces symptômes veulent dire en tant que représentants de problèmes psychologiques. Vous trouverez en dernière page une liste alphabétique des divers symptômes qui rendra la recherche des explications plus aisée.

Le premier but que nous nous sommes fixés est de donner au lecteur les moyens d'acquérir un autre point de vue afin qu'il lui soit possible de trouver lui-même les significations des symptômes qu'il peut être appelé à rencontrer et surtout qu'il sache les reconnaître.

En outre, nous avons saisi l'occasion du sujet traité pour aborder une vue ésotérique et universelle qui va au-delà de ce qui concerne uniquement la maladie. Nous ne pensons pas que ce livre soit difficile mais il ne faut pas croire non plus qu'il est aussi simpliste que pourraient le juger certains lecteurs qui n'entrent pas dans nos vues.

Il ne s'agit pas d'un traité scientifique car il ne contient aucune des règles d'approche de la science.

Nous nous adressons à ceux qui sont prêts à s'engager dans une voie non à ceux qui désirent rester immobiles au bord du sentier en cherchant des explications prétextes, reliant des faits qui n'ont rien à voir les uns avec les autres.

Les êtres qui sont « en quête d'illumination » n'ont pas de temps à perdre avec la science, il leur faut la connaissance. Nous sommes conscients que cet ouvrage rencontrera beaucoup d'objections mais nous espérons qu'il rendra service, qu'il pourra aider dans leur recherche ceux qui sont sur la voie. Qu'ils soient rares ou nombreux peu importe, c'est pour eux qu'il a été écrit.

PREMIERE PARTIE

Prémices théoriques pour parvenir à comprendre ce que sont la maladie et la guérison

I

MALADIE ET SYMPTOME

La compréhension humaine ne peut appréhender
la véritable connaissance,
cependant si vous en doutez et ne me comprenez pas,
je suis prêt à en discuter avec vous.

YOKA DAISHI *Shodoka*

Nous vivons à une époque où la médecine présente continuellement aux yeux étonnés du profane des moyens et des techniques nouveaux qui font reculer les frontières du possible. Parallèlement s'élèvent de plus en plus de voix formulant une méfiance à l'égard de cette médecine contemporaine quasi toute puissante. Les méthodes de médecine naturelle, quelques-unes fort anciennes et d'autres modernes, ainsi que l'homéopathie attirent un nombre grandissant de personnes qui leur font davantage confiance qu'à la médecine officielle hautement technologique. Envers cette dernière, les critiques sont nombreuses, on lui reproche, entre autres, son manque d'humanité, l'explosion des coûts mais surtout de produire des effets secondaires et de remplacer un symptôme par un autre. Ce qui est pourtant le plus intéressant à constater ce n'est pas ce qui fait l'objet des critiques, c'est qu'il y ait critique. Avant d'être rationnelle, cette critique est diffuse, il semble qu'on ne se rende pas compte que quelque chose ne va pas et que, malgré ses succès, la médecine actuelle n'atteint pas le but espéré. Cette méfiance se manifeste aussi bien dans la population en général que parmi certains médecins, surtout de jeunes praticiens. Il n'y a cependant pas une unanimité de points de vue chez ceux qui se tournent vers une médecine alternative. Les uns voient une issue dans une socialisation de la médecine, les autres dans l'abandon de la chimiothérapie en faveur de médicaments naturels ou à base de plantes. D'autres encore se vouent à l'homéopathie ou s'occupent de l'influence des courants telluriques. Les acupuncteurs et les radiesthésistes proposent de s'occuper du plan énergétique en abandonnant les investigations purement morphologiques. En considérant ces diverses approches non conformistes, on parle de médecine « holistique » qui serait une préhension de l'homme en sa globalité, le prenant comme un tout, un corps et une âme susceptibles d'être soulagés par une méthode ou une autre sans exclusion. Chacun est d'avis aujourd'hui que la médecine académique a perdu de vue l'homme en tant que personne. La spécialisation à outrance, la sophistication des analyses ont abouti à un découpage du patient (tout en permettant à la conscience de progresser et d'affiner ses recherches et ses connaissances) qui n'est plus considéré en son entier.

On s'aperçoit bien vite, en étudiant ce mouvement d'ouverture vers une médecine différente et les discussions qu'il entraîne au sujet des méthodes diverses ainsi que de leurs fonctionnements, qu'il n'y a pas de référence à une « philosophie » de la médecine. Il est vrai que la médecine s'occupe principalement de domaines concrets et pratiques, cependant, qu'on le veuille ou non, que ce soit consciemment ou inconsciemment, derrière tout ce qui est concret il y a un substrat philosophique. Ce n'est pas dans ses réalisations matérielles qu'échoue la médecine moderne, c'est sur la vision du monde qui les sous-tend et sur laquelle elle s'est construite de manière irréfléchie.

C'est sa philosophie qui entraîne son échec, ou plutôt son manque de philosophie. La pratique de la médecine était orientée jusqu'ici vers l'efficacité, elle devait fonctionner, son incapacité à tenir compte du contenu et non du contenant uniquement, lui a valu d'être critiquée et traitée d'inhumaine. Cela se manifeste dans de nombreuses situations concrètes que l'on pourrait envisager de changer, mais le problème n'est pas seulement là, de nombreux signes montrent que la médecine elle-même est malade. Pas plus que n'importe lequel de ses patients la médecine ne sera guérie si l'on ne s'occupe que des symptômes.

La plupart de ceux qui critiquent la médecine officielle, prêchant toutes sortes de thérapies parallèles, admettent, sans les remettre en question, les idéaux et les structures de base sur lesquelles furent fondées les thérapies qu'ils attaquent, ils mettent toute leur énergie à tenter d'en changer les formes ou les méthodes.

Dans ce livre, nous voulons prendre une position différente face à la maladie et la guérison. Nous sortirons des sentiers battus ne nous appuyant ni sur les valeurs reconnues ni sur les idées inébranlables qui règnent dans ces domaines (maladie-guérison).

Nous courons ainsi certains risques, notre démarche est difficile, voire dangereuse car nous allons toucher à des tabous, soulever des questions brûlantes et sauter certaines étapes que la médecine n'est pas encore prête à franchir. Elle le fera plus tard, lorsque la compréhension se fera plus profonde et que les concepts ici présentés seront reconnus. Pour le moment, nous n'escomptons pas une évolution rapide et générale de la médecine officielle, nous nous adressons à des personnes dont la vue est plus perçante, à des pionniers.

Le fonctionnement organique ne comporte en lui-même aucun sens caché. La signification doit être déchiffrée. Par exemple le fait de constater que le mercure monte dans un thermomètre ne veut rien dire, ce n'est que lorsque nous constatons que ce fait signale un changement de température que nous pouvons en tirer une conclusion. De même lorsque les personnes ne font pas de relation entre leur destin personnel et ce qui se passe dans le monde, leur existence n'a plus de sens. Il faut avoir un point de comparaison pour comprendre ce qui se passe. Il en découle que pour décrypter ce qui se déroule dans le monde matériel, il faut une référence métaphysique. Gœthe l'a dit, les hommes ne comprendront le monde visible des formes que par comparaison. De même les chiffres et les lettres sont les supports d'une idée, tout ce qui est concret est l'expression d'une idée, le visible est le médium de l'invisible. En d'autres termes, on pourrait dire que dans la forme se manifeste le contenu, ainsi les formes deviennent-elles signifiantes. Un texte qui n'aurait pas de sens ne contiendrait aucune idée, nous paraîtrait vide et, à fortiori, insensé.

Analyser un signe ne provoquera aucun changement. Si nous prenons un exemple dans l'art, nous constatons, à l'évidence, que la valeur d'une œuvre n'est pas dans la qualité des matériaux employés, couleurs ou tissus pour un tableau par exemple mais dans l'idée, la vision que l'artiste a transmise. La matière est le support, l'expression physique qui rend visible un contenu métaphysique qui serait resté invisible sans elle.

Ces quelques exemples, fort simples, devraient permettre au lecteur de comprendre la démarche entreprise dans ce livre. C'est-à-dire : chercher la signification de la maladie et de la guérison.

Pour y parvenir, nous nous écarterons volontairement du

domaine de la médecine scientifique. Nous ne voulons pas l'attaquer, notre approche est totalement autre et, ipso facto, nous ne prêterons donc pas le flan à une critique scientifiquement élaborée. Nous quitterons le cadre de la science qui se limite lui-même à un domaine essentiellement fonctionnel s'interdisant ainsi toute possibilité de laisser filtrer le sens, la signification des faits.

La démarche que nous entreprenons ne s'adresse ni aux rationalistes ni aux matérialistes invétérés mais à ceux qui sont capables de suivre les sentiers, souvent tortueux et peu logiques, qu'emprunte le fonctionnement de la conscience humaine. Il y a des aides efficaces pour accompagner ce voyage à travers l'âme des êtres : l'imagination, la visualisation, l'association d'idées, le sens de l'humour et la capacité d'entendre ce que cachent les mots. Il faut aussi savoir manier les paradoxes, supporter l'ambivalence, voir les deux côtés des choses.

En médecine et dans le langage courant, on parle de « maladies », au pluriel, ce qui conduit à une fausse interprétation, le mot « maladie » est un concept et ne doit être employé qu'au singulier. Il en est de même pour le mot « santé », c'est un singulier, on ne dit pas : « des santés ». Maladie-Santé sont deux états de l'être qui ne définissent ni des organes ni les différentes parties du corps humain. Un corps n'est jamais malade, il n'est que l'expression de la conscience, il en véhicule les messages. Le corps ne peut rien faire par lui-même, on s'en persuade facilement en observant un cadavre. Le corps est vivant grâce à ces instances immatérielles que sont l'âme et la « vie » (esprit). La conscience transmet une information qui se manifeste, elle se rend ainsi visible. La conscience a, vis-à-vis du corps, le même effet qu'un programme radio sur un récepteur. la conscience n'a pas de matérialité, elle n'est pas produite par le corps et ne dépend pas de l'existence de ce dernier.

Ce qui se passe dans un corps est toujours l'expression d'un message, d'une information, la densification d'une image (en grec, image se dit *eidolon*, ce qui renvoie au concept « idée »).

Le rythme cardiaque, les pulsations, la température du corps qui maintient une chaleur constante, la fabrication d'anticorps sont des fonctions qu'on ne peut expliquer en se basant uniquement sur la matière, toutes dépendent des informations envoyées par la conscience. Lorsque toutes les fonctions corporelles se déroulent d'une certaine manière et harmonieusement, nous nommons cet état « santé ». Si une fonction quelconque se dérègle, nous parlons de « maladie ».

La maladie s'installe lorsque l'harmonie est compromise, que l'ordre préétabli est remis en question (nous verrons plus loin que la maladie, vue sous un autre angle, est un rééquilibre). Ce qui a perturbé l'harmonie se situe dans la conscience, au niveau de l'information et se manifeste dans le corps. Le corps est donc ainsi le lieu de réalisation, la scène ou s'exprime la conscience avec toutes ses variantes et ses fluctuations. Le monde de la matière en son ensemble est une scène où s'anime et entre en représentation la FORME ORIGINELLE. De même, le corps physique sert de révélateur aux images de la conscience. Lorsqu'un être est perturbé sa conscience se dérègle, perd son équilibre et cela va se vivre dans le corps sous la forme de symptômes reconnaissables. Voilà pourquoi c'est une erreur de dire que le corps est malade, ce ne peut être que l'être qui est malade et qui le démontre par un « état de maladie » sous forme de symptômes. Dans une tragédie, ce n'est pas la scène qui est tragique, c'est la pièce.

Il y a de nombreux symptômes mais tous ne sont que l'expression du même événement que nous nommons « maladie » et qui s'est produit dans la conscience d'un être donné.

Après ce qui vient d'être expliqué, on devrait pouvoir comprendre que ce que l'on a départagé en catégories telles que : « maladie » somatique, psychosomatique, psychique ou mentale est un langage pour nous inadmissible. Cette manière de concevoir et de cataloguer la maladie sert davantage à en empêcher la compréhension qu'à la rendre plus facile à cerner. Notre approche correspond à peu près à celle de la psychosomatique, avec la différence que nous élargissons ce qu'on entend généralement sous ce terme pour englober tous les symptômes, sans exception.

On peut faire la différence entre ce qui relève de « soma » et ce qui relève de « psychique », sur le plan où se manifeste un symbole mais cela ne permet pas de localiser « la maladie ». L'ancien concept de maladie de l'esprit (maladie mentale) induit en erreur car l'esprit n'est jamais malade, il s'agit en ce cas de symptômes qui se manifestent sur le plan psychique, c'est-à-dire dans la conscience de l'être.

Nous voulons essayer ici d'élaborer une représentation de la maladie comme un « tout ». En faisant la distinction entre les termes « soma » et « psychique », nous comprendrons mieux sur quel plan les symptômes se manifestent.

En séparant les deux plans, maladie d'une part (plan de la conscience) et symptômes d'autre part (plan du corps physique), nous élargissons notre manière d'envisager la maladie, nous ne nous bornons plus à l'analyse de ce qui se passe sur le plan physique seulement, nous allons également nous occuper du plan psychique, ce qui jusqu'à aujourd'hui n'a pas été habituellement le cas.

Lorsqu'un symptôme se manifeste, il perturbe le cours habituel de l'existence et c'est lui qui attire alors presque toujours toute l'attention. Un symptôme est un signal, il va capter l'intérêt, l'énergie et préoccuper celui qui le ressent. Il nous force à s'intéresser à lui que nous le voulions ou non. Tel un empêchement survenu de l'extérieur, le symptôme est perçu comme un obstacle, il faut le faire disparaître, ce qui dérange ne doit plus déranger. Le symptôme accapare toute notre attention, il faut donc le combattre, s'en débarrasser à tout prix.

Depuis Hippocrate, la médecine s'efforce de persuader le malade que les symptômes sont des manifestations qui surviennent au hasard et que les causes doivent en être recherchées dans le fonctionnement organique, on s'efforce alors de les y découvrir. Pour cette école de médecine, le symptôme n'a pas de signification en lui-même, on confond symptôme et maladie, l'un et l'autre d'ailleurs ne représentent rien, n'ont pas de sens. C'est ainsi que l'on ne prend pas garde au « signal », on ne le déchiffre pas et le symptôme n'a rien à dire. Prenons comme exemple un automobiliste : divers signaux s'allument sur le tableau de bord de sa voiture lorsque quelque chose ne fonctionne plus normalement. Quand une lampe s'allume, le conducteur s'inquiète, il s'arrête éventuellement, ce qui est pour lui une contrariété. Cependant, il ne lui viendrait pas à l'idée de se mettre en colère contre le voyant, au contraire, il est ainsi assuré d'être averti lorsque quelque chose ne va pas. Le disfonctionnement qu'il peut ainsi constater se trouve quelque part, à l'intérieur de la voiture, dans un endroit qu'il ne voit pas. Cette lampe qui clignote est un « signal », elle incite le conducteur à s'adresser à un mécanicien afin d'effectuer le contrôle ou la réparation nécessaire qui entraîneront l'extinction de la lampe témoin. Ensuite, on peut repartir, rassuré. Que penserions-nous d'un mécanicien qui se contenterait d'enlever l'ampoule de la lampe ? Nous serions certainement furieux, pourtant, la lampe ne brûle plus et c'était bien cela qui nous avait alerté mais nous savons que cette lampe signalait quelque chose, il fallait trouver quoi au lieu de l'éteindre. Ce qui avait déclenché ce voyant ne se trouvait pas sur le tableau de bord, il fallait chercher ailleurs, ne plus s'occuper de la lampe mais découvrir ce qui ne fonctionnait pas. Le voyant ne servait qu'à attirer notre attention, nous forcer à nous interroger. Le symptôme dans notre corps est l'expression visible de processus invisibles, c'est un « signal » relié à une fonction qui va nous obliger à interrompre le cours habituel de notre vie, à nous arrêter pour constater que quelque chose ne va pas, n'est pas en « ordre » et à en chercher les raisons. Dans ce cas, comme dans l'exemple de l'automobiliste, il est stupide de s'en prendre au symptôme et absurde de tenter de le faire disparaître, on ne réussit alors qu'à rendre impossible la compréhension de sa signification. On ne doit pas faire disparaître un symptôme mais le rendre superflu. Pour y parvenir, il faut aller voir au-delà, plus profondément, traduire ce que le symptôme veut nous apprendre.

C'est dans l'impossibilité de franchir ce pas que se trouve le problème de la médecine. Elle est fascinée par les symptômes. C'est pourquoi elle assimile l'un à l'autre, symptôme et maladie, c'est-à-dire qu'elle confond la forme et le contenu.

C'est ainsi que l'on soigne avec un grand arsenal de moyens techniques les organes et les parties du corps mais jamais l'être qui est malade. Toutes les forces sont dirigées dans le but de parvenir tôt ou tard à empêcher les symptômes d'apparaître sans se demander quels sont le sens et les raisons de leur apparition. Il est étrange que la raison n'ait pas réussi à faire cesser ce combat utopique. On devrait pourtant se rendre compte que le nombre des malades n'a pas diminué depuis l'apparition des techniques modernes employées en médecine. Il y a toujours autant de malades, seuls les symptômes ont changé. On essaie de noyer cette vérité dans un flot de statistiques qui ne concerne, en fait, que quelques catégories de symptômes. Par exemple on est fier des résultats obtenus dans les maladies infectieuses mais on ne tient pas compte de ce qu'ils cachent, à savoir, quels sont les symptômes qui ont augmenté et ce que cela signifie.

A vrai dire, un examen médical devrait concerner la maladie en elle-même et non les symptômes, cela n'a jamais été le cas jusqu'ici et ne le sera pas davantage dans l'avenir. La maladie, à l'instar de la mort est profondément enracinée dans l'être humain, ce ne sont pas quelques « trucs » superficiels et mécaniques qui parviendront à en débarrasser le monde. Si l'on parvenait à considérer la maladie et la mort dans leur essence et leurs dimensions, on s'apercevrait du ridicule de nos efforts, on comprendrait que nos forces ne peuvent y suffire. On peut se protéger d'une pareille désillusion en ramenant maladie et mort à un problème fonctionnel, cela permet de continuer à croire en ses pouvoirs et à sa propre importance.

Répétons encore : la maladie est un état qui dénonce, chez l'être humain, un dérèglement de la conscience, une discordance, un « désordre ». Cette perte d'équilibre se manifeste dans le corps par un symptôme. Ce symptôme est un signal, il transmet une information car son apparition rompt le cours normal de notre vie et nous oblige à lui porter toute notre attention. Un symptôme nous dit qu'en tant qu'êtres dotés d'une âme nous sommes malades, que nous avons dérapé, perdu l'équilibre, que nos forces intérieures, notre force d'âme, ne sont plus intactes. Un symptôme nous signale que nous sommes en « manque ». Autrefois, lorsque l'on demandait à un patient : « qu'est-ce qui ne va pas ? », il répondait toujours : « J'ai des douleurs, j'ai mal ». Maintenant, on lui demande : « Qu'avez-vous ? ». Ces deux questions sont des polarités, si l'on y réfléchit un peu, elles sont très intéressantes. Toutes deux s'adressent à un malade, or, il y a toujours un « manque » chez un malade (quelque chose ne va pas, c'est un manque) en réalité, ce manque est situé dans la conscience, car si rien ne lui manquait, il serait « sain » (saint), c'est-à-dire, entier et harmonieux. Lorsque quelque chose lui manque pour être sain, il est « mal-sain », c'est-à-dire malade. Ce manque, cette maladie, se manifeste dans le corps par quelque chose que « l'on a », un symptôme. On peut donc en déduire que : avoir mal, avoir quelque chose, c'est la compensation d'un manque. On manque de conscience, résultat : un symptôme.

Lorsqu'on a compris la différence entre maladie et symptôme, le comportement change. Désormais, on a un autre point de vue face à la maladie. Le symptôme n'est plus un ennemi qu'il faut nier ou combattre à tout prix, on découvre qu'il peut être un collaborateur qui nous aidera à trouver ce qui « manque » et, par là même, à vaincre la maladie. Le symptôme est devenu en quelque sorte un guide, un maître qui nous aide dans notre prise de conscience, dans notre évolution. Il peut être féroce et s'incruster si nous n'y prenons garde, car c'est lui qui fait la loi. La maladie ne connaît qu'un but : nous rendre sain (saint). Si nous comprenons le langage que véhicule un symptôme il nous indiquera ce que nous devons faire. Ce livre est dédié au décryptage des symptômes. Ils parlent une langue oubliée qu'il s'agit de retrouver. Connue, depuis des âges, c'est vraiment la langue de la psychosomatique, elle connaît les relations entre le corps et la psyché. C'est donc une langue à deux facettes, si nous parvenons à l'entendre, nous saurons aussi la comprendre. Nos symptômes ont davantage à nous apprendre que nos plus proches parents ou amis car ils sont nos partenaires les plus intimes, ceux qui nous connaissent vraiment.

La vérité qu'ils peuvent nous dévoiler est souvent difficile à supporter. Aucun de nos proches n'oserait nous la dire de manière aussi brutale. Le symptôme, lui, ne craint pas de nous la jeter à la figure. C'est sans doute pourquoi nous avons préféré oublier la langue des symptômes. On croit vivre mieux dans l'ignorance, cependant, se boucher les yeux et les oreilles ne sert à rien, cela n'aide aucun symptôme à disparaître. D'une manière ou d'une autre, il faudra bien nous en occuper, écoutons ce qu'il nous dit, entrons en communication avec lui, il nous conduira à la guérison véritable. Lorsque nous aurons compris ce qui nous manque, lorsque nous aurons intégré la question qu'il soulève, nous progresserons vers la connaissance jusqu'à ce que, devenu inutile, le symptôme disparaisse. Là réside toute la différence entre combattre la maladie ou la transmuter. La guérison passe par la transmutation d'une maladie et non par la victoire sur un symptôme. En effet, guérir, c'est devenir « sain » (saint), être entier, il n'y a pas de degré dans cette démarche, on ne peut pas être plus ou moins un tout. Guérir, c'est se nourrir de ce qui est sain (saint), s'abreuver au TOUT de la Conscience, c'est intégrer nos manques, ce qui n'est guère possible sans un élargissement de la conscience, on appelle aussi cela : l'illumination. Maladie et guérison sont des concepts qui vont de pair, qui sont en rapport avec la conscience et non avec le corps. Un corps ne peut pas être sain ou malade, il n'est que le reflet des états de la conscience à laquelle il est relié.

Nous avons encore une critique à faire à la médecine officielle. Elle parle de guérison sans prendre le moins du monde en considération le seul plan sur lequel la guérison est réelle. Nous n'avons rien à reprocher à la pratique de cette médecine sinon d'employer un terme qui ne se rapporte pas au domaine où elle l'applique. Les pratiques usuelles de la médecine se limitent à des interventions sur les phénomènes fonctionnels qui ne sont, en eux-mêmes, ni bons ni mauvais mais qui relèvent uniquement du plan matériel. Sur ce plan, la médecine conventionnelle a parfois des résultats étonnants. Ce sont des méthodes auxquelles on peut décider de renoncer par soi-même, mais on n'a pas le droit d'imposer aux autres d'en faire autant.Il faudrait être clair avec soi et se demander jusqu'où on est prêt à croire que le monde sera sauvé par des emprises sur son fonctionnement ou si l'on est décidé à extirper cette illusion de sa propre pensée. Quand on a vu les ficelles du jeu, on peut arrêter de jouer (à condition de n'en pas dégoûter les autres) et laisser continuer à vivre dans l'illusion ceux qui en ont encore besoin. Otez les écailles des yeux d'autrui, vous entraînerez des conséquences !....

A notre avis, ce n'est pas ce que l'on fait qui est réellement important, c'est la conscience qu'on en a. Ceux qui nous auront suivi jusqu'ici auront compris que nos critiques s'adressent aussi bien aux médecines dites « naturelles » qu'à la médecine officielle, toutes deux cherchent à guérir certains dérèglements du fonctionnement corporel, à éviter la maladie et font des termes « Vie Saine » un axiome.La philosophie est la même en ce qui concerne les méthodes « naturelles et non toxiques » (Nous faisons une exception pour l'homéopathie qui ne relève ni de l'une ni de l'autre des deux formes de médecine pré-citées). Le cheminement de l'homme va de la maladie à la santé; c'est-à-dire de l'être mal-sain à l'être sain. De la santé, on passe ensuite à la sainteté.

La maladie n'est pas un détestable dérangement qui arrive par hasard. Sur le chemin de l'existence, l'être humain marche vers la santé. Plus grande sera l'attention portée à ce chemin, plus il lui sera possible d'atteindre le but.

Dans ce livre, nous n'avons pas l'intention de décrire un combat contre la maladie mais de l'utiliser pour parvenir à la santé. Il nous faut encore approfondir le sujet dans les chapitres suivants.

II

POLARITE ET UNITE

Lorsque de deux vous aurez fait Un
Lorsque l'intérieur sera semblable à l'extérieur
et ce qui est en haut comme ce qui est en bas
Lorsque le féminin et le masculin seront une Unité
De sorte que le masculin ne soit pas masculin
et le féminin ne soit pas féminin
Quand vous serez vous-mêmes vos propres yeux,
vos propres mains, vos propres pieds et votre propre image,
Vous entrerez alors dans le Royaume.

Evangile selon St. THOMAS

Nous allons aborder un sujet qui a déjà été traité dans *Le Destin, une chance à saisir*, il s'agit du problème, ou si vous préférez, du thème de la polarité. Nous voudrions éviter une répétition fastidieuse mais le sujet doit être bien compris car il est primordial pour pouvoir suivre notre raisonnement. Par ailleurs, le problème de la polarité est au centre de tous les autres problèmes qui se posent à nous, il ne peut être escamoté, il est au cœur même de notre existence.

A partir du moment où l'être humain est capable de dire « je », il se sépare de tout ce qui n'est pas lui, de tout ce qui est « autre », de l'autre. Il y a Moi et Toi, désormais on est prisonnier de la polarité. Le « moi » nous enferme dans le monde des contraires, le monde des opposés qui n'est pas seulement le monde de "moi et l'autre" mais aussi le monde de l'extérieur et de l'intérieur, de l'homme et de la femme, du bien et du mal, de ce qui est juste et de ce qui est faux, etc. L'ego humain empêche la préhension de l'unité, de la totalité qui devient incompréhensible et échappe même à l'imagination. La conscience divise tout en paires d'opposés qui, lorsqu'on est soi-même impliqué, sont vécus de manière conflictuelle. Nous sommes contraints à prendre parti, donc à trancher, à réduire le réel, à le disséquer afin de l'analyser et finalement à différencier les morceaux de notre analyse. C'est ainsi que l'on en arrive à dire oui à quelque chose et non à son contraire, il y a alors séparation. Avec chaque refus, chaque rejet, nous aggravons notre mal-être, quelque chose va nous manquer, pour être bien, il faut être entier, il faut que rien ne manque. Nous voyons déjà avec ce qui vient d'être expliqué, que maladie et guérison ont un rapport direct avec la polarité, en clair, on peut dire : la maladie, c'est la polarité ; la guérison, c'est la maîtrise de la polarité.

Cachée derrière ce concept de polarité tel que nous le concevons en tant qu'êtres humains, se trouve l'immuable Unité qui englobe tout et au sein de laquelle les contraires ne se sont pas encore dressés. Ce royaume du Un, c'est le royaume du Tout, le tout comprenant tout, ce qui veut bien dire qu'en dehors de lui rien n'existe. Au cœur de l'unité ne peuvent se manifester ni changement, ni progression, ni évolution car l'unité ne comporte ni temps ni espace. Le Tout Un repose dans l'Eternité, c'est l'essence de l'être, sans forme et sans possibilité d'action. Tout ce que l'on peut dire de l'unité se présente sous une forme négative : l'unité ce n'est « ni ceci, ni cela », c'est-à-dire ni le temps, ni l'espace, ni le changement, en outre, l'unité est sans limite.

Toute affirmation positive est relative à notre monde, par conséquent elle ne peut renvoyer à l'unité.

Du point de vue qui est le nôtre, celui d'une réalité dont nous avons conscience comme d'une polarité, l'unité nous apparaît comme néant. Bien que correspondant à la réalité, ce terme entraîne pour nous des idées fallacieuses. Les occidentaux s'étonnent, par exemple, lorsqu'on leur apprend que pour la philosophie bouddhique le « Nirvana » représente le Néant, ce qui revient à dire qu'il n'est pas visible, qu'il est caché. L'ego de l'homme désire toujours posséder quelque chose qu'il n'a pas et ne comprend qu'avec peine et sans plaisir qu'il faut se retirer, s'effacer pour pouvoir s'unir au Tout.

Dans l'unité, Tout et Rien, c'est la même chose, cela ne fait qu'un (évidemment). Dès qu'il y a manifestation, il y a limite donc place pour la polarité. Le fondement de tout ce qui existe, c'est le Néant, le « Ain-Soph » des Cabalistes, le Tao des Chinois, le Neti Neti des Hindous, ce qui est sans fin et sans commencement, la seule réalité d'éternité en éternité.

De cette unité, on peut parler, supputer ce qu'elle peut être mais on ne peut pas vraiment se la représenter. L'Unité, c'est en somme le face à face de la polarité, si l'on peut s'exprimer ainsi et par cette métaphore l'appréhender. Il y a aussi moyen de l'approcher en pratiquant certains exercices bien déterminés, certaines techniques de méditation qui permettent, momentanément, à la conscience de se réunifier. Mais sitôt qu'on veut chercher à définir de voir il s'agit, on se heurte au vocabulaire etc...la pensée analytique car pour nous, penser est une action qui se fait dans la polarité. La « connaissance » n'a plus de polarité, sujet et objet ne sont plus séparés, on ne fait plus la distinction entre ce qui est connu et celui qui connaît. En fait, la connaissance elle-même disparaît, il ne reste que l'Etre. Dans l'unité n'existent plus ni vouloir, ni effort, ni désir car il n'y a plus d'extérieur à convoiter. C'est un très vieux paradoxe : l'accomplissement, la plénitude, ne se trouvent que dans le Rien.

Revenons au monde qui nous est familier, en terrain plus solide et voyons ce que nous pouvons facilement observer. Nous possédons tous une conscience polaire, ce qui nous permet de voir le monde ainsi. Il est important de comprendre que le monde lui-même n'est pas polaire, c'est notre conscience, notre appréhension de celui-ci qui est polaire, par exemple, lorsque nous respirons, l'inspir et l'expir ne sont rien d'autre que le passage d'un pôle à un autre. Le rythme est à la base de tout ce qui est vivant. Les physiciens sont du même avis lorsqu'ils déclarent que toutes les manifestations peuvent se résumer en mouvements de balancier. Dès qu'on perturbe un rythme on perturbe la vie même. Essayez de vous retenir d'expirer, vous ne pourrez plus inspirer, nous pouvons en déduire que l'inspiration naît de l'expiration et ne pourrait avoir lieu sans elle. Un pôle dépend de l'autre pour vivre, se manifester. Si l'on détruit l'un, l'autre disparaît. Un exemple simple : l'électricité est la résultante de la tension entre deux pôles.

A la page suivante, un exemple visuel illustre bien ce que nous disons. La polarité dans cet exemple est double, nous avons un fond noir et un dessin blanc... et... ou... un vase et deux visages. L'image nous apparaît différente selon que nous choisissons le fond blanc ou le fond noir. Si nous prenons la surface noire comme fond de l'image, nous voyons un vase; si nous prenons la surface blanche comme fond, cette réclité visuelle disparaît et nous voyons alors deux visages. Par cet exemple optique nous pouvons comprendre ce qui se passe en nous lorsque nous faisons passer d'un pôle à l'autre notre appréhension du réel.

Les images, vase et visages, sont toutes deux réunies dans le même dessin, le spectateur est obligé de faire un choix entre l'un ou l'autre des deux aspects possibles de ce qu'il voit, il ne peut voir les deux en même temps, on voit soit le vase, soit les visages,

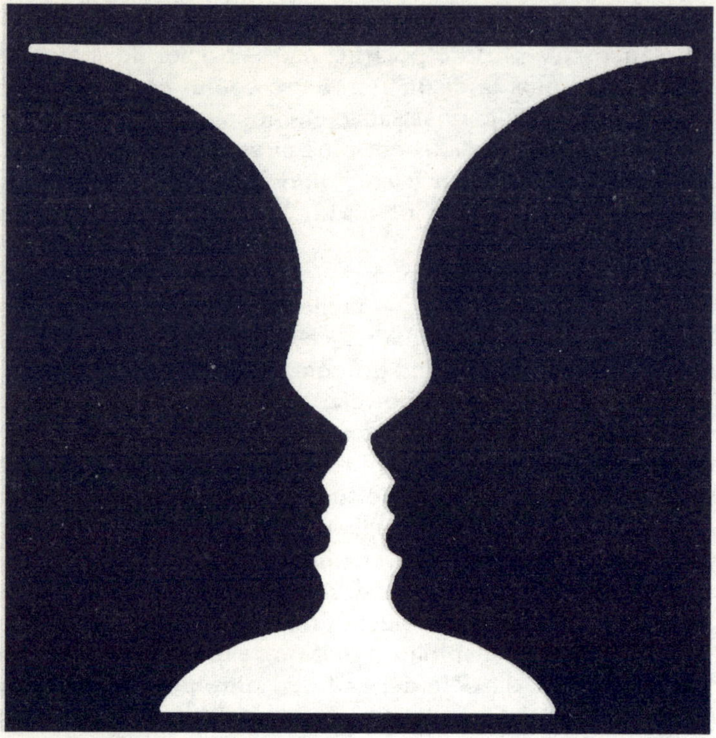

on peut les voir l'un après l'autre mais non simultanément, ou du moins cela est-il très difficile.

Ce jeu optique nous permet bien de comprendre la polarité. Dans cette image le pôle noir est dépendant du pôle blanc et inversement. Si l'on supprime l'un des deux pôles (l'une des couleurs), l'image entière disparaît en même temps que ses deux aspects. Le noir est dépendant du blanc pour prendre vie, le fond dépend de l'avant-scène ainsi que l'inspir dépend de l'expir ou le pôle négatif du pôle positif (comme dans l'exemple de l'électricité).

Cette interdépendance des opposés est si grande qu'elle démontre bien que derrière chaque polarité on peut trouver une unité bien que notre vision des choses nous empêche de voir simultanément les deux aspects du phénomène et de les fondre en un. Nous sommes donc contraints de séparer chaque unité du réel en deux pôles pour pouvoir observer ce qui est.

C'est ainsi, en fait, que naquit la notion « temps » qui n'est qu'un leurre car le temps ne doit son existence qu'à la polarité de notre conscient. Toutes les polarités peuvent se réduire à deux aspects du réel (ou de la réalité Une) que nous ne pouvons percevoir que l'un après l'autre. C'est nous qui choisissons le côté pile ou face de la médaille. Pour l'observateur superficiel, ces polarités paraissent être des opposés qui s'excluent l'un l'autre. Lorsqu'on parvient à les observer d'une manière plus fine on s'aperçoit qu'elles forment une unité et que l'existence de l'une dépend de celle de l'autre. Dans le domaine des sciences, on fit cette découverte pour la première fois lors d'expériences sur la lumière.

Deux opinions s'affrontaient à son sujet, les uns prétendaient qu'on pouvait la définir en « ondes », les autres en « particules », c'était une contradiction car une théorie excluait l'autre. Si la lumière était composée d'ondes elle n'était pas disséquable en particules et inversement. Depuis, on a admis que cette vue des choses qui ne reconnaît qu'un seul aspect (soit ceci, soit cela) est une fausse approche. La lumière est à la fois ondes et particules. On peut renverser cette affirmation et la mettre au négatif : la lumière n'est ni ondes ni particules, la lumière EST UNE, une unité simplement lumière, en tant que telle, elle ne peut être comprise par l'esprit humain conscient, polarisé. La lumière se présente, selon les cas, à l'observateur, soit comme ondes soit comme particules.

La polarité est semblable à une porte dont l'une des faces présente l'appellation « Entrée » et l'autre « Sortie », il s'agit toujours de la même porte. Mais selon le côté où l'on se trouve on verra l'un ou l'autre de ses aspects, jamais les deux en même temps. Cette obligation (qui fait partie de notre structure) de devoir diviser l'univers en deux aspects que nous observons l'un après l'autre, a produit le temps. Une conscience polarisée coupe en deux l'univers du réel, introduit en conséquence un avant et un après. Ainsi pouvons-nous affirmer que, de même que « sous » la polarité on peut découvrir l'unité, cachée derrière le temps se trouve l'éternité.

Ce concept d'éternité se traduit en métaphysique par les termes : « sans-temps ». La théologie continue à confondre les deux terminologies ce qui a induit en erreur bien des penseurs qui ont cru que le mot « éternité » définissait un temps continu, éternel.

Certaines langues permettent de constater de quelle manière ces notions ont évolué et combien notre conscience et les recherches que l'humanité a faites ont contribué à diviser en deux opposés l'unité de toutes choses. Autrefois, certaines anciennes cultures permettaient plus aisément de retrouver l'unité derrière les polarités car leurs langues comportaient plusieurs mots qui avaient deux significations.

Au cours de leur développement ultérieur, l'ambivalence première de certains vocables qui avaient deux sens, se perdit, soit pour des raisons de prononciations ou par des altérations, l'une des deux significations se perdit. Sigmund Freud releva ce phénomène dans un de ses écrits sur les sens opposés des anciens vocables (*Gegensinn der Urworte*).

Certains mots latins peuvent être pris comme exemple de ce qui précède : *clamare* signifie : s'écrier et *clam* : tranquille, *siccus* et *sucus* : le jus, *altus* qui veut dire, selon les cas, haut ou profond. En grec, on trouve *pharmacon* qui signifie : poison et (ou) médicament. En allemand, les mots *stumm* (muet) et *Stimme* (la voix) sont tous deux issus de la même racine. En anglais, le mot *without,* qui veut dire sans, est un contresens qui littéralement, signifie « *sansavec* ». En allemand, de nouveau, *böse* signifie mauvais alors que *bass* (en vieil allemand) signifie bon. On emploie encore aujourd'hui ce dernier terme dans *fürbass* pour dire: vrai (*fürbass*) et dans l'expression bass *erstaunt, qui veut dire etonné*. En anglais, encore, mauvais se dit *bad*, et ce mot a le même radical que les termes allemands *Busse* et *büssen* qui signifient respectivement pénitence et expier. Ces quelques exemples sont des phénomènes linguistiques démontrant qu'autrefois certains opposés étaient désignés par le même mot, prouvant qu'il était possible de retrouver l'unité sous la polarité. Mettre ensemble « bon » et « mauvais » (comme dans le mot allemand *Busse* le « *u* » de *gut* et le « *s* » de *böse*) va nous interpeller encore souvent et nous approfondirons le sujet. Nous pouvons, d'ores et déjà trouver ici la preuve des conséquences importantes que peut entraîner la compréhension profonde de la notion de polarité.

La polarité de notre conscience est vécue subjectivement par chacun d'entre nous dans les deux états de conscience que représentent la veille et le sommeil qui sont des expériences intérieures correspondant aux lois de la nature, le jour et la nuit. Dans le langage courant, on trouve des expressions comme : une conscience « obscurcie » ou « éclairée », une âme « claire » ou « noire ». La différence entre l'inconscient et le conscient est à rapprocher de ce qui vient d'être expliqué. N'est-il pas évident que le domaine de nos rêves (la nuit) est le royaume de notre inconscient? Relevons incidemment la contradiction étymologique du mot « inconscient », il ne signifie pas la même chose que « sans » conscience. L'état de sommeil avec rêves est un « autre » état de conscience dont nous sommes « conscients » mais d'une manière différente de l'état de conscience de veille. Pendant la nuit notre conscience n'est pas absente, elle est modifiée, c'est un des aspects de la conscience de veille qui n'a, cependant, pas prise sur le monde extérieur. On peut se demander pourquoi nous nous identifions spontanément à la conscience de veille .

Depuis le début des recherches en psychologie des profondeurs, nous nous sommes habitués à nous représenter notre conscience comme séparée et à distinguer ce qui est conscient de ce qui est au dessous de la conscience (subconscient) et inconscient. Cette séparation en deux niveaux de conscience n'est pas clairement délimitée mais démontre que nous avons ressenti le besoin de donner à chacun de ces états une coloration spécifique et symbolique qui rappelle que le ciel et la lumière sont en haut et que la terre et les ténèbres sont en bas. Ce sont deux localisations : une polarité. Représentés graphiquement, ces domaines de la conscience peuvent se concevoir comme ceci.

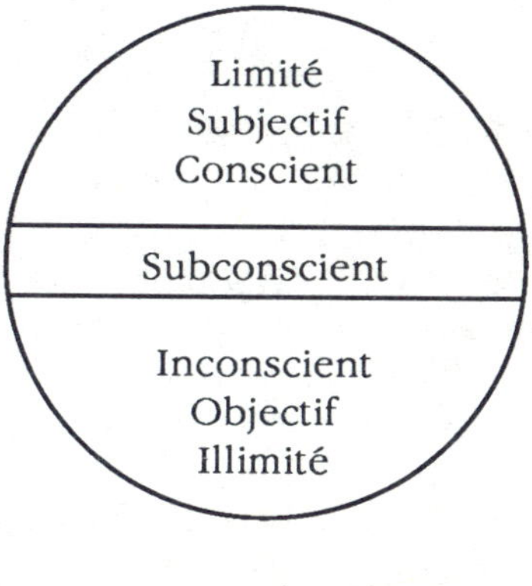

Le cercle symbolise une conscience qui englobe le tout, qui est à la fois éternelle et sans limite. Le trait qui entoure le cercle n'est pas une frontière, mais le symbole même de ce qui « entoure », embrasse le TOUT. Le moi de l'être humain est subjectif et donne par conséquent naissance à une conscience limitée, la conscience de veille. Cette limitation lui interdit l'accès à la totalité de la conscience cosmique, ce que Jung a nommé l'inconscient collectif. La frontière entre le moi et l'océan de l'inconscient collectif n'est heureusement pas imperméable, elle peut être comparée à une espèce de membrane souple et poreuse qui laisse passer des informations des deux côtés. Cette membrane ou zone intermédiaire, correspond à la zone du subconscient qui est composé aussi bien des contenus du conscient qui ont été oubliés ou refoulés que des contenus de l'inconscient qui percent à la surface tels que certains grands rêves, certaines intuitions, inspirations ou visions.

Lorsqu'un être humain s'identifie exclusivement à son conscient, il ne laisse plus son inconscient se manifester et les contenus de ce dernier lui deviennent si étrangers qu'ils l'effraient. Inversement, une grande perméabilité entre les différentes zones permet l'ouverture à un autre champ de conscience. L'état nommé illumination ou conscience cosmique est atteint lorsque la frontière entre toutes les zones est éliminée et qu'ainsi conscient et inconscient se réunissent, deviennent un. Ce pas ne peut toutefois être franchi que par l'abgnégation du moi, de l'ego, qui fait naturellement barrage. Dans la terminologie chrétienne, cet état de conscience s'exprime ainsi : « Moi (le conscient) et Mon Père (l'inconscient) sommes UN ». La conscience humaine trouve son support corporel dans le cerveau où la faculté de discerner et de trancher est localisée dans « les lobes frontaux ». Nous ne serons pas étonnés de constater que la polarité de la conscience soit inscrite dans cette partie puisqu'on peut la partager en deux hémisphères reliés entre eux par le *corpus callosum* (corps calleux). Autrefois, la médecine pensait que l'on pouvait éventuellement supprimer certaines douleurs insupportables, entre autres, les crises d'épilepsie, en sectionnant ce « corps » où passent les nerfs reliant les deux hémisphères, « splitbrain ». Bien qu'il s'agisse d'une opération impressionnante et importante, il n'y a que peu d'échecs. C'est ainsi que l'on a pu constater et confirmer que les deux hémisphères correspondent bien à deux fonctions différenciées du cerveau qui peuvent fonctionner indépendamment l'une de l'autre. Lorsque l'on soumet les patients qui ont subi ce genre d'intervention à certains tests bien définis, on s'aperçoit qu'effectivement ces deux hémisphères ont des fonctions spécifiques. Nous savons que les liaisons nerveuses s'entrecroisent latéralement de sorte que le côté droit du corps dépend de l'hémisphère gauche du cerveau et vice versa, le côté gauche du corps dépend de l'hémisphère droit. Si par exemple on bande les yeux d'un patient ayant subi cette opération et qu'on lui mette un objet quelconque, en l'occurrence un tire-bouchon, dans la main gauche, il ne peut pas le nommer ni le reconnaître mais il peut s'en servir correctement. La situation se renverse si on lui met le même objet dans la main droite, cette fois il sait le nommer mais ne peut s'en servir normalement.

De même, les oreilles et les yeux sont en relation avec le côté opposé du cerveau. On a fait d'autres expériences dans lesquelles une personne qui avait subi cette intervention eut les yeux bandés à tour de rôle (une fois le gauche, une fois le droit). On lui projeta une photo choquante qu'elle ne pouvait voir qu'avec son oeil gauche, donc qui ne pouvait être perçue que par le côté droit du cerveau, elle rougit et se mit à ricaner, mais à la question : que voyez-vous ? elle ne sut répondre que : « rien, seulement une lueur ». L'image vue par le cerveau droit avait été perçue, avait provoqué une réaction mais ne pouvait être nommée. De même, si l'on obstrue la narine droite, que seule la gauche peut inhaler, on va provoquer une réaction à l'odeur mais elle ne sera pas identifiée. Si l'on fait une expérience sur les deux yeux en même temps, par exemple en prenant un mot composé, que l'oeil gauche voit *foot* et le droit *ball* le patient prononcera *ball* mais *foot* ne pourra pas être dit car il n'a pas été analysé par le cerveau gauche et ne pourra, par conséquent, être verbalisé.

Ces expériences furent poussées plus loin, la recherche affinée, on procéda à toutes sortes de variantes si bien que l'on peut dire aujourd'hui avec certitude que les deux hémisphères du cerveau correspondent bien à des fonctions parfaitement différenciées et que leurs domaines réceptifs de fonctionnement sont séparés. On pourrait dire que l'hémisphère gauche correspond à la parole, il permet de structurer logiquement le langage, de lire et d'écrire. Il commande les domaines de l'analyse et du rationnel, de la faculté de compter et d'évaluer la durée.

Toutes les facultés polaires, c'est-à-dire opposées (ou complémentaires) se trouvent en relation avec l'hémisphère droit, par exemple l'esprit de synthèse (opposé à l'esprit d'analyse) permettant de relier des domaines divers et complexes, ainsi que tout ce qui est structures et formes. On peut lui attribuer aussi la faculté de voir la globalité, l'ensemble des choses même en ne prenant qu'une partie (*pars pro toto* : partie du tout). Très vraisemblablement en dépend également la faculté de comprendre la logique qui relie toutes choses, tout ce qui en réalité n'a pas d'existence matérielle, l'abstraction.

On y trouve par exemple des formes archaïques de langage sans syntaxe comme des onomatopées ou des reproductions de son, le langage des schizophrènes, le langage lyrique entre autres. C'est aussi dans cet hémisphère que l'on peut localiser la faculté d'approcher les symboles et les analogies, de former des images, c'est le royaume du rêve, de l'imaginaire, qui ne dépend pas de la notion de temps, cette dernière prenant racine dans l'hémisphère gauche.

Selon les occupations et les activités que l'on a, on s'aperçoit que l'un ou l'autre de ces deux hémisphères a une fonction prépondérante. Si l'on est féru de lecture, qu'on aime réfléchir logiquement, écrire ou compter, on a probablement une dominante de l'hémisphère gauche. Par contre, les musicologues, les rêveurs, les imaginatifs, les contemplatifs ont une prédominance de l'hémisphère droit.

Les êtres « normaux », bien qu'ayant une dominante de l'un, pourraient tout aussi bien se servir de l'autre ; en effet, nous savons qu'ils sont reliés et échangent leurs informations.

Les spécialisations polaires des deux hémisphères sont particulièrement reconnaissables dans les anciens enseignements ésotériques. Dans le Taoïsme, ces deux principes étaient appelés « Yang » (principe masculin) et « Yin » (principe féminin) réunis dans l'unité du Tao. Dans la tradition hermétique, ces deux principes étaient représentés symboliquement par le Soleil (masculin) et la Lune (féminin). Le Yang et le Soleil, sont des principes actifs, positifs, virils qui, en psychologie correspondent à la conscience de veille. Le Yin et la Lune, sont des principes négatifs, réceptifs et féminins qui correspondent à l'inconscient humain.

On peut facilement transposer ces polarités traditionnelles et les attribuer aux fonctions réciproques des deux hémisphères du cerveau humain. L'hémisphère gauche peut être considéré comme la partie Yang, masculine, active et consciente correspondant à l'activité du jour et symbolisée par le Soleil. C'est, ne l'oublions pas, cet hémisphère gauche qui commande la partie droite du corps, c'est-à-dire le côté principalement actif et par conséquent, masculin. L'hémisphère droit est Yin, négatif, féminin, représentant le principe lunaire, le côté « ombre » (la nuit) ou l'inconscient, il innerve le côté gauche du corps.

Sur le tableau page suivante se trouve une liste sommaire des qualités et fonctions qui dépendent respectivement de ces deux hémisphères.

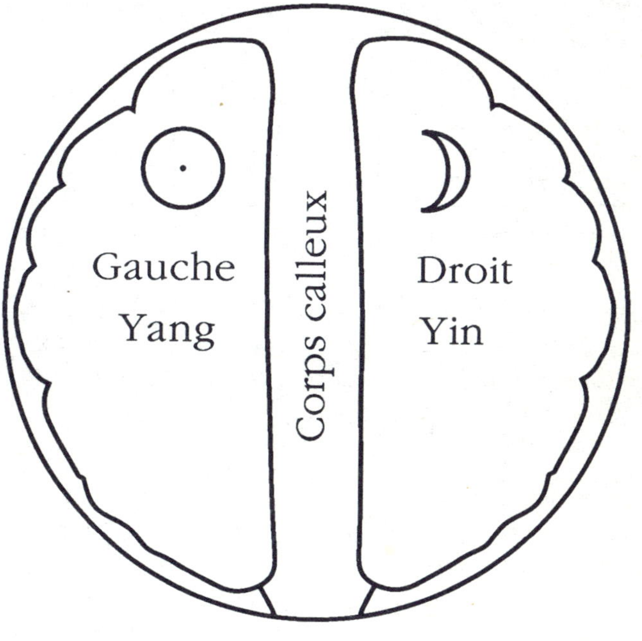

HEMISPHERES

GAUCHE	DROIT
Soleil	Lune
Logique	Perception des formes
Centre de la parole	Aspect global d'un phénomène
syntaxe et grammaire	*Aspects spatiaux, géométriques tri-dimensionnels, notions de profondeur*
	Formes archaïques du langage
Hémisphère verbal :	
Lecture	*Musique*
Ecriture	*Odorat*
Arithmétique	*Image*
Connexion avec l'environnement	Vision globale du monde
Pensée digitale	Pensée analogique
Pensée linéaire	Symbolique
Aspect séquentiel - *dépendance au temps qui passe*	Faculté d'être dans le non-temps
Analytique	Perception holistique
Intelligence rationnelle	Intuition
☰	☷
YANG	YIN
+	–
Soleil	Lune
Masculin	Féminin
Jour	Nuit
Conscient	Inconscient
Vie	Mort
GAUCHE	DROITE
Activité	Passivité
Electricité	Magnétisme
Acide	Alcalin
Côté droit du corps	Côté gauche du corps
Main droite	Main gauche

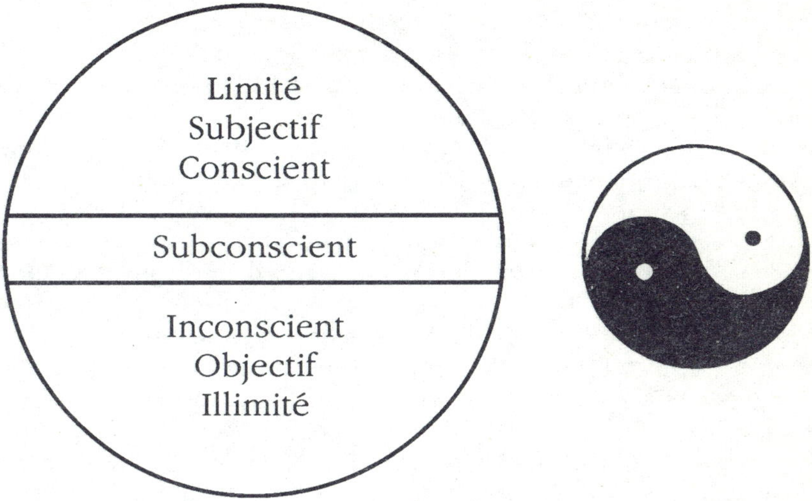

Représentation horizontale du contenu de la conscience

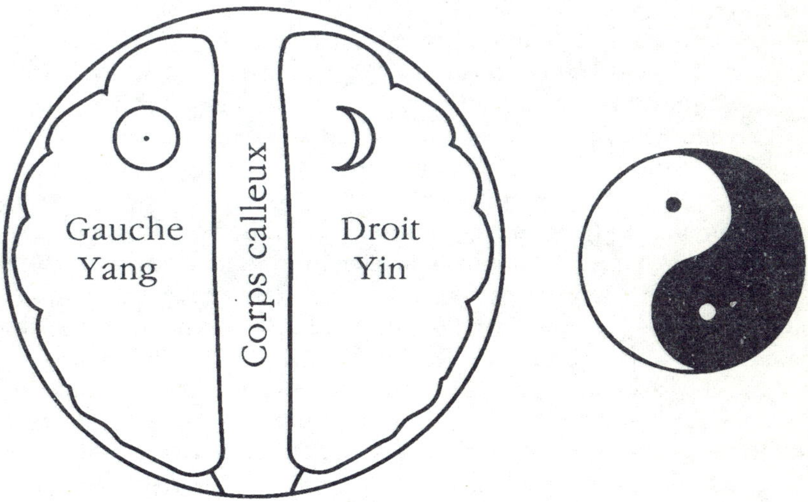

Représentation verticale du contenu de la conscience

Certains courants de psychologie moderne ont déjà introduit cette approche, prenant comme exemple les deux hémisphères du cerveau et abandonnant ainsi la description selon Freud qui se référait à une conscience partagée horizontalement en conscient et inconscient. Quelle que soit l'approche, cependant, ce n'est qu'une question de formulation qui ne change rien au contenu même de ce que l'on veut dire. Ainsi que nous le décrivons dans les graphiques (page précédente) que l'on départage ces attributs de la conscience de manière horizontale ou verticale, il ne s'agit que d'une transposition de l'ancien symbole chinois du Tao qui partage le cercle en une partie blanche et une partie noire comprenant chacune un point rappelant la couleur opposée. L'unité de la conscience, en effet, peut se départager en deux (polarités) qui se complètent l'une l'autre.Il est facile de se représenter à quel point un être humain qui ne disposerait que d'un seul hémisphère serait handicapé (malade, « mal-sain »).

Par analogie, nous pouvons constater à quel point est malade (mal-saine) notre appréhension actuelle du monde qui se veut purement scientifique, c'est le monde de l'hémisphère gauche. Cette vue tronquée ne permet qu'une approche rationnelle, raisonnable, pratique, analytique et concrète. Le résultat ne peut en être que des réalisations dépendant d'une causalité logique et d'un temps linéaire. Un monde de cet ordre n'est représentatif que d'une moitié de la vérité, d'une demi-conscience, celle de l'hémisphère gauche du cerveau. Ce que la conscience contient comme facultés normalement considérées comme irrationnelles, occultes, fantastiques, un peu « folles » et somme toute, inutiles, ne sont que les polarités complémentaires (opposées), « l'autre » façon de voir le monde.

Ces deux manières d'envisager le monde sont totalement différentes, se complètent et pourtant on ne les différencie pas toujours bien. Preuve en est qu'il fallut beaucoup plus de temps pour reconnaître les facultés de l'hémisphère droit que celles de l'hémisphère gauche. La recherche sur le fonctionnement du cerveau s'intéressa en priorité à l'hémisphère gauche dont on sut rapidement répertorier les prestations, l'hémisphère droit semblait ne rien proposer de logique ni de raisonnable. La nature, néanmoins, semble privilégier cet hémisphère droit qu'elle met immédiatement à contribution lorsqu'il y a danger ou urgence.

Le fonctionnement de l'hémisphère gauche avec sa tendance à l'analyse ne semble pas adéquat pour répondre rapidement à une situation périlleuse, mettant par exemple la vie en danger. L'hémisphère droit permet d'embrasser les faits dans leur ensemble, globalement, ce qui permet d'agir efficacement. Le phénomène connu consistant à revoir, en un instant le film de sa vie au moment où l'on va mourir est consécutif à l'enclenchement des processus de visualisation et de mémoire dépendant de l'hémisphère droit, bon exemple de ce que nous avons appelé précédemment la faculté d'être dans le non-temps.

Nous supposons que la théorie des deux hémisphères est issue des découvertes scientifiques qui relèvent elles-mêmes du fonctionnement de l'hémisphère gauche et qui permirent de comprendre que la vision du monde que l'on avait eue jusque là était tronquée. En s'occupant du fonctionnement de l'hémisphère droit, on s'aperçut qu'il existait une autre façon de voir, tout aussi intéressante et utile. C'est ainsi, en découvrant cette polarité dont est fait notre cerveau, que l'on parvint à comprendre que la polarité est une loi générale, universelle (démarche qui n'est absolument pas habituelle à la science car elle n'a pas coutume de procéder par analogie), particularité de l'hémisphère droit.

Cet exemple met en lumière la loi de la polarité, l'unité de l'être humain se partage en deux, elle est polaire. Ces deux pôles se complètent et chacun dépend de l'autre pour pouvoir se manifester correctement. La polarité entraîne comme effet l'impossibilité de voir en même temps, simultanément, les deux aspects de l'unité ce qui nous contraint à un « avant-après » c'est-à-dire à un système. Les notions de temps et d'espace en découlent. Lorsqu'une conscience polarisée veut décrire l'unité, elle ne peut le faire qu'à l'aide d'un paradoxe.

L'avantage de la polarité est de nous permettre de reconnaître (connaître à nouveau) ce que nous ne pourrions faire sans elle. Le but et le profond désir d'une conscience polarisée est de parvenir, avec le temps, à passer de ce qui est « mal-sain » à ce qui est « sain », c'est-à-dire « entier », UN.

Toutes les initiations sont des entrées sur le chemin qui mène de la polarité à l'unité. Lorsque nous nous y engageons, il s'agit d'un acte radical qui exige un total changement de direction que la conscience polaire a peine à concevoir. Tous les systèmes métaphysiques, toutes les religions, toutes les écoles ésotériques n'ont enseigné que cela: « Prenez le chemin qui conduit de deux à UN ».

Nous pouvons en déduire que tous ces enseignements ne tendent pas à améliorer le monde mais à apprendre à s'en détacher. Pour tous ceux qui ne sont pas d'accord, qui s'opposent à ce cheminement, la critique principale porte sur cet appel à l'éloignement des besoins de ce monde. Ils dénoncent des enseignements qu'ils jugent antisociaux, égoïstes, ne cherchant qu'à écarter les êtres de l'amour qu'ils doivent aux autres, à ne pas vouloir combattre les injustices. Ils pensent que cette démarche ne cherche à délivrer que celui qui l'entreprend et qui, de ce fait, fuit le monde. Si les critiques prenaient le temps d'approfondir les idées qui leur sont soumises au lieu de les contrer, ils s'apercevraient qu'ils ont porté un jugement sommaire et précipité basé sur leurs propres préjugés, qu'ils ont confondu ou mal interprété plusieurs points des enseignements qu'ils condamnent.

Ces méprises ont toujours existé ; Jésus lui-même parlait de ce chemin qui conduit à l'unité et ne fut même pas compris de ses disciples, Jean excepté. Jésus appelait la polarité « le monde » et l'unité « le royaume » ou « la demeure de mon Père » ou plus simplement encore « Père ». Il insistait sur le fait que Son Royaume n'était pas de ce monde et enseignait comment parcourir le chemin qui mène au Père. Hélas, ses enseignements furent pris au pied de la lettre, on crut qu'ils concernaient le monde concret et matériel. L'Evangile de St Jean dément, chapitre après chapitre, cette confusion.

Quand Jésus parle du Temple qui sera reconstruit en trois jours, les disciples pensent qu'il s'agit du temple de Jérusalem mais Jésus parle de son corps dans le linceul. Jésus parle à Nicodème de la renaissance en esprit et ce dernier pense à la naissance d'un enfant. Jésus parle, près du puits, à une femme, de l'eau de vie et celle-ci pense à l'eau que l'on boit. Les exemples sont multiples. Jésus et ses disciples ont bien des divergences de point de vue. Jésus cherche à attirer l'attention des hommes sur l'importance et la signification de l'unité alors que ceux qui l'écoutent se cramponnent peureusement au monde polaire.

Nous ne trouverons dans les enseignements de Jésus aucune injonction à améliorer le monde afin de gagner le paradis mais toutes ses phrases contiennent un encouragement à franchir le pas qui mène à la « sainteté » (santé).

C'est un chemin difficile et qui fait peur, il comporte des tristesses, des souffrances et des pleurs. Le monde ne peut être vaincu qu'en le portant sur ses épaules ; la souffrance ne peut se vaincre que lorsqu'on accepte de la porter car le monde est aussi souffrance. En ésotérisme, il n'est pas question de fuir le monde mais de le dépasser, ce qui n'est qu'une autre façon de dire : il faut dépasser la polarité. La polarité s'identifie au moi, à l'ego, à ses besoins, seul celui qui ne fait plus de différence entre le moi et l'Etre peut atteindre l'unité. Il y a donc quelque ironie à considérer qu'une démarche de ce genre, qui prêche la négation de l'ego et le partage de toutes les souffrances puisse relever de l'égoïsme. La motivation profonde qui pousse celui qui entreprend de suivre cet enseignement ne réside pas dans l'espoir d'une récompense dans l'au-delà ou d'une vie meilleure après celle-ci mais dans l'idée que le monde dans lequel nous vivons ne peut avoir de sens que s'il poursuit un but qui nous dépasse.

Prenons un exemple simple : si nous entreprenons une étude sans but final, que nous n'étudions que par amour de l'étude, ad infinitum, cela relève de l'absurde. Apprendre, suivre une école, n'est valable qu'en vertu d'un but situé au-delà. Ce n'est pas fuir l'école que de la suivre pour pouvoir obtenir un emploi ou exercer une profession. Au contraire c'est le but qui est la motivation, c'est dans un but que l'on travaille et que l'on s'applique. De même, ce monde n'est sensé et notre vie ici bas n'a de valeur que dans le dépassement, là se trouve la dimension intérieure. Un escalier n'est utile que s'il est gravi, il est inutile pour quelqu'un qui reste immobile sur une marche.

En perdant sa dimension métaphysique, le monde moderne et nos contemporains ont perdu la motivation qui donne un sens à la vie. Aujourd'hui, on ne parle que de progrès ; de progrès en progrès, le chemin est devenu un champ de course.

Le sujet de notre livre, c'est le chemin qui mène de la maladie à la santé, il faut commencer par comprendre ce que signifie « la santé ». Si nous perdons de vue la relation qui existe entre les deux états que nous nommons « santé » et « sainteté » dans le sens de l'unité ou de la réunification, nous chercherons le but de la guérison dans la polarité, ce qui ne peut conduire qu'à l'échec. Nous devrions maintenant avoir compris que l'unité ne peut être atteinte que par l'union des contraires (*conunctio oppositorum*). Si nous transposons cette loi au domaine des deux hémisphères du cerveau, nous voyons que, l'unité ne peut se faire qu'en mettant fin à la prédominance d'un hémisphère sur l'autre. Dans ce domaine également il faut cesser de penser par élimination, soit l'un soit l'autre et remplacer ces notions par aussi bien l'un que l'autre. De même « avant et après » doivent faire place à la simultanéité (en même temps).

Nous voyons ici le rôle du corps calleux qui doit devenir transparent afin que les deux hémisphères ne fassent plus qu'un. La capacité de se servir simultanément des facultés des deux hémisphères serait la correspondance sur le plan physique de ce qui est appelé « Illumination ». Il s'agit d'abolir la même barrière que celle décrite dans notre graphique de représentation horizontale du contenu total de la conscience. En d'autres termes, lorsque la conscience de veille sera reliée à l'inconscient, nous aurons atteint la totalité de la conscience.

Ce chemin qui va de la polarité à l'unité fait partie d'une connaissance commune à l'humanité qui a été décrite sous de multiples formes et de multiples appellations. Nous avons déjà évoqué la philosophie chinoise du Taoïsme où ces deux forces sont appelées Yang et Yin, des Hermétistes qui parlent du Soleil et de la Lune ou encore du Feu et de l'Eau. Certaines expressions disent la même chose en se servant de paradoxes comme, « Ce qui est fixe doit devenir mobile et ce qui est mobile doit devenir fixe ». Le vieux symbole du Caducée d'Hermès transmet le même message, ici ce sont les deux serpents qui représentent les forces polaires et se trouvent unies par le bâton. Dans la philosophie hindoue, les deux courants d'énergie polaires dans le corps humain sont appelés « Ida » (énergie féminine) et « Pingala » (énergie masculine), telles les serpents du caducée elles sont reliées par le canal du milieu appelé « Shushumna » qui permet leur inversion (ces courants passent le long de la colonne vertébrale). Lorsque le Yogi parvient à faire circuler son énergie par le canal du milieu, il réalise l'unité en son esprit. Le cabaliste représente cette réunification par les trois branches de l'Arbre de vie, et nos penseurs modernes parlent de thèse, d'antithèse et de synthèse. Ne cherchons pas de raison de cause à effet entre ces diverses façons de décrire ou d'évoquer le développement de la conscience, elles décrivent toutes la même chose, en d'autres termes et avec d'autres symboles, et nous n'en avons cité que quelques-uns. Tous ont tenté d'expliquer sur le plan concret une loi métaphysique primordiale. Nous ne nous attacherons pas à l'un ou l'autre de ces systèmes mais nous nous tiendrons à la loi de la polarité, à sa validité, sur le plan de la forme.

La polarité de notre conscience nous met perpétuellement devant un choix, il y a toujours deux possibilités dans nos actions et notre comportement, il faut déterminer laquelle l'emportera si nous ne voulons pas rester apathiques. Le choix fait, une seule sera réalisable, du moins en un premier temps. L'autre polarité reste dans le domaine de l'irréel. Nous devons choisir entre rester chez nous ou sortir, travailler ou ne rien faire, nous préoccuper des questions financières ou nous en désintéresser, tuer notre ennemi ou le laisser en vie...

La nécessité de choisir se présente à nous constamment, elle nous accompagne tout au long de notre vie. Nous ne pouvons lui échapper car ne pas agir c'est encore un choix entre agir ou ne rien faire, ne pas choisir est un choix également entre décider ou ne pas décider. Puisqu'il faut de toute manière choisir, nous chercherons donc toujours à choisir au mieux et de la manière la plus appropriée ; pour cela il nous faut une certaine discrimination. Avec une échelle de valeurs, le choix devient plus facile. Nous élèverons nos enfants dans le but de les rendre aptes à servir de leur mieux l'humanité, nous déciderons de nous débarrasser de nos ennemis car ils représentent une menace pour nos enfants, nous mangerons davantage de légumes parce que nous pensons que cela est bon pour notre santé et nous donnerons à manger à ceux qui ont faim pour des raisons d'éthique. Ce comportement « moral » rend le choix plus aisé, il suffit de faire alors ce qui nous paraît bon et juste. Malheureusement nous allons être confrontés à d'autres options prises par d'autres êtres humains qui feront d'autres choix en se référant à un autre système de valeurs ; ils décideront de ne pas préserver la vie des enfants en danger car il y a déjà trop de monde sur la planète, ils ne tueront pas leurs ennemis car ce sont aussi des êtres humains, ils mangeront beaucoup de viande parce que la viande est un aliment fortifiant, ils laisseront les autres mourir de faim pensant que c'est leur destin. Qu'importe si le choix d'autrui est bon ou mauvais, il démontre seulement qu'il existe différentes manières de se déterminer, ainsi que de nombreuses échelles de valeurs, sans que l'une soit meilleure que l'autre, lorsqu'on est persuadé de sa bonne foi on tentera de convaincre les autres. Finalement, nous aurons à convertir tout le monde, certain d'être dans le vrai et de parvenir ainsi à créer un monde parfait. Malheureusement chacun croit détenir la vérité et la guerre des opinions continue au nom de ce qui est juste. Mais qu'est-ce qui est juste, faux, bon, mauvais ? Qui a raison et comment se déterminer, il y a de quoi être désespéré.

Le seul moyen de sortir du dilemme c'est de bien comprendre qu'à l'intérieur de la polarité rien ne peut être absolu, qu'il n'y a pas d'objectivité possible. Rien n'est vraiment bon ou vraiment mauvais, vraiment juste ou vraiment faux. Chaque jugement est forcément subjectif, il dépend d'un point de vue lui-même subjectif puisque basé sur l'opinion d'une personne subjective mais persuadée d'avoir raison. Le monde ne se laisse pas ainsi partager entre ce qui devrait être et ce qui ne devrait pas être, entre ce qui doit être protégé et maintenu et ce qui doit être extirpé et combattu. Cette dualité entre les opposés irréductibles que l'on nomme Bien ou Mal, Dieu ou Diable ne fait que nous enfoncer de plus en plus dans la polarité.

La solution est de se situer entre les opposés, dans une troisième position d'où toutes les alternatives, toutes les possibilités, toutes les polarités vont nous apparaître comme équivalentes, car toutes peuvent se justifier, qu'elles nous semblent bonnes ou mauvaises, justes ou fausses, toutes font partie de l'unité, toutes peuvent être considérées comme faisant partie de la totalité, sans elles le tout serait incomplet. C'est pourquoi, en parlant de la loi de polarité nous avons tellement insisté sur le fait qu'un pôle ne peut exister sans l'autre, sans l'existence de son opposé, il disparaît. L'inspiration, de même, ne peut se faire sans avoir d'abord expiré. Le bien n'existe pas lorsque le mal est absent, la paix ne peut se connaître si l'on ne sait pas ce qu'est la guerre et la santé ne serait pas connue sans la maladie. Cependant les êtres humains ne cessent de prendre parti pour l'un des opposés (pôle) et de se battre contre l'autre. Comprenons que chaque fois que nous combattons un pôle dans l'univers, obligatoirement, nous nous battons contre le Tout, puisque chaque partie est contenue dans le Tout (*pars pro toto*). Jésus exprimait cette idée en ces termes : « Tout ce que tu fais au plus petit de tes frères, c'est à moi que tu le fais ».

Aussi évidente que puisse paraître cette théorie, sa mise en pratique s'avère fort difficile tant elle soulève de résistance au plus profond de nous-mêmes. En admettant que le but à atteindre soit précisément l'Unité qui englobe indifféremment toutes les différences, l'être humain ne pourra pas y parvenir tant qu'il subsistera un refus en lui, tant que sa conscience ne pourra tout admettre, tant qu'il sera capable de dire : « cela, je ne le ferai jamais ». Cette dernière restriction est le meilleur moyen de se refuser à soi-même l'accès à l'Illumination et à la complétude.

Il n'existe rien qui n'ait sa raison d'être, il n'y a que des raisons que nous ne reconnaissons pas encore. Les humains ne tendent, réellement, qu'à comprendre de mieux en mieux les rapports entre les choses, c'est ce que nous pourrions nommer, devenir un peu plus intelligent, conscient.

Il ne sert à rien de vouloir changer les choses, il n'y a rien à changer, rien à améliorer, si ce n'est son propre point de vue.

C'est une illusion communément répandue et difficile à extirper de croire que par ses actions l'être humain va pouvoir transformer le monde et le rendre meilleur. Il s'agit là d'une fausse croyance qui n'est qu'une projection du désir de changer soi-même. Par exemple, en relisant un livre après quelques années, on le comprend et le découvre différemment que lors de précédentes lectures, il nous semble même parfois lire un autre livre, cela provient du changement intervenu entre temps en nous-mêmes et non du livre. Nous faisons la même erreur d'interprétation avec le sens réel de mots tels que « évolution » ou développement. Au premier, on attribue un sens de changement alors qu'en réalité l'évolution consiste à prendre conscience de ce qui existe de toute éternité et non à découvrir du nouveau. La lecture d'un livre peut ici aussi nous servir d'exemple facile à comprendre. Le contenu d'un ouvrage et le sujet dont il traite sont là tous deux ensemble, en même temps. Cependant, ils ne se laisseront découvrir par le lecteur qu'au fur et à mesure de sa lecture. Même si le livre existe depuis des millénaires, le lecteur n'en découvrira le contenu que peu à peu. En outre, comprendre ce que contient un ouvrage ne dépend pas uniquement de la lecture qu'on en fait, encore faut-il savoir l'interpréter, assimiler son message, se soumettre à la façon dont l'auteur élabore le déroulement de ce qu'il relate dans le temps selon, très vraisemblablement, une ébauche pré-établie, un modèle, un schéma.

Ce n'est pas le monde qui change, ce sont les hommes qui complètent peu à peu les découvertes qu'ils font et construisent ainsi des modèles d'univers. La sagesse, la connaissance, la maturité, l'accomplissement de soi-même impliquent que l'on soit capable d'accepter tout ce qui existe, d'en reconnaître l'utilité, la nécessité, la valeur. Pour pouvoir connaître l'ordre du monde, il faut être en ordre avec soi-même. L'illusion du changement vient de la polarité qui transforme le présent éternel en un passé-présent-avenir et le « aussi bien ceci que cela » en un « ou ceci ou cela ». Les philosophies orientales ont bien compris le monde de la polarité qu'ils ont nommé MAYA (l'illusion), elles enseignent à ceux qui cherchent la « délivrance » la nécessité de reconnaître en premier lieu que rien n'existe en réalité, que tout n'est qu'une illusion qu'il faut détruire. Et pourtant, la démarche à entreprendre pour se débarrasser de cette illusion doit être faite dans ce monde polaire.

Cachant l'unité dans sa simultanéité, la polarité, par le truchement du temps, s'installe et permet à chaque pôle de contrebalancer son opposé. C'est une loi que nous avons appelée le principe de complémentarité. Nous l'avons déjà vu dans nos exemples précédents, l'expiration amène obligatoirement l'inspiration, la veille entraîne le sommeil. Toute manifestation d'un pôle entraîne la manifestation du pôle contraire. La loi de complémentarité assure la permanence de l'équilibre qui se rétablit toujours, quelle que soit l'action des êtres humains. C'est cette loi qui fait que tout changement ne peut que s'additionner à ce qui demeure inchangeable. Nous croyons, nous les humains que tout change avec le temps qui s'écoule, cette fausse croyance nous empêche de voir que tout ce qui arrive ne fait que reproduire les mêmes vieux modèles. Il est vrai que la forme extérieure peut changer mais le contenu reste immuable. Lorsque nous parvenons à ne plus nous laisser impressionner par la mouvance des formes que prend la manifestation, nous nous apercevons que le temps n'a pas prise sur les événements, que ce soient ceux du monde (l'histoire), ou ceux jalonnant notre vie personnelle, tous obéissent à un seul et même modèle.

Le temps entraîne avec lui dans sa course tout ce qui est et qui semble alors se dérouler en événements successifs. Si l'on abolit le temps, tout ce qui se cache derrière les formes de l'apparence redevient visible (le concept de la thérapie réincarnationiste est basé sur ce rapport temps-événements qui n'est pas facile à déchiffrer).

Il est nécessaire que nous comprenions, avant d'aller plus loin dans ce livre, les rapports qui existent entre les deux pôles de la polarité et d'admettre l'impossibilité d'en occulter l'un au profit de l'autre. Cette impossibilité sert cependant de motivation à la plupart des activités humaines : on veut guérir et combattre la maladie, on veut la paix et pour cela extirper la guerre, on veut la vie, en refusant la mort qui doit être vaincue. Aussi étrange que cela paraisse, ce concept absurde, malgré tous les échecs subis, n'est pas remis en question par l'être humain. Obligatoirement, lorsqu'un pôle s'enrichit, l'autre se renforce dans les mêmes proportions même si cela n'est pas apparent. Ce qui arrive aujourd'hui en médecine en est une bonne illustration : plus on se débat pour préserver la santé et plus le nombre des maladies augmente.

Pour avoir une autre approche de la guérison, il nous est nécessaire d'apprendre à penser en « polarités ». Considérons, dans tous les cas qui se présentent à nous, le pôle opposé. Notre regard intérieur doit s'affiner, il faut que nous arrivions à voir l'unité cachée sous la multiplicité des « unités ».

Il est difficile d'exprimer tout ceci en mots, la langue ne s'y prête pas toujours bien, osciller d'un pôle à l'autre, c'est voir d'une façon polaire. Comment l'expliquer avec le vocabulaire dont nous disposons? Il s'agit pourtant bien d'une loi connue, dans la littérature existent des textes de sages qui se sont essayés à sa formulation. Lao-tseu est l'un d'eux. De manière dense et précise, dans le deuxième verset du Tao Tö King il s'exprime ainsi :

« Celui qui dit : cela est bon-crée en le disant ce qui est mauvais.

Exister implique la non existence.

La confusion implique la simplification.

Ce qui est haut implique le bas, ce qui est bruyant implique le murmure.

Ce qui est impliqué implique le non impliqué, maintenant implique autrefois.

Ainsi donc, l'Eveillé agit sans agir, parle sans dire.

En lui toutes choses sont scellées dans l'unité.

Il engendre mais ne possède rien, il accomplit sa vie sans en attendre le succès.

N'attendant rien, il ne souffre jamais d'aucune perte. »

III

L'OMBRE

Toute la création existe en toi,
et tout ce qui est en toi
se trouve aussi dans la création.
Il n'y a pas de frontière entre toi et l'objet
qui est proche de toi,de même qu'il n'y a point
de réelle distance entre toi et des objets fort éloignés.
Toutes choses, qu'elles soient minuscules ou énormes,
les plus grandes comme les plus petites sont en toi,
à ta disposition, tant les unes que les autres.
Un simple atome contient tous les éléments de la terre.
Le moindre des mouvements de l'esprit contient
toutes les lois de la vie. Dans une seule goutte d'eau,
on trouve le secret des océans illimités.
En réalité, tout ce que tu es capable de manifester
contient toutes les formes manifestées de la vie.

KHALIL GIBRAN

Derrière le « Je » nous cachons nombre de personnages différents, diverses cartes d'identité : « Je » suis un homme, une femme, un français, une allemande, un père de famille, une mère, un professeur, etc. « Je » suis actif, dynamique, tolérant, consciencieux, j'aime les animaux, je suis contre la guerre, je bois du thé, la cuisine est mon hobby etc. Chaque définition que nous donnons de notre identité ne représente qu'un des pôles, exclut l'autre. En disant : je suis actif et consciencieux, nous occultons la possibilité d'être paresseux et négligent. L'énoncé d'une qualité implique presque toujours une valeur. Il faut être actif et consciencieux, c'est mal d'être paresseux et négligent. Indépendamment des arguments que l'on peut trouver pour défendre l'opinion que l'on a sur l'une ou l'autre de ces qualités, il n'en demeure pas moins que, subjectivement, on leur attribue une valeur..

Il serait possible, et même désirable de voir les choses de manière plus objective. Que penserions-nous d'une rose rouge qui déclarerait : « c'est juste, bien et normal de fleurir et d'être rouge mais c'est faux et dangereux de fleurir et d'être bleue » ? Refuser une quelconque manifestation, c'est toujours signe d'une fausse identification... et voilà pourquoi la violette n'abandonne pas ses fleurs bleues !

Chaque identification qui repose sur un choix, exclut l'autre pôle. Tout ce que nous ne voulons pas être, tout ce que nous ne voulons pas rencontrer, tout ce que nous ne voulons pas vivre ou expérimenter, tout ce qui n'entre pas dans notre façon de nous identifier constitue notre OMBRE.

Refuser la moitié de la manifestation, la moitié de toutes les potentialités ne les fait pas disparaître mais les fait reculer hors de notre conscient, hors de notre identité éveillée.

Le « NON » a escamoté un pôle, il est sorti de notre champ de vision, il ne l'empêche pas d'être présent quelque part. Ce pôle qui a été rejeté se réfugie immédiatement dans notre « ombre », dans la partie obscure de notre conscience où il continue à exister. Tels des enfants qui croient qu'en se cachant le visage derrière leurs mains ils deviendront invisibles, nous croyons échapper à la moitié du réel si nous refusons de l'accepter et de le voir en nous-mêmes. Nous éclairons de notre conscience le pôle « je suis travailleur et consciencieux » et laissons dans l'ombre, afin de ne pas le voir, le pôle opposé « je suis paresseux ». Du refus de voir on glisse aisément au « ne pas avoir » et l'on croit désormais qu'un des pôles peut fort bien exister sans son opposé.

L'« ombre » (concept élaboré par C. G. Jung) représente la somme des domaines du réel que l'homme ne veut pas voir ni reconnaître en lui-même et qui lui sont, de ce fait, non connus donc inconscients. L'ombre représente le plus grand danger pour l'être humain car il ignore son existence, il ne la connaît pas. C'est l'ombre qui fait que nos désirs et nos aspirations ainsi que le résultat de nos efforts se manifestent finalement dans le sens contraire de ce que nous attendions. Les manifestations de l'ombre sont projetées par l'homme sur le monde extérieur où elles prennent la forme du « mal ». Cette projection lui évite de voir que la source de ce mal est en lui, ce qui l'effraierait trop. Tout ce que l'homme ne veut pas, ne supporte pas, n'aime pas incarne son ombre, elle est la somme de tous ses refus.

En choisissant d'abandonner une part de la réalité et en refusant de la vivre, on obtient le contraire du résultat escompté. Tout ce que l'on peut en retirer c'est d'être alors obligé de se confronter à ce que l'on a voulu fuir ou éviter. On aura affaire à un retour de nos projections, nos refus et nos refoulements se manifesteront sous une forme d'autant plus angoissante dans le monde extérieur où nous allons les rencontrer.

Nous nommons « principes » les domaines des archétypes du monde de la manifestation qui se présentent à nous sous de multiples formes concrètes. C'est ainsi que chaque manifestation concrète n'est que la représentation d'un principe sous-jacent... Par exemple la « multiplication » est un principe abstrait qui se manifeste sous des formes différentes (3 x 4, 8 x 7, 49 x 348 etc.).

Quelle que soit la diversité de ses formes d'expression, elles ne relèvent toutes que du seul principe : multiplication. En outre, il est important pour nous de savoir que le monde extérieur est bâti sur les mêmes principes des archétypes que le monde intérieur. La loi de résonance fait que nous n'entrons en contact qu'avec ce qui est en « résonance » avec ce que nous sommes. Nous avons développé cette idée en détail dans le livre *Le Destin, une chance à saisir.* Elle conduit à une déduction irréductible : le monde extérieur est semblable au monde intérieur. Dans la philosophie hermétique, cette similarité de l'intérieur et de l'extérieur est décrite ainsi : Le microcosme est égal au le macrocosme. Nous analyserons ce sujet, vu sous un autre angle dans la deuxième partie de ce livre qui traite des organes des sens.

En psychologie, la projection est le fait de projeter sur le monde extérieur la moitié d'un « principe » (nous avons vu plus haut ce que nous entendons par « principe ») parce qu'on a refusé de l'accepter en soi-même. Nous avons dit aussi précédemment que le moi (le je) est responsable de cette séparation de la somme du réel. C'est le « moi » qui structure, à l'extérieur de lui, un « toi » qui sera désormais ressenti comme hors de lui-même, donc vécu comme tel. L'ombre étant constituée précisément de ces principes que le moi-je n'a pas voulu intégrer, nous pouvons affirmer que l'extérieur et l'ombre sont identiques. Notre ombre est toujours vécue comme extérieure à nous-même, si nous étions capables de la voir et de la ressentir en nous, ce ne serait plus une ombre. Nous nous mettrons à combattre ces principes que nous avons rejetés dans le monde extérieur avec autant d'énergie que s'ils étaient reconnus comme ayant leur source à l'intérieur de nous. Nous allons nous efforcer d'extirper du monde ces domaines qui nous paraissent négatifs, comme cela est impossible (référez-vous à la loi de polarité), nous nous y acharnerons d'autant plus, ce qui nous conduira inévitablement à faire de cette partie refusée de la réalité le centre de nos préoccupations.

Nous rencontrons dans ce mécanisme une loi d'équilibre qui fait que nous allons donner le plus d'attention à ce que nous ne voulons pas, à ce que nous n'aimons pas. Ce principe rejeté se nourrira si bien de nos énergies qu'il finira par tout envahir, être seul à se manifester de manière vivante. Il est très important de bien comprendre et de ne pas oublier ce qui vient d'être dit, c'est pourquoi nous répétons : Quel que soit le principe que l'on réfute, c'est avec certitude que l'on peut dire que celui-ci vivra et que nous allons le rencontrer. C'est ainsi que nous voyons fréquemment les enfants se comporter comme leurs parents, adoptant sans s'en rendre compte ce qu'ils ont le plus détesté en eux. Des antimilitaristes deviendront avec le temps des militants, des moralistes des débauchés et des guérisseurs des malades.

Il ne faut pas perdre de vue que « rejeter » et « combattre » c'est se préoccuper, s'investir. Nous pourrons reconnaître le « problème » de quelqu'un en constatant quels sont les domaines du monde de la réalité pour lesquels il se dévoue le plus ou qui l'intéressent le plus. Ce qui nous paraît le plus important, c'est ce pour quoi nous nous battons, ce à quoi nous vouons nos efforts et pourquoi ? Parce que c'est ce qui nous manque au niveau conscient, ce qui nous rend « malades ». Ce qui nous dérange dans le monde extérieur ne peut être qu'un principe que nous n'avons pas intégré.

Arrivés à ce stade de nos réflexions, nous devrions avoir compris qu'il n'existe, en réalité, aucun monde extérieur qui nous agresse, nous forme, nous influence ou attente à notre santé. Le monde environnant n'est qu'un miroir qui nous renvoie parfois notre image, mais surtout notre ombre, ce qui existe en nous-même mais que nous ne voyons pas.

Lorsqu'on observe son propre corps physique sans l'aide d'un miroir, on n'en voit qu'une partie, on ne peut voir directement ni la couleur de ses yeux, ni son visage, ni son dos... Il en est de même pour notre psychisme, il est partiellement aveugle, ce qu'il ne voit pas (l'ombre) ne peut lui être révélé que par les réflexions et les projections que lui envoie le monde environnant, le monde extérieur. Cette reconnaissance de la partie invisible, c'est la polarité.

L'observation dans le miroir ne peut servir qu'à celui qui s'y reconnaît, sinon elle sera rejetée comme illusoire. Celui qui observe ses yeux bleus dans un miroir mais n'est pas capable de savoir qu'il s'agit des siens, peut être étonné mais en aucun cas il en apprendra quelque chose. Tout être qui vit en ce monde et qui ne peut pas ou ne veut pas reconnaître que tout ce qu'il croit réel, tout ce qu'il expérimente et vit n'est que lui-même, s'égare, se leurre et s'illusionne. Il est vrai que cette illusion est parfois fort violente et paraît réelle (certains en apporteront même la preuve). Il ne faudrait pas oublier que, lorsque nous rêvons, nous croyons à la réalité de ce qui nous arrive et de ce que nous voyons ou entendons. Il faut se réveiller pour pouvoir reconnaître que le rêve n'était qu'un rêve ! Ce qui est valable pour nos petits rêves nocturnes est valable pour le grand rêve de l'existence ici-bas. Il faut se réveiller pour voir au-delà de l'illusion.

Notre ombre engendre la peur. Il ne faut donc pas s'étonner qu'elle représente les domaines du réel que nous désirons le plus écarter de notre chemin, que nous voulons éviter de vivre ou de subir, mais qui se trouvent principalement en nous-mêmes. L'ombre est la somme de ce que nous voulons le plus extirper du monde, dont nous sommes persuadés qu'il faut l'en débarrasser afin qu'il retrouve la santé (la sainteté). Pourtant, c'est le contraire qui est vrai : « l'ombre contient tout ce dont le monde (notre monde) a besoin pour être sanctifié (devenir sain, saint). L'ombre nous rend malades, c'est-à-dire non sains (non saints), elle nous empêche de guérir. »

Dans la légende du Graal, nous trouvons une bonne illustration de ce problème. Le roi Amfortas est malade, blessé par l'épée du magicien noir Klingsor ou dans d'autres versions, par les attaques d'un ennemi ou même par un ennemi invisible. Tous ces personnages sont des représentants symboliques de l'ombre d'Amfortas, cet ennemi personnel qui est invisible. C'est son ombre qui le blesse, il ne peut recouvrer la santé par ses seuls moyens, il n'a pas suffisamment de confiance en lui pour chercher la cause de ses blessures. Nous trouvons là une question d'importance capitale, il s'agit de la nature du « mal ». Le roi ne veut pas voir où se trouve le conflit, sa plaie ne pourra donc pas se refermer et guérir. Il attend que quelqu'un lui apporte la solution, quelqu'un qui aura le courage de poser la question qui amènera la guérison. Perceval est celui qui est chargé de cette tâche, car, ainsi que son nom l'indique, il chemine « au milieu », entre les polarités Bien-Mal, il a acquis de ce fait la légitimité de poser la question sacrée qui délivre : « Que te manque-t-il, mon oncle ? » La réponse est toujours pareille, donnée à Amfortas ou à n'importe quel autre malade : « son ombre ». Seule la recherche du domaine caché, de la demeure du « mal » peut, dans cette histoire, avoir une fonction curative. Perceval, dans sa quête, s'était confronté avec son ombre jusqu'au tréfonds de son âme, jusqu'à en maudire Dieu. Celui qui ne recule pas à parcourir ce chemin dans les ténèbres s'apprête à acquérir la qualité de véritable guérisseur, à savoir: délivrer autrui. Tous les héros mythiques ont eu à combattre des démons, des diables, des dragons, à traverser des terreurs sans nom, à se retrouver en enfer pour atteindre l'état de sainteté qui leur permet également d'aider les autres à parvenir à cet état.

L'ombre est la cause de la maladie, sa rencontre entraîne la guérison. Ici se trouve la clé de la compréhension de ce que sont la maladie et la guérison. Un symptôme est toujours la densification d'une des parties de cette ombre enfouie en nous. Le symptôme est la manifestation de ce qui nous manque. Par son symptôme, l'homme est obligé de vivre ce qu'il ne voulait pas expérimenter. Le symptôme, passant par le biais du corps physique, permet de recouvrer la totalité de son être. C'est le symptôme qui veille à ce que cette totalité ne puisse se perdre, il complète un manque. Un principe que nous avons refusé d'intégrer consciemment, s'incruste dans le corps où il va réapparaître. On sera alors obligé d'y faire face, de vivre ce à quoi nous avons voulu échapper, de le rendre réel pour nous. C'est ainsi que le symptôme devient un allié permettant la guérison. Il est, en fait, le remplaçant de ce qui a manqué au niveau de l'âme.

Nous pouvons maintenant mieux comprendre cet éternel jeu de questions et réponses : « Qu'est-ce qui ne va pas ? », « J'ai tel ou tel symptôme ». Dans la pratique, le symptôme nous indique quel est le principe manquant, il est devenu apparent, il a vraiment « pris corps ». Nous ne nous étonnerons pas de détester nos symptômes puisqu'ils sont la manifestation dans la réalité des principes que nous avons voulu fuir. Pour chercher encore à leur échapper, nous allons combattre nos symptômes au lieu de saisir la chance qu'ils nous offrent pour aller vers la santé (sainteté). Grâce à nos symptômes, nous avons une possibilité de nous connaître, c'est une ouverture sur une partie de notre âme que nous ignorions, que nous n'aurions jamais découverte sans eux car elle résidait dans notre ombre.

Notre corps est le miroir de notre âme, il nous dévoile ce que l'âme, sans ce reflet, n'aurait pas pu connaître. Ce miroir ne nous servira à rien si nous ne savons pas faire le rapprochement entre nous et ce que nous y voyons... Le but de ce livre est de permettre à chacun de mieux se découvrir en comprenant ses différents symptômes.

L'ombre est responsable d'une certaine malhonnêteté commune aux êtres humains qui se croient sincèrement semblables à ce qu'ils sont capables de voir d'eux-mêmes, à leurs identifications. Cette façon de ne se considérer soi-même que sous un angle flatteur, c'est ce que nous nommons : malhonnêteté. Nous précisons bien qu'il s'agit d'une tromperie que l'on se fait à soi-même, sur soi-même et non d'un mensonge ou d'une tricherie vis-à-vis d'autrui. Toutes les duperies du monde ne sont rien comparées au mal que peut se faire l'homme en se mentant à lui-même tout au long de sa vie. Etre honnête envers soi-même est la chose la plus difficile qu'on puisse exiger de soi. Depuis toujours la tâche la plus ardue qui fut réclamée à ceux qui cherchaient la vérité était de se connaître soi-même. Parvenir à cette connaissance, c'est retrouver le « soi » et non le « moi ». Le « soi » englobe tout tandis que le « moi » est limité, c'est justement ce moi qui entrave l'accès au soi. La maladie peut être une aide étonnante et efficace pour celui qui s'efforce à davantage de lucidité envers lui-même. C'est la maladie qui finit par nous rendre honnêtes ! Les symptômes sont là pour symboliser à l'extérieur ce que nous avons cherché à refouler et à cacher au fond de notre psychisme.

La plupart des êtres ont beaucoup de peine à parler librement de leurs problèmes profonds, pour autant d'ailleurs qu'ils les connaissent, mais ils n'échappent pas à leurs symptômes qui racontent leur histoire à leur place. Il est pratiquement impossible qu'un être puisse donner sur lui-même des renseignements vraiment exacts, la maladie rend honnête, elle étale au grand jour les tréfonds scellés de l'âme. Cette honnêteté souvent involontaire est ce qui provoque la sympathie et le dévouement que l'on éprouve envers le malade. L'être qui souffre montre ce qu'il est réellement, il devient vrai et attire ainsi un courant de compassion. La maladie ramène le malade à un juste milieu, il est obligé de prendre une distance avec certaines particularités de son caractère, souvent disparaissent alors tel ou tel jeu de l'ego, telle ou telle manifestation du besoin de pouvoir. Beaucoup d'illusions tombent lorsqu'on est malade, on se pose de nouvelles questions existentielles. De l'honnêteté émane une beauté parfois visible chez le malade.

En résumé, l'homme est un microçosme, image de l'univers, il contient la somme des principes de l'existence, latents dans sa conscience. Le chemin qu'il doit faire à travers la polarité exige de lui la concrétisation de ces principes dans l'action qui lui permet alors de les voir et de les reconnaître peu à peu.

Cette connaissance ne peut se faire que par la polarité, elle oblige l'homme à faire un choix. Chaque choix accompli partage la polarité en deux, un pôle est accepté, l'autre est rejeté. Le pôle accepté se manifeste dans le comportement choisi, il est ainsi assimilé consciemment et intégré.

Le pôle refoulé se réfugie dans l'ombre et exigera notre attention lorsque nous le rencontrerons à l'extérieur. La maladie est une expression spécifique et très fréquente de cette forme de rencontre. Il s'agit d'une loi d'équilibre. Une part de l'ombre se manifeste dans le corps physique sous forme de symptôme. Le symptôme nous oblige à vivre à travers notre corps le principe refoulé qui ainsi se concrétise et rétablit l'équilibre rompu. Le symptôme est la densification somatique de ce qui nous manque au niveau conscient. Le symptôme est un moyen de rendre la lucidité à l'homme, rendant visible ce qui se cachait en lui, il l'oblige à l'honnêteté.

IV

LE BIEN ET LE MAL

Une magnificence somptueuse habite et englobe
tous les mondes, toutes les créatures,
le bien comme le Mal.
C'est l'UNITE, l'unité vraie et réelle.
Comment peut elle contenir à la fois le Bien et le Mal
qui sont des contraires ?
En réalité ce ne sont pas des contraires,
le Mal est le trône sur lequel repose le Bien.

BAAL SCHEM TOW

Nous nous approchons pas à pas d'un sujet que l'on peut qualifier parmi les plus ardus qui puissent se présenter à nous, un sujet si délicat qu'il est aisé de se tromper en l'abordant. Il faut prendre garde à ne rien confondre, éviter de fragmenter notre analyse en prenant une phrase par ci, une phrase par là, un exemple pris au hasard. S'occuper du grand problème du Bien et du Mal réclame un sérieux et une attention qu'il ne faut laisser entamer ni par ses émotions ni par ses habitudes de raisonnement plus ou moins logiques. Nous allons nous risquer à aborder ce thème brûlant en nous posant la question qui fut posée à Amfortas quant à la nature du mal. Nous avons découvert l'action de l'ombre dans la maladie qui existe parce que l'homme est capable de différencier le bien du mal, le vrai du faux.

L'ombre renferme tout ce que l'homme a désigné comme étant « mal ». On peut en déduire que l'ombre elle-même est quelque chose de mauvais, relève du mal. Il paraît donc normal, légitime et même moral de combattre et déraciner l'ombre où qu'elle se trouve. Cette logique paraît si juste qu'elle nous fascine au point de ne pas voir que ce noble but n'est pas accessible, que le mal ne se laisse pas déraciner, que les moyens employés pour le combattre sont inutiles. Il vaut donc peut-être bien la peine de chercher à approcher le problème du Bien et du Mal d'une manière nouvelle et sans doute assez inhabituelle.

Les réflexions que nous avons déjà faites sur la loi de la polarité nous permettent, dès l'abord, de dire que le Bien et le Mal sont deux aspects d'une unité et que l'un ne peut exister sans l'autre. Le Bien se vit grâce au Mal et inversement. Celui qui nourrit le Bien nourrit également le mal, d'une manière dont il n'est pas conscient. Cette affirmation peut nous effrayer à première vue, cependant elle est vérifiable, on n'échappe guère à cette loi, pas davantage en théorie qu'en pratique.

Notre culture, empreinte de christianisme, et plus encore de la pensée des maîtres de la théologie chrétienne, est grandement responsable de notre attitude face au problème Bien-Mal. Ceci est également valable pour ceux qui croient s'être détachés de tous liens religieux. C'est une bonne raison pour nous de nous reporter à des images religieuses pour mieux essayer de comprendre le sujet qui nous occupe. Nous ne voulons nullement détourner les images bibliques de leur message, mais les employer ainsi que d'autres mythes, pour aborder et éclairer certaines questions métaphysiques particulièrement ardues. Ce que nous puiserons dans la Bible nous le ferons surtout parce qu'elle est à la base d'un point de vue inhérent à notre culture. Ce faisant, nous chercherons à expliquer les points sur lesquels il nous semble que la question du Bien et du Mal a été mal comprise par la théologie chrétienne ainsi d'ailleurs que par d'autres religions.

L'histoire de la chute (du péché) décrite dans l'Ancien Testament se prête fort bien au sujet que nous allons traiter. Souvenons-nous de la Genèse où, dans le deuxième récit de la création, Adam, le premeir homme (androgyne) se trouvait dans le jardin d'Eden avec deux arbres très étranges: l'Arbre de Vie et l'Arbre de la Connaissance du Bien et du Mal. Pour comprendre ce que veut dire ce symbole il ne faut pas perdre de vue qu'Adam n'était pas un homme (mâle), mais un androgyne. Il représente l'humanité toute entière non encore soumise à la polarité, un « Etre » entier qui n'avait pas d'opposé, ce n'était pas un couple. Adam était UN avec TOUT, cet état privilégié, état de conscience cosmique est décrit comme le PARADIS. Et pourtant, bien qu'Adam fut encore dans la conscience globale, la polarité était présente dans le jardin sous la forme de DEUX arbres.

Le thème de la dualité ou de la séparation en deux parties est là, dès le commencement de la création car sans cette polarité rien ne peut exister. Dans toute l'histoire de la création nous le retrouvons : La Lumière et les Ténèbres, l'Eau et la Terre, le Soleil et la Lune... Seul l'homme fut créé comme mâle et femelle. Tandis que se déroule l'histoire de la création, et qu'elle évolue de manière de plus en plus complexe, Adam se sent seul et exprime le désir de former hors de lui un autre être afin d'avoir un vis à vis. Ce désir est déjà une perte de conscience, ce qui est représenté dans le récit comme un sommeil. Pendant le sommeil d'Adam, Dieu lui prend une côte et en fait un autre être indépendant. Adam n'est plus entier, (il lui manque une côte).

Ce mot « côte » est une traduction du mot hébraïque *tselah* qui veut dire : le côté. Il a la même racine que le mot hébraïque *tsel* qui veut dire : l'ombre. L'Homme entier, sain, a été amputé d'une partie de lui-même, son double ; d'Un il est devenu deux, deux aspects de la même Entité nommés homme et femme. Cette séparation en deux parties n'est pas arrivée à la conscience de ces deux êtres puisqu'ils ne font encore aucune différence entre eux deux, ils sont encore au PARADIS (dans le Tout). Il fallait pourtant que cette séparation ait lieu pour que le serpent puisse « induire en tentation la femme » (c'est-à-dire influencer la partie la plus intuitive de l'Etre entier) et lui promettre le plaisir que lui apporterait le fruit de l'Arbre de la Connaissance lui permettant de différencier le Bien du Mal.

Le serpent tînt sa promesse. Les êtres désormais sont capables de voir leur différence, de se reconnaître comme homme et femme, de voir la polarité, le Bien et le Mal. Ils ont perdu leur intégralité (la conscience cosmique), ils sont alors obligés de quitter le jardin d'Eden (le paradis, le jardin de l'Unité) et vivront dans le monde polaire des formes.

Voilà l'histoire de la chute dans le péché. C'est une chute qui projette l'être hors de l'unité dans la polarité. Toutes les mythologies, de tous les peuples et de tous les temps, ont exprimé ce thème de la création de l'humanité. Elles l'ont développé sous des formes diverses mais le fond est toujours semblable. Le péché de l'homme consiste à se séparer, à s'éloigner de l'Unité. Certaines langues ont la même racine pour ces deux mots : péché et séparation. La langue grecque aborde plus précisément la vraie signification du mot « péché » : *hamartano* signifie la faute et le verbe correspondant *hamartanein* signifie faire fausse route, manquer le « point », le but, pécher. Ici « pécher » est l'incapacité d'atteindre le but. Le « point » (le but) est le symbole de l'unité qui pour l'être humain est tout d'abord inaccessible et paraît inconcevable, car il n'a ni lieu ni étendue. Une conscience polaire ne peut trouver le point, l'Unité. Là est le péché. Péché pourrait être synonyme de polarité. De ce point de vue, le concept chrétien de « péché originel » devient plus compréhensible.

L'être humain se trouve donc doté d'une conscience polaire car il a « péché ». Ne cherchons pas à cet état une origine explicite au sens causal. Cette polarité oblige l'être à cheminer entre les opposés jusqu'au moment où il a réussi à tout intégrer, à apprendre tout ce qu'il y a à comprendre pour retrouver son intégralité, pour s'accomplir en sa totalité et devenir semblable au « Père ». Ce parcours à travers les polarités s'accompagne obligatoirement d'une culpabilité. La notion de péché originel démontre bien que cette culpabilité n'a rien à voir avec le comportement habituel et concret. Il est important d'insister sur ce fait, car l'église au cours de l'histoire, a introduit le concept de péché dans la conscience humaine en le qualifiant de honteux... Pécher c'est « faire quelque chose de mal » en opposition à « faire le bien ». MAIS, le péché n'est pas un pôle de la polarité, le péché EST la polarité. Il est donc impossible de la partager en deux : CHAQUE action humaine est pécheresse.

Cette interprétation des actes humains se trouve intacte, non faussée, dans la tragédie grecque. Le thème central en est toujours celui du choix entre deux possibilités qui toutes deux sont entachées de culpabilité. Cette méprise théologique de la notion de péché eut des conséquences pour l'avenir du christianisme. Les croyants furent conjurés de ne pas pécher afin d'éviter le « mal » cantonné à certains domaines du comportement, contribuant ainsi à donner de plus en plus de force et d'importance à l'« ombre ».

Cette part énorme dévolue à l'ombre est responsable d'avoir fait du christianisme l'une des religions les plus intolérantes qui soit (l'inquisition, nombreux massacres, chasse aux sorcières...) Nous avons vu plus haut que le pôle qui n'est pas expérimenté se concrétise et les âmes nobles sont d'autant plus touchées qu'elles ne s'y attendent guère.

La polarité oppose le bien et le mal et, dans le christianisme plus que d'en d'autres religions, amène à la symbolisation d'un Dieu bon comme représentant du bien et d'un Diable mauvais comme représentant du mal. Dieu et Diable sont dès lors des contraires, des ennemis, des opposés et Dieu, tombant ainsi dans la polarité perd sa faculté de Grande Force bénéfique et « guérisseuse ».

Pourtant, Dieu est Unité; en lui les polarités, et donc également le bien et le mal, se réconcilient et se réunissent. Le Diable, par contre, est la polarité, le Maître de la dualité, ou comme le dit Jésus, le « maître de ce monde ». En tant que tel, le Diable est toujours représenté par un symbole double : deux cornes, deux sabots, deux fourches, un pentagramme avec deux pointes tournées vers le bas.

Dans cette définition, le monde est décrit comme diabolique puisque polaire, il n'y a rien à changer, rien à espérer et c'est pourquoi les « Maîtres » enseignaient le détachement du monde, il fallait quitter le monde polaire.

Nous nous confrontons ici à l'immense différence qui existe entre la religion et le travail social. Une religion digne de ce nom ne cherche jamais à faire de ce monde un paradis mais montre le chemin à suivre pour entrer dans le « royaume » de l'unité.

Une philosophie digne de ce nom découvre que dans un monde polaire on ne peut concrétiser un seul pôle. En ce monde, chaque bonheur est contrebalancé par un malheur d'égale importance. En ce sens, la science est diabolique car elle cherche à détruire la polarité pour introduire la multiplicité. Chaque application fonctionnelle des potentialités humaines a quelque chose de diabolique car elle réclame une énergie polaire et barre le chemin à la réunification dans l'Unité. C'est ce que relate l'épisode de la retraite de Jésus dans le désert. Le Diable lui suggère de n'employer ses facultés que pour la réalisation de changements plus utiles et plus profitables.

En qualifiant de « mal » ou plus précisément de diaboliques des concepts tels que péchés, fautes et Diable, nous n'avons fait que les polariser. Désormais tout ce que l'homme entreprend est entaché de culpabilité, le rend lui-même coupable, pécheur. Il faudrait pourtant qu'il apprenne à vivre cette part de sa personnalité afin d'être honnête envers lui-même. La déculpabilisation est une exigence pour retrouver l'Unité impossible à obtenir lorsqu'on refuse la moitié de la réalité. Voilà pourquoi le chemin vers la « guérison », la santé (la sainteté) est si difficile. Pour le parcourir, il faut passer par la « faute ». Cette incompréhension de ce qu'est le péché se retrouve tout au long des Evangiles. Les Pharisiens proclament cette opinion sectaire, prêchant le salut de l'âme par la prière et l'abstention du « mal ». Jésus répond : « que celui qui n'a jamais péché jette la première pierre ». Dans le sermon sur la montagne, il se distance de la loi mosaïque mal interprétée en assurant qu'une pensée a autant de poids qu'une action. Dans cette partie du sermon sur la montagne, il n'a pas été donné autant d'importance à la loi qu'à extirper des esprits l'illusion qu'il peut y avoir polarité sans péché. Il y a deux mille ans, la Vérité était déjà si rude et si difficile à comprendre que l'homme tenta de la chasser hors du monde. La vérité irrite toujours quelle que soit la bouche qui la profère. Elle détruit toutes les illusions que notre « moi » est capable d'inventer pour se protéger. La vérité est sévère, tranche dans le vif, ne permet pas les rêveries doucereuses ni la tromperie morale.

Dans le *Sandokai*, un des textes de base du Zen, il est dit « La Lumière et l'Obscurité résident ensemble. Elles dépendent l'une de l'autre comme la jambe droite dépend de la jambe gauche pour permettre la marche ». Dans *Le Livre des Vérités Premières*, on trouve ce conseil pour une action juste. C'est Yang Dschu qui parle: « Celui qui fait le bien ne le fait pas pour sa gloire, cependant la gloire en découlera. La gloire ne doit pas être confondue avec la victoire et cependant la victoire suivra. La victoire n'a rien de commun avec la guerre, mais la guerre en découlera. C'est pourquoi l'homme noble se garde de faire le bien ».

Nous savons à quel point il est difficile d'admettre tout ce que cela signifie, combien il peut paraître impossible de s'abstraire d'idées si profondément enracinées, présentées comme absolues : faire le bien et s'empêcher de faire le mal.

Nous savons que ce sujet peut provoquer une crainte irraisonnée, une sorte de panique; pour s'en protéger, on se cramponne aux anciennes normes. C'est pourquoi le thème demeure tabou, il faut donc l'envisager sous tous les angles imaginables.

Notre façon de voir ne se réfère à aucune religion, cependant la fausse interprétation du péché, enracinée dans la culture chrétienne, nous influence plus que nous aimerions le reconnaître.

Il semble que d'autres religions aient moins de difficultés à aborder le problème. Dans la trilogie hindoue, Brahma, Vishnu, Shiva, ce dernier joue le rôle de perturbateur et représente en tant que tel la force opposée à Brahma, le constructeur. Cette sorte de représentation de la création permet d'admettre plus facilement le jeu de force nécessaire à la perpétuation de la vie. Parmi les anecdotes prêtée à Bouddha, en voici une qui éclaire notre sujet : Un jeune homme se présente à Bouddha avec le désir de devenir son disciple, Bouddha lui demande : « as-tu déjà volé ? » « Jamais » répond le jeune homme. « Alors, va-t-en et tu reviendras vers moi lorsque tu auras appris à le faire ». Dans un des textes les plus anciens et les plus importants du bouddhisme Zen, nous lisons, au verset 22 : « S'il nous reste la moindre idée de ce qui est juste et de ce qui est faux, notre esprit restera dans l'erreur ». Dans la langue française, on peut rapprocher le « don » de doute du mot « deux ». le doute fait tomber la polarité dans l'opposition en provoquant la séparation en deux; c'est le mal, il faut faire le chemin en sens inverse pour retrouver l'unité, le point de vue du Un. Les deux pôles sont absolument nécessaires pour acquérir le connaissance, ils ne devraient pendant pas demeurer fixés dans leur opposition mais la tension qu'ils sucitent devrait être employée, grâce à l'energie qu'elle produit, pour retrouver le chemin de l'unité. L'homme est pécheur, il est coupable, cette culpabilité est le gage de sa liberté.

Il est très important qu'il apprenne à accepter sa culpabilité sans pour autant se laisser accabler par son poids. La « faute » est de nature métaphysique, le comportement de l'être humain n'y changera rien, quoiqu'il fasse. Il faut agir, prendre des décisions, elles seront toujours entachées, néanmoins la « faute » sera dévoilée, ce sera comme un aveu libérateur, balayant la peur. La peur est une prison, elle empêche de grandir, elle entrave le nécessaire épanouissement de l'être. En s'obligeant à faire le « bien » on évite de rencontrer le péché, ce comportement amène obligatoirement la manifestation du pôle opposé qui demande réparation. Cette tentative d'esquiver le péché par ses bonnes actions ne peut que nous entraîner dans la malhonnêteté, la tricherie.

Pour parvenir à l'Unité, il ne suffit pas de regarder les choses de loin. Pour ne pas se compromettre dans l'action, la fuite n'est pas la bonne voie. Il faut acquérir davantage de conscience si l'on veut avancer, cela veut dire aller plus profondément dans la polarité, sans crainte. Les conflits relèvent de la nature même de l'homme, il faut les affronter pour réconcilier les contraires en nous-mêmes. C'est en vivant des expériences que l'on trouve des solutions. Il faut savoir se remettre en question, ne pas rester rigides, figés dans nos systèmes de valeur, afin de s'approcher du mystère du mal, qui, en réalité n'a pas d'existence. En effet, au-delà de la polarité se trouve l'Unité que nous appelons « Dieu » ou « Lumière ».

Au début était la Lumière qui embrassait tout. Rien n'existait hormis elle sans quoi elle n'eut pu tout embrasser. Le premier pas dans la polarité fit surgir les Ténèbres, leur seule fonction est de permettre à la Lumière d'être reconnue comme telle. Les Ténèbres sont donc un pur produit de la polarité indispensable à la reconnaissance de la Lumière sur le plan polaire de la conscience. Ainsi les Ténèbres sont au service de la Lumière, elles sont le ferment de la Lumière. Lucifer n'est-il pas le porteur de Lumière?

Si la polarité venait à disparaître, les Ténèbres disparaîtraient de même car elles n'ont aucune existence par elles-mêmes. La Lumière EST, les Ténèbres ne sont pas. Voilà pourquoi le combat souvent cité entre la Lumière et les Ténèbres n'est pas un vrai combat, l'issue en est connue d'avance. Les Ténèbres ne peuvent gagner sur la Lumière. C'est le contraire qui se produit : la Lumière transforme les Ténèbres en Lumière et c'est aussi pourquoi les Ténèbres nient la Lumière, faute de quoi elles seraient anéanties.

C'est là une loi que nous retrouvons dans le monde physique, « ce qui est en haut est comme ce qui est en bas ». Par exemple une pièce est éclairée, au-dehors règne l'obscurité, en ouvrant la fenêtre, ce n'est pas l'obscurité qui entre, c'est la lumière qui éclaire au-dehors. Inversement si la pièce est dans l'obscurité et qu'on ouvre la fenêtre sur l'extérieur éclairé... la pièce s'éclaire.

Il en est de même pour le « mal », il est un produit de notre conscience polaire, de même que le temps et l'espace, il est l'agent révélateur du « bien », il est la « matrice » de la Lumière. Le mal n'est donc aucunement le contraire du bien, il en est la polarité comme le péché car le monde de la dualité n'a pas de fin, donc pas d'existence réelle. Le monde polaire est une illusion permettant le retour à l'Unité, seule solution offerte à l'être humain.

Les mêmes paramètres sont applicables à notre conscience. L'état de conscience d'un être humain représente les différents aspects de ses possibilités particulières et de sa personnalité qui sont représentatifs de sa capacité personnelle à comprendre et à analyser. En fait, il est ce qu'il peut enregistrer à la lumière de sa conscience. L'ombre est le champ de ce qu'il ne peut éclairer de cette lumière, ce qui lui demeure obscur, nous l'appelons inconscient. Ces « régions » sombres ne paraissent mauvaises, malsaines ou effrayantes que pour autant qu'elles restent dans l'ombre. Dès que l'on porte son regard vers les contenus de cette zone d'ombre, on y apporte de la lumière, on les éclaire et d'inconscients ils deviennent conscients.

Regarder, c'est la formule magique qui permet la connaissance de soi-même. Le regard du scrutateur apporte de la lumière dans l'obscurité à la mesure de la qualité de la conscience. C'est une particularité humaine de vouloir changer les choses et de croire qu'il suffit d'y jeter un coup d'oeil pour s'en faire une idée juste. Mais, le but de la vie de l'homme c'est d'acquérir la sagesse (l'illumination) qui consiste à être capable de tout regarder sans porter de jugement et d'admettre que cela est bien puisque cela existe. Voilà la véritable connaissance de soi-même. Tant que nous serons dérangés par quoi que ce soit et que nous voudrons y apporter un changement, nous n'aurons pas atteint cette connaissance.

Nous devons apprendre à regarder les événements ainsi que toutes choses ici bas sans laisser notre ego interférer, sans rien rejeter, sans donner de préférence, il faut apprendre à rester calme et paisible face aux jeux multiples de la Maya. C'est ce que nous demande le texte Zen cité précédemment disant que toute considération impliquant un jugement de valeur nous entraîne dans l'erreur. Chaque appréciation que nous portons nous enchaîne au monde des formes et nous emprisonne. Tant que nous resterons emprisonnés nous ne pourrons nous délivrer de la souffrance, nous resterons pécheurs, malades et « malsains ». Il en sera de même tant que nous aspirerons à un monde meilleur, tant que nous voudrons changer le monde dans lequel nous sommes. Vouloir changer le monde, c'est le grand piège de l'illusion dans laquelle on tombe aussitôt que l'on décrète que le monde est imparfait et incomplet, alors que c'est notre manière de voir qui nous voile la vision de la création dans sa globalité.

Il faut parvenir à voir que nous sommes tous en tout et nous exercer à garder notre équilibre. L'équilibre, c'est le chemin du milieu, celui qui permet d'avancer entre les polarités pour les observer, les sentir vivre. L'équilibre et l'impassibilité, voilà ce qu'il faut acquérir. C'est l'attitude intérieure qui nous permettra l'observation des formes mouvantes de la manifestation sans qu'elles nous affectent, sans que nous les recevions ou les rejetions, sans nous identifier à elles. Il ne faut pas confondre impassibilité et indifférence qui est un désintérêt, un refus de prendre part. Jésus a une expression très dure pour les indifférents, Il les appelle « les tièdes ». Ceux qui n'osent pas entrer dans la bagarre, croyant que la non intervention ou la fuite sont les moyens d'atteindre ce monde « sain » (le monde de l'unité) qui n'est en réalité accessible qu'à l'homme véritable, celui qui a su affronter la vérité de son être même, qui, à travers les épreuves et sans crainte a appris à affronter la polarité pour parvenir à la maîtriser pour autant.

Celui-là sait qu'en lui-même doivent se réunir les contraires que son « moi » (ego) a forgés. Il ne craint pas de prendre des décisions bien qu'il sache qu'elles le rendront toujours coupable, il ne se laisse pas arrêter.

Les opposés ne se réconcilieront pas d'eux-mêmes, ils nécessitent notre intervention, nous devons apprendre à les utiliser. Lorsque l'on est parvenu à intégrer les deux pôles, il est possible de trouver le juste milieu et d'entreprendre alors le travail qui consiste à les réunir. Fuir le monde, devenir ascète sont des réactions inconsidérées, elles ne permettent en aucun cas de parvenir au but. Il faut, au contraire, avoir le courage de se mesurer aux exigences de la vie, de manière consciente. Insistons sur ce dernier mot : seule la conscience nous permet de ne pas être engloutis dans nos actions, d'en garder le contrôle, de savoir les observer pour les comprendre. Ce n'est pas tant l'action qui importe, c'est la manière dont nous l'entreprenons. En général, nous portons un jugement de valeur sur les diverses actions entreprises, nous pensons de l'une qu'elle est bonne et de l'autre qu'elle est mauvaise. Il nous faut changer cette manière de soupeser, la remplacer par une question : comment se fait telle ou telle action, est-elle entreprise consciemment ? Est-ce une démarche commandée par l'ego, quelle est la part du « moi » égoïste qui intervient ? Selon notre réponse, il sera possible de déterminer si cette action est libératrice ou emprisonnante.

Les prières, les lois et la morale ne sont pas des moyens d'aider l'homme à acquérir sa totalité. Obéir est une qualité, c'est insuffisant, le Diable obéit aussi. Les permissions et les interdictions sont encore utiles à l'homme tant qu'il n'a pas atteint une certaine qualité de conscience qui lui permet de prendre ses responsabilités. Il est bien de défendre aux petits enfants de jouer avec les allumettes, cela les protège tant qu'ils ne sont pas parvenus à l'âge adulte.

Lorsqu'un être a trouvé au fond de lui-même sa propre loi, elle le délie, il n'est plus soumis aux lois extérieures, une seule chose compte: trouver son vrai centre, son « soi », c'est-à-dire être UN avec tout ce qui est.

L'outil, l'instrument qui permet la réunification des contraires, c'est l'AMOUR.

Le principe même de l'Amour c'est l'ouverture, il faut laisser entrer ce qui est à l'extérieur. L'Amour unifie (rend UN). L'Amour ne sépare pas, l'Amour est réceptif, il permet l'acceptation, il rend perméable, il est la clé de la réconciliation, il transforme le « toi » en « moi » et le « moi » en « toi ». L'Amour dit toujours « oui », un oui sans restriction, sans exclusion, sans condition. L'Amour permet de se sentir Un avec tout l'univers. Tant que nous n'y parvenons pas, nous n'avons pas vraiment réalisé l'Amour. L'amour qui choisit, élimine ou trie n'est pas le vrai Amour, l'Amour ne fait pas de choix car le choix sépare. L'Amour n'est pas jaloux car il n'est pas possessif. L'Amour grandit et s'étend.

Le symbole de ce véritable Amour est celui que Dieu porte aux êtres humains. Il nous est difficile d'admettre que Dieu ne puisse donner son Amour sans partage, inconditionnellement. Il ne nous viendrait pas à l'idée d'être jaloux que Dieu donne son Amour à un autre que nous. Dieu est UN, il ne fait pas de différence, il ne sépare pas entre le bien et le mal, c'est pourquoi Il EST Amour. Le soleil répand sa chaleur sur tous les êtres sans choisir ceux qui le méritent. Seul l'homme se croit appelé à jeter la pierre... qu'il ne s'étonne donc pas de rencontrer semblable à lui. L'Amour n'a pas de frontières, pas de barrières, l'Amour transforme, il transmute.

Aimez le mal, vous le délivrerez.

V

L'HOMME EST MALADE

Un ascète méditait, assis dans une grotte.
Une souris se faufila à l'intérieur et se mit
à lui ronger sa sandale. L'ascète ouvrit les yeux,
furieux il s'adressa à la souris :
« Pourquoi me déranges-tu dans ma méditation ? »
« J'ai faim » murmura la souris.
« Va t-en, sale bête » répliqua l'ascète,
« Je suis en train de chercher à m'unir à mon Dieu,
comment oses-tu me déranger ! »
« Comment pourrais-tu t'unir à Dieu » demanda la souris,
« Si tu n'es même pas capable de t'unir à moi ? »

Tout ce que nous avons vu jusqu'à présent aurait dû nous persuader que l'homme EST malade, il ne le devient pas. Voilà la grande différence entre notre façon d'envisager la maladie et la manière traditionnelle des médecins. Pour la médecine, la maladie est un dérèglement de l'état normal de la santé, elle cherche donc à faire disparaître ce dérèglement aussi vite que possible, et surtout elle cherche à empêcher la maladie de se manifester, elle veut l'anéantir, l'extirper. Nous aimerions affiner notre vision pour être à même de comprendre que la maladie est plus qu'un disfonctionnement physique, elle fait partie d'un système complet, qui englobe le vivant et sert l'évolution. Il est inutile de vouloir délivrer l'humanité de la maladie, cette dernière n'est que le pôle opposé de la santé.

La maladie est l'expression de la faute, de la culpabilité, du fait d'être « mal-sain » (non saint), elle est la conséquence dans le microcosme de la chute originelle. Cette définition ne comporte nullement l'arrière pensée de punition, elle signifie seulement que l'homme est pris dans la polarité. Il en fait partie et tant que cela durera il devra aussi prendre part à la « faute », il sera coupable, malade et mortel. Dès que nous admettons ces faits fondamentaux et reconnaissons qu'ils sont aussi valables pour nous-mêmes, ils perdent leur arrière-goût négatif. C'est le refus de la vérité, le fait de nier et combattre l'évidence, qui les transforme en de terribles ennemis. L'homme est malade parce qu'il n'est pas Un. L'homme en bonne santé à qui rien ne manque ne se trouve que dans les manuels d'anatomie. Il est vrai qu'on peut rencontrer des personnes qui pendant des décennies ne développeront aucun symptôme, n'auront pas d'accident.

Cela n'enlève rien à notre affirmation, puisqu'ils restent néanmoins susceptibles de tomber malade un jour, et, de toute façon, eux aussi sont mortels. La maladie est signe d'incomplétude, de manque, d'usure et du fait d'être mortel. Même aux êtres soitdisant bien portants il manque l'essentiel. Braütigam, dans son livre sur la médecine psychosomatique cite un interview fait avec deux cents employés et ouvriers en « bonne santé » travaillant dans une entreprise. Il ressort après un examen approfondi, qu'il existait dans cette entreprise à peu près le même pourcentage de personnes atteintes physiquement ou psychiquement que dans un hôpital.

Edgar Heim, écrit : « Un adulte de cinquante ans aura souffert en moyenne d'au moins : un risque de mort, une vingtaine de maladies graves et environ deux cent maladies courantes ».

Il faut décidément perdre l 'illusion de pouvoir un jour échapper à la maladie et la radier du monde. L'homme est un être complexe, plein de contradictions et de conflits intérieurs, il est forcément malade. La loi de la nature fait qu'avec l'âge on est de plus en plus « malade » pour finalement aboutir à la mort. Le but du corps physique est de devenir un minéral et la nature y veille, à chaque pas nous nous rapprochons de ce but. La maladie et la mort dérangent les rêves fous et prolifiques des hommes, elles finissent par effacer toutes les différences.

L'homme vit par son ego, insatiable, il réclame de plus en plus de pouvoir. « Je veux » dit-il. Ce JE, ce « moi » revêt toutes sortes de parures pour séduire l'homme et le mettre à son service. Le « moi » ne peut vivre sans frontières, il craint de se donner, il a peur de l'Amour et du retour à l'Unité. Le « moi » est la manifestation du pôle qu'il choisit et rejette l'ombre sur l'extérieur, sur le « toi », sur l'environnement. La maladie compense cela, elle rétablit un équilibre, elle force l'être à aller dans le pôle opposé dans la même mesure où il était allé précédemment en s'écartant du « milieu ». Chaque fois que l'on fait un pas sous l'égide de l'ego, la maladie nous force à faire un pas correspondant dans la dépendance et la misère. Ainsi, plus nous nous acharnerons à réaliser nos capacités plus nous serons vulnérables face à la maladie.

Chaque effort pour « vivre sainement » fait apparaître la maladie. Nous savons bien que ce que nous disons ici sera mal accueilli, cela ne correspond guère à l'optique actuelle. Constatons simplement que la médecine cherche à diminuer ses prestations préventives, et que parallèlement un engouement pour la « vie saine et naturelle » augmente. C'est une réponse inconsciente qui permet, sur un autre mode, de s'occuper encore du même thème et de manière tout aussi peu efficace que les méthodes précédentes. Tous veulent préserver la santé, empêcher la maladie en croyant que l'être humain est sain. Il est bien sûr plus agréable de le croire, c'est un message qui soulève plus d'espoir que notre assertion : « L'homme est malade ».

La maladie appartient à la santé comme la mort appartient à la vie. Ce sont des paroles difficiles à entendre qu'on admettra cependant si l'on veut bien y apporter un peu d'attention impartiale.Nous ne désirons pas développer de nouvelles théories, nous aimerions seulement permettre à ceux qui sont prêts à les entendre, d'aiguiser leur perception, de sortir des chemins battus pour prendre une direction plus enrichissante. Renverser d'anciennes illusions est une douloureuse entreprise, elle débouche néanmoins sur une plus grande liberté.

La vie est parsemée de déceptions et chacun doit passer par là, supporter les désillusions qui se succèdent jusqu'au jour où l'on parvient à accepter la vérité. Ceux qui savent reconnaître et admettre que la maladie, les infirmités et la mort sont les compagnons inséparables et fidèles de leur chemin sur terre, s'apercevront que cette acceptation ne conduit pas au désespoir.

Ces compagnons dont nous parlons sont des amis qui peuvent nous aider considérablement à trouver la voie qui mène vers la véritable guérison. Peu d'êtres humains sont aptes à se comporter avec nous d'une façon aussi franche, cherchant avec ténacité, sans nous lâcher d'un pouce, à nous débarrasser de notre ego. Si par hasard l'un de nos amis en chair et en os avait semblable attitude envers nous, nous aurions vite fait de le considérer comme un ennemi. La maladie, de même est trop honnête pour que nous puissions l'aimer.

Notre orgueil est aussi grand que celui de ce fameux empereur dont les vêtements étaient tissés de ses propres illusions. Nos symptômes sont indéniables, ils nous obligent à ouvrir les yeux. Ils nous montrent ce qui nous manque vraiment, ce que nous n'avons pas pu ou voulu laisser mûrir, ce qui reste dans l'ombre, tout ce qui demande à se réaliser. Ils mettent le doigt sur nos aveuglements et nos partialités. Lorsqu'ils perdurent ou se représentent à nous de façon répétée, nos symptômes cherchent à nous faire comprendre que nous n'avons pas encore résolu le problème qu'ils représentent, même si nous l'avions cru. La maladie pointe toujours son doigt dans la direction où nous avons été le plus mesquin ou le plus lâche, elle se manifestera avec d'autant plus d'importance si nous nous sommes leurrés sur notre conduite au point d'avoir voulu changer le cours de choses en ce bas monde.

Nous haïssons la maladie, ne fait-elle pas une victime de chacun de nous? Le moindre mal de dents, le moindre lumbago, la moindre grippe et nous voilà réduits à l'impuissance.

Voilà pourquoi les êtres humains sont prêts aux plus grands efforts pour juguler la maladie. Notre ego nous fait croire, lorsque nous sommes arrêtés par elle, qu'il ne s'agit que de peu de chose, dès les symptômes atténués, nous nous aveuglons encore et tombons de plus en plus profondément malades. Nous avons déjà dit que nous ne croyons pas que la médecine préventive ou la « vie Saine » puissent être des méthodes de lutte adéquates pour arriver à combattre la maladie avec succès. Le retour à une ancienne sagesse serait bien plus judicieux et admettre que plier l'échine est mieux que guérir. Pour nous plier l'échine, c'est s'incliner volontairement avant que la maladie nous y force.

C'est grâce à la maladie que nous pouvons guérir. Elle est un axe sur lequel nous pouvons nous orienter dans une autre direction, de malsain, parvenir à la santé (sainteté). Pour atteindre ce résultat il faut prendre la décision de cesser le combat et se mettre à l'écoute, apprendre à voir, approcher la maladie pour comprendre ce qu'elle a à nous dire. Le patient doit arriver à plonger en lui-même, entrer en communication avec ses symptômes et leur message lui parviendra. Il doit être prêt à abandonner les idées toutes faites qu'il a sur lui-même, se remettre entièrement en question et s'efforcer d'intégrer consciemment ce que le symptôme cherche à lui dire à travers son corps. Lorsque le malade aura laissé entrer dans sa conscience ce qui lui manquait, le symptôme deviendra inutile. La guérison est toujours liée à un élargissement de la conscience, à une maturation. Le symptôme apparaît lorsqu'une partie de l'ombre s'est incrustée dans le corps. Pour guérir, il faut inverser le processus, une fois que le principe représenté par le symptôme est devenu conscient, la nécessité de sa manifestation disparaît.

VI

LA RECHERCHE DES CAUSES

Nos désirs ont l'étrange capacité
de nous masquer la juste vue du monde.

HERMANN HESSE

Les réflexions que nous vous avons proposées jusqu'ici soulèvent peut-être quelques difficultés tant elles peuvent paraître incompatibles avec les opinions scientifiques concernant les causes des maladies. Il est vrai que la plupart du temps on accorde une cause psychique à certains dérèglements physiologiques dénommés psychosomatiques. Qu'en est-il de toutes les autres maladies (et elles sont nombreuses) auxquelles on ne veut reconnaître que des causes purement physiques ?

Nous nous heurtons ici à un problème de fond concernant notre façon de penser. Nous avons pris l'habitude, et cela nous paraît aujourd'hui évident, d'interpréter les événements dont nous observons le déroulement ou l'apparition d'une manière causale. Nous construisons ainsi des chaînes de causes à effets entre ce qui nous semble avoir un rapport. Si vous lisez ce livre c'est parce que je l'ai écrit, qu'il a été édité et qu'un libraire vous l'a vendu. Cette manière de penser de façon causale paraît non seulement évidente mais aussi obligatoire à la plupart d'entre nous si bien qu'elle est également tenue comme prémices à toute recherche et à toute connaissance. C'est ainsi que nous chercherons partout quelles sont les causes de telle ou telle manifestation en espérant découvrir quels sont les rapports qui les lient afin de savoir comment intervenir. Pourquoi les prix grimpent-ils ? Pourquoi le chômage est-il en augmentation ? Pourquoi voyons-nous se multiplier la délinquance juvénile ? Quelle est la cause d'un tremblement de terre ? Quelle est la cause de telle ou telle maladie ?

Nous posons question sur question avec l'espoir de trouver les véritables causes. La causalité n'est pas ce qu'elle paraît en première analyse, elle n'est de loin pas aussi contraignante et évidente que nous le croyons. Nous pouvons même dire que le désir des hommes de comprendre le monde en lui cherchant des causes premières les a égarés et de plus en plus de personnes sont aujourd'hui de cet avis. Cette façon de fonctionner a entraîné des controverses aussi bien dans la recherche que dans la connaissance et les conséquences commencent à apparaître. Depuis Aristote on a réparti les fameuses causes premières en quatre grandes catégories :

La *causa efficiens* , cause première - stimulation, le fait d'entreprendre.

La *causa materialis* , la cause première de la matérialisation, de la densification.

La *causa formalis* , cause première - donneuse de formes, cause formative.

La *causa finalis* , cause première du but - engendrée par le but lui-même.

Si nous appliquons ce système de classification à la construction d'un bâtiment, nous verrons qu'il est vérifiable. Pour construire un bâtiment il faut : le désir de construire ce bâtiment (*causa finalis*) ; une entreprise qui procure l'énergie, les ouvriers, etc. (*causa efficiens)* ; des plans (*causa formalis*) ; des matériaux (béton, bois), etc. (*causa materialis*). Si l'un ou l'autre de ces quatre éléments causals venait à manquer, il serait difficile de construire le bâtiment.

Nous constatons que la recherche d'une cause première renvoie toujours à ce concept des quatre causes fondamentales. Il y a deux façons antagonistes de les aborder. Certaines personnes vont droit au but (*causa finalis*) qui est en fait la cause des causes. Dans notre exemple, c'est ce qui se produit. Nous voulons construire un bâtiment, c'est le point de départ des trois autres « causes ». En ce cas nous en déduirions que le but est la « cause », le départ de tout ce qui advient. Ainsi, la cause qui fait que j'écris ces lignes est le désir de publier un livre.

Les sciences de l'esprit ont travaillé ainsi, elles sont parties de la cause finale pour aborder leurs recherches, les sciences naturelles ont procédé à l'inverse se limitant elles-mêmes en partant de *causa efficiens* : l'énergie mise au service de leurs recherches.

Poser un but ou une option pour observer ou décrire la nature, ce ne serait pas judicieux et fort hypothétique. Par contre l'énergie et l'outillage seront utiles et les chercheurs dans ce domaine s'en tinrent là.

Ces deux manières opposées de placer les causes premières ont empêché les sciences de l'esprit et celles de la nature de se comprendre, elles les ont éloignées et séparées l'une de l'autre. La tournure d'esprit des scientifiques qui travaillent dans les sciences naturelles les conduit à chercher les causes aux phénomènes qu'ils observent dans le passé, ce n'est pas un but de finalité qui lui est dans le futur. Formulé ainsi cela peut sembler saugrenu, car, comment la cause peut elle se situer dans le temps avant l'action ? Et pourtant on s'exprime bien ainsi dans la vie courante, ne dit-on pas : « il faut que je parte maintenant car mon train part dans une heure » ou, « j'ai acheté un cadeau car il a son anniversaire la semaine prochaine » . Dans ces deux derniers exemples le futur agit sur le présent, le temps est inversé.

En observant les événements journaliers, nous nous apercevons que certains sont influencés plus fortement par une dynamique passée et que d'autres prennent leur énergie dans la vision d'un but situé dans l'avenir. On dit par exemple : « demain, c'est dimanche, il faut que je fasse mes courses aujourd'hui », ou le contraire : « ce vase est tombé parce que je l'ai renversé ». A y regarder de plus près, nous découvrons une double causalité dans le dernier exemple : on a cassé quelque chose en le laissant tomber, soit par maladresse, soit volontairement pour ennuyer quelqu'un (ici la causalité est dans le futur). Ces deux exemples prouvent bien que l'on peut trouver des causes premières dans des temps opposés selon la manière d'examiner l'événement. Nous constatons aussi que la cause première si elle peut être considérée comme cause énergétique permet une action mécanique se situant sur le plan matériel alors que la cause finale, dépendant de motivations portant sur une intention de réalisation dans le futur, est sensée avoir des répercussions sur le plan psychique. L'exemple cidessus peut être décrit par une formulation polaire :

Causa efficiens	-	causa finalis
Passé	-	futur
Matière	-	esprit
Corps physique	-	psychisme

A ce point de notre exposé, il peut être utile de mettre en pratique tout ce que nous avons déjà vu concernant la polarité. Nous pouvons alors remplacer l'un ou l'autre par aussi bien l'un que l'autre ce qui nous permettra de comprendre que les deux manières d'envisager les choses ne s'excluent pas mais se complètent. (Il est étonnant que les découvertes au sujet des facultés corpusculaires et ondulatoires de la matière nous aient si peu appris !).

Dans notre exemple autant que pour l'observation de la lumière, les conclusions de l'analyse dépendent de la façon d'envisager les choses et non de ce qui est juste ou faux. Lorsqu'on tire un paquet de cigarettes d'un distributeur automatique c'est aussi bien parce qu'on y a mis l'argent nécessaire que parce qu'on a envie de fumer. (Et, en outre, sans le désir de fumer... il n'y aurait pas de distributeur de cigarettes !).

Les deux observations faites dans les exemples cités sont légitimes et ne s'excluent nullement. Une observation trop superficielle pourrait être incomplète, nous pouvons pousser la réflexion plus loin, car les deux premières causes ne produisent pas le distributeur, il faut encore l'intention de le construire. De même il ne suffit pas d'avoir une intention et un but pour faire surgir quelque chose. Désir et intention représentent un pôle, il faut le pôle opposé pour que se produise la manifestation.

Ces relations de causes à effets sont relativement faciles à déchiffrer en ce qui concerne un exemple aussi simple que celui du distributeur mais les comprendre face au sujet de l'évolution... nous pourrions remplir une bibliothèque ! Est-ce que la cause première de l'existence humaine se trouve dans une chaîne causale matérielle située dans le passé et qu'ainsi notre présence actuelle en ce monde est la conséquence d'un processus d'évolution et de sélection allant du plus petit atome de la matière au cerveau humain ?

Ou... est-ce qu'une moitié de cette causalité est à trouver dans l'avenir qui agit rétroactivement pour amener l'évolution vers un but préétabli ?

Pour les scientifiques, la deuxième proposition est trop hypothétique et pour les sciences de l'esprit, la première est trop restreinte, trop pauvre. Une analyse plus fine et plus détaillée du développement et de l'évolution nous amènera à découvrir que les deux causes premières citées ci-dessus sont envisageables. La technologie seule ne permet pas de construire un avion, il faut encore que la conscience humaine ait développé le désir de voler. L'évolution n'est pas davantage un événement dû au hasard mais le résultat matériel et biologique d'un modèle éternel. Les processus évolutifs matériels représentent un des pôles causals et la figure « finale » l'autre, la manifestation peut alors se produire entre les deux, surgir du milieu.

Abordons maintenant la suite logique de notre réflexion. Nous constaterons que la causalité engendre la nécessité d'un temps linéaire, il faut un « avant » et un « après » pour relier l'action. La linéarité a pour conséquence le temps qui, en réalité, n'existe pas ! Nous avons vu, en effet, que le temps est imposé à notre conscience par la polarité qui nous oblige à décomposer l'unité en « avant-après ». Le temps est un phénomène de notre conscience que nous projetons à l'extérieur, nous croyons ensuite qu'il ne dépend pas de nous et considérons son écoulement comme linéaire, allant dans une direction. Nous voyons le temps couler du passé au futur et ce futur nous semble un présent où passé et avenir se rejoignent. Il peut être un peu ardu de se représenter ce processus, pour simplifier disons que nous nous représentons le déroulement du temps comme dans le dessin (ci-dessous). C'est une droite dont l'une des extrémités va vers le passé et l'autre vers le futur, le présent se situant entre les deux, au milieu.

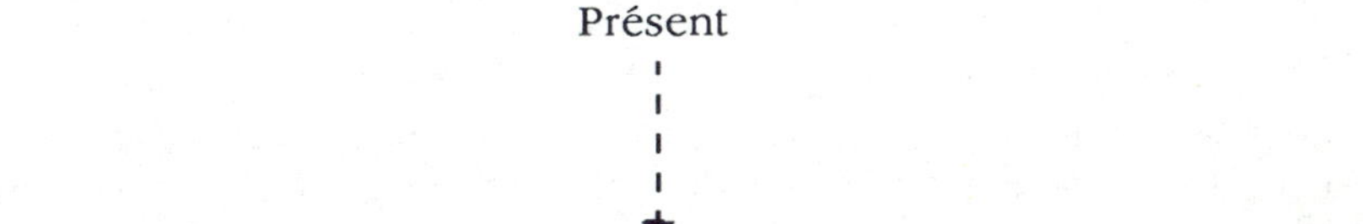

Nous savons par la géométrie que les lignes parallèles n'existent pas dans la réalité puisque, selon Riemann, en les prolongeant à l'infini, elles forment un cercle. Ainsi, chaque ligne droite n'est qu'un petit bout de cercle. Si nous appliquons cette règle au dessin ci-dessus, nous voyons que les deux directions passé-futur se croisent dans le présent.

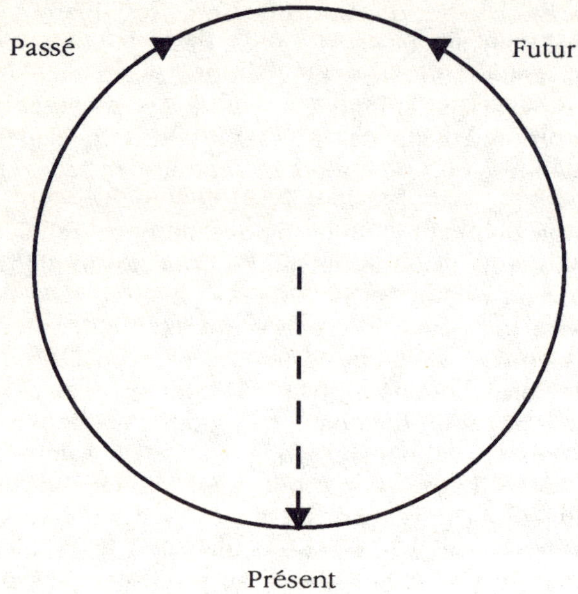

Ce qui signifie que nous vivons toujours appuyés sur un passé que le futur détermine. Ce modèle appliqué à nos considérations sur la causalité nous montre clairement qu'elle « s'écoule », c'est-à-dire agit des deux directions vers un point central, comme le fait le temps. Tout ceci peut sembler difficile à concevoir si nous oublions qu'en prenant un avion pour faire le tour du monde nous nous retrouvons à notre point de départ en ayant eu l'impression d'aller toujours droit devant nous et de nous en éloigner de plus en plus.

P. D. Ouspensky, dans les années vingt, eut une vision en méditant sur le temps tout en contemplant la lame XIIII du Tarot (Tempérance). « Le nom de l'Ange est le *Temps* dit la voix. Sur son front, la croix, signe d'éternité et de vie. Dans ses mains deux cruches, l'une d'argent et l'autre d'or. L'une est le passé, l'autre le futur. Le liquide qui coule entre les deux cruches et va dans les deux directions, c'est le temps sous ses deux aspects incompréhensibles pour l'homme. Celui-ci croit que les choses se déroulent toujours dans la même direction, il ne voit pas que tout se rencontre toujours, qu'une chose vient du passé et l'autre de l'avenir, que le temps n'est qu'une quantité de croisements qui vont dans tous les sens. Comprends ce secret et apprends à différencier les courants opposés qui se croisent dans l'arc-en-ciel du présent. » (Ouspensky, *Modèle pour un Nouvel Univers*).

Hermann Hesse a repris aussi ce problème du temps dans ses oeuvres. Ainsi, Klein, en mourant déclare : « Quel bonheur qu'il ait pu reconnaître ceci, il n'y a pas de temps. Tout ce que l'homme peut désirer... il n'en est séparé que par le temps ».

Dans *Siddharta,* H. Hesse revient à plusieurs reprises sur la notion de non-temps. « Est-ce que le fleuve t'a aussi initié à ce mystère : que le temps n'existe pas ?

Oui, Siddhartha, lui répondit-il. Tu veux dire sans doute que le fleuve est partout simultanément : à sa source et à son embouchure, à la cataracte, au bac, au rapide, dans la mer, à la montagne: partout en même temps et qu'il n'y a pas pour lui la moindre parcelle de passé ou la plus petite idée d'avenir, mais seulement le présent ? C'est cela, dit Siddhartha. Et quand j'eus appris cela, je jetai un coup d'oeil sur ma vie, et elle m'apparut aussi comme un fleuve, et je vis que Siddhartha petit garçon n'était séparé de Siddhartha homme et de Siddhartha vieillard par rien de réel, mais seulement par des ombres. Les naissances antérieures de Siddhartha n'étaient pas plus le passé que sa mort et son retour à Brahma ne seront l'avenir. Rien ne fut, rien ne sera; tout est, tout a sa vie et appartient au présent. »

Lorsque nous serons convaincus que ni le temps ni la linéarité n'ont d'existence en dehors de notre conscience, la causalité n'aura plus de rigidité absolue. Il apparaîtra alors que la causalité, elle aussi, est un moyen d'observation subjectif inventé par l'homme, ou comme le dit David Hume, une exigence de l'âme. Il n'y a, il est vrai, aucune nécessité à considérer le monde d'une manière causale, mais il n'y en a pas davantage à ne pas le faire. Là aussi on ne peut différencier ce qui est juste de ce qui est faux, tout au plus pourrait-on se demander ce qui est adéquat et ce qui ne l'est pas.

Il en ressortirait certainement que la manière causale d'envisager les choses est bien moins souvent la bonne méthode qu'il n'y paraît au premier abord. Nous pouvons appliquer cette méthode avec de bons résultats à l'observation de la vie journalière, l'action coutumière et lorsque nous survolons superficiellement l'analyse des événements. Par contre, si nous voulons aller plus au fond des choses, les examiner de plus près, elles ne nous amèneront pas à la connaissance mais à des conclusions parfois invraisemblables. Pour appliquer la causalité avec succès, il faut connaître par avance la finalité de la question posée. Dans une représentation causale du monde, chaque manifestation a une origine, ce qui nous oblige à nous demander quelle est l'origine de cette origine, jusqu'à l'infini. Il est impossible de trouver l'origine des origines. On est alors bien obligé soit d'arrêter l'enquête à un moment quelconque, soit de déboucher sur une question insoluble qui ne peut jamais avoir plus de sens que la question connue : « Qui de l'œuf ou de la poule était là en premier ? »...

Pour ce qui concerne les choses de la vie courante, le concept de causalité peut s'avérer pratique et d'une certaine efficacité. Par contre il ne peut s'appliquer à la recherche dans le domaine des sciences, de la philosophie et de la métaphysique où les faits ne peuvent être reliés de cette manière. Il est faux de croire qu'il puisse y avoir ici des rapports de cet ordre puisque la linéarité et le temps n'ont plus le même rôle. Gardons cependant cette méthode d'investigation pour les domaines où elle est utile et légitime et lorsqu'elle peut être une aide, comme dans la vie de chaque jour.

Bien que la majorité d'entre nous semble aujourd'hui penser que la causalité peut se prouver et se trouver partout, qu'elle est une sorte de loi première, nous nous refusons à aller dans ce sens. Seules deux manifestations synchronisées et en corrélation entre elles peuvent supporter le « si cela est ainsi alors ceci sera... » ces mesures ne sont plus valables dans l'observation de soi-même, de son propre fonctionnement. L'entêtement que l'on a mis jusqu'ici à vouloir tout interpréter de manière causale a conduit nos investigations dans une impasse.

Dans le domaine des sciences, la physique quantique a remis cette vision causale du monde en question. Werner Heisenberg dit que : « Dans les domaines de l'ordre de grandeur des particules, là où le temps et l'espace sont infiniment restreints ils se confondent et on ne peut alors plus parler d'« avant » ni d'« après », ces deux derniers concepts ne sont plus vraiment déterminés. La structure spatiale ne serait pas modifiée mais il faudrait compter avec la possibilité que les expériences, faites sur des processus dans ces domaines infimes de l'espace-temps, démontrent que certains événements semblent se dérouler inversement à ce que la causalité eût pu laisser escompter. C'est-à-dire qu'il n'y a pas de succession causale ».

Heisenberg est limpide dans ses déclarations bien que prudent car, en tant que physicien, il limite ses dires à ce qui est observable.Ces déductions faites par un savant de notre temps sur des observations scientifiques actuelles, rejoignent exactement ce qu'ont enseigné les sages de tous les temps. L'observation des particules élémentaires se fait aux limites de notre monde spatio-temporel, au moment de la naissance de la matière.

C'est là que se confondent le temps et l'espace ainsi que le dit Heisenberg. Les notions d'un « avant » et d'un « après » deviendront de plus en plus évidentes au fur et à mesure que l'on s'approchera des structures plus grossières et plus grandes. En allant dans la direction inverse, la différence entre le temps et l'espace, entre l'avant et l'après, se voit clairement, puis disparaît et on arrive là où règnent l'Un et l'indifférencié. Plus de temps, plus d'espace, ne restent que l'ici et maintenant. C'est le « point » qui contient tout et ne saurait être nommé. Le temps et l'espace sont les deux coordonnées qui font le monde de la polarité, le monde du leurre et de la maya. Voir qu'ils n'existent pas permet d'espérer parvenir à l'Unité.

Dans notre monde polaire, la causalité permet à notre conscience d'interpréter les événements, c'est une fonction spécifique de l'hémisphère gauche du cerveau. Nous avons dit que le monde scientifique relève de l'hémisphère gauche, et c'est pourquoi nous sommes tellement attachés à cette notion de causalité. Pour l'hémisphère droit, pas de causalité, ici la pensée fonctionne analogiquement. L'analogie est à l'opposé de la causalité, nous pouvons dire qu'il s'agit d'une polarité dans la façon d'observer et de raisonner, elle n'est ni meilleure ni pire, ni juste ni fausse, elle n'est que la partie qui manque à la causalité pour en faire une totalité. Ce n'est qu'en employant ces deux fonctions que nous pourrons appliquer un système coordonné dans lequel notre monde polaire trouvera un sens.

La causalité fait apparaître des relations horizontales, la méthode analogique travaille verticalement, elle permet de suivre les principes premiers à travers les différents niveaux de la manifestation. L'approche par analogie ne réclame pas d'interactions, elle recherche plutôt l'identité des contenus dans les différentes formes manifestées. La causalité est contrainte par les relations temporelles, par ces « avant-après » dont nous avons déjà tant parlé ; ainsi, l'analogie de la synchronicité vit dans le sens du « toujours-quand-ensuite ». La causalité conduit à des différenciations de plus en plus grandes alors que l'analogie réunit les diversités pour en faire un modèle global.

L'incapacité où se trouve la science à employer la pensée analogique, conduit à réclamer de plus en plus de règles et de lois, à tous les niveaux. La science n'est pas capable et n'ose pas abstraire une loi pour en reconnaître le principe partout. La science recherchera la polarité aussi bien dans l'électricité, dans le domaine des atomes, dans les acides basiques, dans les hémisphères du cerveau que dans mille autres domaines aussi éloignés les uns des autres, étrangers les uns aux autres. Le regard analogique est à l'opposé, il met toutes les formes de la manifestation en rapport « analogique » pour découvrir en chacun le même principe premier. C'est ainsi que le pôle positif en électricité, l'acide, le soleil, le feu et le Yang chinois ont quelque chose en commun bien qu'ils n'aient aucune relation de cause à effet. En « analogie » nous chercherons dans les différentes formes citées, le principe qu'elles ont en commun. Ici, c'est le principe masculin, actif.

Cette façon d'envisager le monde le répartit en « régions » archétypiques et observe ensuite les différentes formes qui dépendent d'un archétype donné. Nous retrouvons les mêmes « schémas » à tous les niveaux de la manifestation : ce qui est en haut est comme ce qui est en bas. Comme pour la manière causale, cette façon de voir devra s'apprendre. Elle ouvre pourtant une toute autre perspective sur le monde, permet de reconnaître les relations entre les choses, les schémas, qui pour la vue causale, ne sont pas perceptibles. La causalité démontre son efficacité au niveau fonctionnel, l'analogie lui est supérieure lorsqu'il s'agit de rendre transparent les contenus de ce que l'on met en rapport. L'hémisphère gauche est apte, grâce à la causalité, à classifier et à analyser mais il ne peut appréhender le monde globalement. L'hémisphère droit doit renoncer à gérer les affaires de ce monde, par contre, il peut percevoir le Tout, la forme, et ainsi éventuellement trouver une finalité, un sens à ce monde.

La finalité, le sens, sont au-delà de la logique ou, comme le dit Lao Tseu :

« *La finalité, le sens, qui se laisse définir,*
N'est pas la finalité éternelle.
Le nom que l'on peut nommer,
n'est pas le nom éternel.
ETRE est la mère, matrice, de l'individu.
C'est pourquoi la direction qui va vers le néant
permet de voir l'Etre merveilleux,
et la direction qui va vers l'existence
permet seulement de voir les limites de l'espace.
Toutes deux ont la même origine
mais ne portent pas le même nom.
Etre dans son Unité, là est le secret.
Du secret d'un secret encore plus profond
est la porte à travers laquelle toutes les merveilles paraissent. »

VII

LES QUESTIONS SOUS-JACENTES

La vie entière n'est faite que de questions
qui ont pris des formes dans lesquelles
sont contenues les réponses
et ces réponses sont lourdes d'autres questions.
Quiconque y voit autre chose n'est qu'un fou.

GUSTAV MEYRINCK *Le Golem*

Avant d'aborder la seconde partie de cet ouvrage qui s'efforcera de déchiffrer la signification de la plupart des symptômes, nous voulons encore apporter quelques explications sur ce que nous avons appelé la méthode des questions sous-jacentes. Nous n'avons pas l'intention d'écrire un livre qui donnerait des recettes permettant d'esquiver son symptôme simplement en apprenant quel peut être son message pour ensuite l'accepter ou le réfuter. Ce serait une erreur magistrale d'aborder cet ouvrage avec de semblables idées. Nous désirons simplement transmettre une manière particulière de voir et de penser qui permette au lecteur intéressé d'appréhender ses maladies et celles de ses proches avec un point de vue nouveau.

Pour cela, nous devons apporter certaines explications sur l'emploi des symboles et des analogies, ce qui est souvent peu ou mal compris. Les exemples donnés dans la deuxième partie du livre ont été soigneusement choisis à cet effet. Ils devraient permettre au lecteur de développer une autre vision des choses. Des explications données par autrui n'ont jamais la même valeur que ce que nous pouvons découvrir par nous-même. Un tiers peut apporter des éléments de base mais le résultat final, pour être concluant, demande un effort personnel, chaque cas étant particulier. Il en est ainsi de l'interprétation des rêves : nous devons nous servir d'un livre sur l'interprétation des rêves comme moyen d'apprentissage du symbolisme et non pas comme d'une référence pour nos rêves.

En outre, nous ne prétendons pas être exhaustifs dans la partie purement « médicale » bien que nous ayons tenté de parler de tous les grands domaines des dérèglements organiques et corporels. Nous pensons que le lecteur trouvera suffisamment de renseignements le concernant pour pouvoir travailler sur ses propres symptômes. Jusqu'ici nous avons développé une approche philosophique aussi globale que possible mais certains aspects et certaines règles doivent encore être abordés pour permettre le déchiffrage des symptômes. Une fois le bon instrument entre les mains, après quelques exercices d'application, chacun devrait parvenir à questionner les symptômes et découvrir ce qu'ils cachent.

LA CAUSALITE EN MEDECINE

La recherche de la causalité est d'une grande importance pour le sujet qui nous occupe ici. La médecine officielle, la médecine naturelle, la psychologie et la sociologie se font concurrence dans cette recherche des symptômes précis des maladies en général. Elles s'efforcent d'en trouver l'origine afin d'en débarrasser la terre et d'apporter la guérison. C'est ainsi que certains accusent la pollution ou le stress, d'autres les événements traumatisants de l'enfance, les méthodes éducatives ou encore les conditions de travail. Personne cependant ne peut vraiment faire la preuve de ce qu'il avance, est-ce la pollution de l'air ou les erreurs de la société qui portent la responsabilité de nos maux ?

Nous prenons une option différente en pensant que la recherche des causes tant en médecine qu'en psychologie ne mène à rien d'autre qu'à une impasse. Nous trouverons bien sûr des raisons à nos misères, ce concept causal empêche de voir que les causes trouvées ne sont que le résultat de ce que nous nous attendions à trouver. En vérité, les causes ne sont que la conséquence d'autres causes. Cette quête des causes ne peut être poursuivie indéfiniment, elle s'arrête quelque part. La cause d'une infection peut être découverte dans le stress mais posons-nous la question de savoir ce qui a provoqué le stress dans tel ou tel cas précis et ne le provoque pas dans tel autre ; pourquoi ici se développe une infection et là non. Nous pouvons peut-être dire qu'il s'agit ici d'un organisme moins résistant mais... pourquoi cet organisme est-il affaibli ? Le jeu peut continuer et quand nous croyons être arrivés au point de départ nous pouvons nous demander ce qui a provoqué ce départ.

En pratique, nous sommes contraints à mettre un point final quelque part comme si le monde avait commencé là. Nous nous reposons sur des concepts communs qui ne veulent pas dire grand chose, parlant de *locus minoris resistentiae* (moindre résistance), d'hérédité, de faiblesse organique... Ou prend-on le droit de choisir un maillon quelconque d'une chaîne (causale) pour le mettre en exergue ? C'est une vraie tricherie, une malhonnêteté de parler de l'origine ou de la cause d'une maladie quelle qu'elle soit, nous venons de voir qu'il est impossible de la trouver.

Nous nous approcherions davantage d'une réponse valable si nous travaillions avec une conception polaire de la causalité ainsi que nous l'avons développé précédemment dans ce livre. Sous cet angle, une maladie pourrait mieux s'expliquer si l'on en recherchait les causes dans deux directions, dans le passé et dans l'avenir. Il y aurait alors une finalité à la manifestation d'un symptôme particulier et les moyens curatifs employés seraient choisis en fonction de leur efficacité pour parvenir à cette finalité. Cette optique prendrait en compte les deux aspects d'une maladie, ce qui échappe totalement à la façon traditionnelle de l'aborder. Nous verrions apparaître la motivation d'une maladie et le sens caché de sa manifestation, son but. Une phrase n'est pas seulement du papier, de l'encre, des signes ou des lettres mais surtout et principalement l'information qu'elle transmet et qui est la raison de son existence. A ne tenir compte que des processus matériels qui auraient leur source dans le passé, nous perdons l'essence et la signification profonde du message que veut donner la maladie. Chaque manifestation de la vie possède une forme et un contenu, est composée de diverses parties et d'une structure globale qui est plus que la somme de ses parties. Chaque manifestation est déterminée par son passé et par son futur. La maladie ne peut faire exception. Caché derrière le symptôme, se trouve un projet, un contenu qui n'attend que la possibilité de prendre forme, de devenir réel. Voilà pourquoi une maladie peut avoir n'importe quelle cause, n'importe quelle origine.

Sur ce point, les investigations médicales ont échoué jusqu'ici. La médecine officielle croit qu'en éliminant les causes elle peut empêcher la maladie, n'imaginant pas qu'elle puisse trouver habilement d'autres causes pour continuer à se manifester. Dans la vie courante le même mécanisme est employé. Si, par exemple, vous désirez construire une maison et que vous ne pouvez pas employer certains matériaux, vous en trouverez d'autres. Il est vrai que dans ce dernier cas vous pourriez être privés de tous matériaux... mais cela n'est plus à comparer avec la maladie, il faudrait pour le moins priver le patient de son corps pour être certain qu'aucune maladie trouve une cause pour se manifester.

Dans ce livre, nous désirons nous occuper des causes « finales », de la finalité, du pôle opposé qui manque lorsqu'on s'en tient uniquement aux considérations fonctionnelles. Soyons bien clairs, nous ne voulons en aucune manière nier les efforts que fait la médecine tant dans le domaine de la recherche que dans celui de la description des symptômes. Nous ne désirons que déclarer avec conviction qu'il existe d'autres sources et d'autres explications à la maladie. Nous pensons que la maladie a sa raison d'être et quelle poursuit un but.

Ce but, nous ne l'avons jusqu'ici présenté que sous la forme la plus fréquente et la plus absolue : la guérison dans le sens du retour à l'UN, du recouvrement de l'unité. Si l'on décompose la maladie en général en ses divers symptômes, nous verrons tout d'abord que chacun est l'indication permettant de faire un pas vers cette guérison, puis nous décèlerons l'information que ces symptômes apportent quant à la manière de franchir ce pas. C'est la question que nous devons toujours nous poser face à un symptôme, et que l'on se cache si nous ne recherchons que les causes fonctionnelles. Nous trouverons toujours une explication fonctionnelle... de même que nous trouverons aussi la signification profonde du symptôme présenté.

Nous nous éloignons de la médecine psychosomatique seulement en ce sens que nous ne faisons pas une liste exhaustive de certains symptômes qui relèveraient de cette médecine mais prenons en considération tous les symptômes quels qu'ils soient. Nous pensons qu'ils sont tous signifiants. De plus, la médecine psychosomatique se réfère au modèle classique de recherche de causes antérieures. Que cette cause soit bactérienne ou qu'elle se trouve dans un mauvais rapport mère-enfant, qu'importe, il s'agit de la même approchc. En prenant un seul pôle en considération, la psychosomatique est passée à côté de la solution, quant à nous le passé ne nous intéresse guère, ces causes antérieures sont interchangeables, elles peuvent être importantes ou insignifiantes mais ne sont nullement seules déterminantes. Nous nous intéressons aux causes finales, ou mieux encore nous nous basons sur une approche « sans-temps » et travaillons avec le concept d'analogie.

L'être humain possède une « entité » qui ne dépend pas du temps et qui, paradoxalement, doit prendre corps au cours du temps, et doit également devenir consciente. Ce modèle intérieur, on le nomme le « soi ». La vie humaine est un parcours qui doit conduire à ce « soi », symbole du TOUT. Il faut du temps à l'homme pour trouver sa globalité, et pourtant, elle est là depuis toujours, depuis le commencement. Là réside l'illusion du temps : il faut du temps à l'homme pour trouver ce qu'il est depuis toujours. Si ce qui vient d'être expliqué vous semble difficile à saisir, imaginez l'exemple d'un livre qui contient déjà toute une histoire. Elle est là dès qu'on ouvre le livre et il faut du temps pour la découvrir. Ce parcours, ce cheminement, nous le nommons « évolution ». L'évolution, c'est le déroulement d'un processus conscient dont le modèle inconscient est là depuis toujours (c'est-à-dire hors-temps). Sur le chemin de la connaissance de soi, nous rencontrons des obstacles, nous commettons des erreurs, autrement dit, il y a des « desseins » du modèle que nous ne savons pas reconnaître. Nous avons appelé ces aspects inconnus, l'ombre. Le symptôme d'une maladie permet à l'ombre de montrer sa présence, elle devient réelle, elle s'affirme. Pour comprendre la signification d'un symptôme, nul besoin d'un concept temporel, le passé ne nous aide en rien. Rechercher des causes dans le passé permet de rejeter la faute sur l'extérieur, de se décharger de sa responsabilité, projetant sa culpabilité sur la « cause ».

Si nous questionnons un symptôme d'une manière sous-jacente, pour savoir ce qu'il cache, nous découvrirons, à travers sa réponse, une partie de notre propre « modèle » que nous n'avions pas aperçue. En cherchant dans notre passé bien sûr nous trouverons aussi les différentes formes d'expression de notre « modèle ». Dans ce cas, il ne faut pas les prendre pour des causes mais pour des manifestations parallèles, adéquates en leur temps propre, et relevant du même problème qui se pose actuellement. Pour un enfant, les parents, les frères et sœurs, les professeurs, sont des aides, ils lui permettent d'appréhender son « modèle ». Pour un adulte ce seront les partenaires, les enfants et les collaborateurs qui joueront ce rôle. Ce ne sont pas les conditions extérieures qui rendent quelqu'un malade, c'est l'être humain lui-même qui se sert de toutes les possibilités qui se présentent et peuvent être utiles à sa maladie, il « arrange » ensuite les « choses » pour en faire des « causes ».

Le malade est à la fois le bourreau et la victime, il ne souffre que de sa propre inconscience. Cette affirmation ne doit pas être culpabilisante (seul l'« illuminé » n'a plus d'ombre), elle devrait simplement empêcher le malade (la « victime ») de s'illusionner sur ce qui lui arrive afin de ne pas être entravé dans son processus de transformation intérieure. Les rayons telluriques et les bactéries n'entraînent aucune maladie, ce sont seulement les moyens qu'elle emploie pour se manifester. Prenons un autre exemple à un autre niveau de la manifestation : ce ne sont ni les couleurs ni la toile qui font le tableau. Ils sont seulement les outils utilisés par le peintre pour réaliser son œuvre.

De tout ce que nous venons d'expliquer, nous pouvons tirer la première règle qui permettra de comprendre les explications que nous donnerons dans la seconde partie de ce livre consacrée entièrement aux maladies.

PREMIERE REGLE

Renoncez, lorsque vous cherchez la signification profonde d'un symptôme, à en chercher les causes sur le plan fonctionnel, même si elles vous paraissent logiques. Vous les trouverez toujours et il ne faut pas nier leur réalité. Cependant, elles ne peuvent pas vous donner une réponse à la question posée par le symptôme. Pour cela, nous nous tournerons vers son signifiant qualitatif et subjectif. La chaîne causale exploitée par le symptôme n'a pas de valeur pour notre analyse, qu'elle soit physiologique, morphologique, chimique ou nerveuse. Pour comprendre ce que véhicule le symptôme, son contenu, il suffit de constater sa présence et la manière dont il se manifeste, le pourquoi n'a pas d'importance.

Conditions temporelles et symptomatiques

Nous avons déclaré que la question du temps, c'est-à-dire, du passé dans sa globalité n'avait pas d'intérêt pour notre façon de voir. Par contre, les conditions de l'époque à laquelle est apparu le symptôme sont très révélatrices. Déterminer le moment précis de son apparition peut donner des indications très importantes sur la problématique qui l'entoure. La synchronicité des événements qui se sont produits lors de cette apparition forment le cadre même de la symptomatique et doivent être pris en compte avec le symptôme.

Il ne suffit pas de considérer les événements extérieurs de l'époque en cause mais aussi et surtout ce qui se passait alors à l'intérieur du malade quels étaient ses pensées, ses préoccupations, ses fantasmes, son imaginaire, dans quel état d'esprit se trouvait-il ? Y avait-il eu des changements importants dans sa vie, avait-il reçu des nouvelles susceptibles de le troubler ? En faisant cette recherche, on tombe souvent sur des choses quasiment oubliées ou qui paraissent alors fort peu intéressantes. Un symptôme est la manifestation d'un refoulé, il faut donc inclure tout ce qui entoure ce refoulé, les événements qui y sont liés sont eux aussi révélateurs mais difficiles à découvrir car ils ont été refoulés en même temps que la question centrale.

Bizarrement, ce ne sont pas les choses les plus graves qui nous préoccupent le plus. En général, nous parvenons à les affronter consciemment, ce sont les petites choses de la vie journalière qui camouflent les problèmes enfouis, refoulés. Les symptômes aigus tels que refroidissements, nausées, diarrhées, brûlures d'estomac, maux de tête, blessures etc... sont des manifestations immédiates d'un problème contemporain. Dans ces cas-là, demandons-nous : qu'ai-je pensé, fait ou imaginé au moment où le malaise s'est produit ? Si nous nous posons nous-même la question, il est bon de saisir la première idée qui vient à l'esprit et de ne pas la rejeter sans l'avoir bien examinée.

Tout cela demande un certain entraînement et beaucoup d'honnêteté vis-à-vis de soi-même, beaucoup de lucidité aussi afin de ne pas se leurrer. Celui qui se fuit et craint de mieux se connaître ne pourra voir ce qui a une relation ou pas entre ce qu'il est et ce qu'il vit. Il ne pourra, par conséquent, faire beaucoup de progrès sur la voie de la connaissance de soi. Pour commencer ce chemin nous devons apprendre à nous aimer.

DEUXIEME REGLE

Analysez le moment où est apparu le symptôme, souvenez-vous de ce qu'était votre vie à ce moment, de vos pensées d'alors, de vos rêves, de vos fantasmes, des événements et des imprévus de l'époque, ils sont le cadre temporel qui entourait sa manifestation.

Analogie et symbolique du symptôme

Nous arrivons maintenant au point central de notre méthode de décryptage. Il n'est pas facile de trouver les mots pour l'expliquer, la faire comprendre et la transmettre. Pour commencer, il faut apprendre à se servir du langage de façon particulière, savoir écouter, bien entendre ce qui est dit. Le langage est le plus fabuleux des moyens de pénétrer dans le royaume intérieur de la relation événementielle profonde et cachée. La langue possède une sagesse qui lui appartient en propre et qui se dévoile à celui qui sait l'écouter, l'entendre. Hélas, notre époque maltraite sa langue, la vulgarise et simplifie son vocabulaire perdant ainsi la compréhension vraie des mots qu'elle emploie et des concepts que ces mots traduisent. Le langage, comme tout le reste, est polaire, donc ambivalent, à double sens.

Presque tous les concepts peuvent se comprendre à différents niveaux et nous devons apprendre ou réapprendre à considérer chaque mot à ses divers degrés de signification en les prenant tous avec le même sérieux.

Presque toutes les phrases que vous trouverez dans la deuxième partie de cet ouvrage s'entendent au moins à deux niveaux différents et si l'une ou l'autre de ces phrases vous paraît banale, c'est fort probablement que vous n'aurez pas saisi son deuxième sens. Nous attirerons votre attention en utilisant des guillemets ou une écriture italique ou certaines séparations dans les mots lors des passages importants. Votre compréhension dépendra naturellement de votre subtilité dans l'interprétation de la langue, nous « entendons » la langue comme nous « entendons » la musique au besoin les deux écoutes peuvent s'apprendre.

Notre langage est psychosomatique, nos formulations et notre vocabulaire dépendent d'expériences faites sur le plan physique, même lorsqu'ils décrivent des processus psychiques. L'homme ne peut comprendre et saisir que les choses qui ont été une fois ou l'autre « prises » par ses mains, il doit pouvoir se référer à du « solide », avoir les pieds sur terre. Nous soulevons déjà avec ce qui vient d'être évoqué un sujet intéressant que nous pouvons traiter ainsi : à chaque pas qu'il fait vers davantage de conscience, l'être humain doit expérimenter avec son corps. Aucun principe ne peut être intégré s'il ne s'est incorporé, s'il n'est descendu dans la matière. Notre vie physique nous enchaîne et cela souvent nous effraie. Admettons que sans cet enchaînement nous ne pourrions espérer nous relier au principe. Nous voyons bien en affirmant cela que l'homme ne doit pas se garantir contre la maladie.

Retournons à notre sujet, le décryptage du langage. Dès que nous faisons l'effort d'entendre le double langage psychosomatique, nous nous apercevons avec étonnement que les malades parlent de leurs problèmes psychiques en croyant parler de leurs symptômes... l'un voit si mal qu'il ne peut reconnaître clairement les objets, un autre a pris froid... il a quelque chose (ou quelqu'un) dans le nez, cet autre ne peut se pencher car il est trop « rigide », tel autre ne peut rien avaler ou ne peut rien garder, tout lui échappe, il y a celui qui ne peut entendre et celui-ci a de telles démangeaisons qu'il aimerait « sortir » de sa peau... etc. Rien de bien difficile à traduire dans ces phrases, il suffit d'écouter, de hocher la tête et de dire : « la maladie vous rend lucide » (relevons que l'emploi du latin pour nommer les maladies a été intentionnellement choisi par la médecine officielle afin d'éviter ces rapprochements linguistiques).

Dans tous les exemples donnés ci-dessus, nous voyons que le corps doit vivre ce que le malade n'a pas accepté en son psychisme, ce qu'il n'a pas voulu admettre. Nous ne voulons pas reconnaître que désirer sortir de son corps pour échapper aux démangeaisons signifie qu'il y a des barrières que nous aimerions franchir. Ce désir inconscient se manifeste dans le corps par un eczéma pour se faire comprendre et parvenir à la conscience. L'eczéma devient l'alibi (la question sous-jacente) qui permet d'exprimer le désir non reconnu.Tout le monde admettra qu'on puisse s'en plaindre et désirer en « sortir ». De même, un employé qui ne peut plus « sentir » son patron n'osera pas lui demander quelques jours de repos, il s'enrhumera et aura alors un bon prétexte pour ne pas aller travailler. En plus de la double signification du langage dont nous venons de voir quelques exemples, il y a encore la pensée analogique, ou si vous voulez les synonymes. Lorsque quelqu'un n'a plus de cœur à l'ouvrage on dit, en allemand, qu'il est *herzlos* (Herz : le cœur et los : sans), mais cela veut aussi dire « cardiaque ».

La pensée analogique exige la capacité d'abstraction, il faut pouvoir reconnaître le principe qui s'est manifesté dans le corps et le transposer sur un autre plan. Par exemple la peau est pour l'être humain une frontière, une séparation entre l'intérieur et l'extérieur et vice versa. On peut faire une analogie entre la peau et les « normes » conventionnelles qui ont, sur le plan psychique le même rôle que la peau sur le plan physique. En comparant les deux mots : peau et normes, nous ne trouvons rien, ils n'ont rien en commun, l'analogie se situe au plan du principe. Les toxines, représentent, ainsi que nous allons le voir plus loin, un poison pour l'organisme. Elles sont au corps ce que les conflits sont à la conscience. Cette analogie ne veut pas dire que les conflits créent des toxines. Les deux éléments sont cependant des manifestations semblables (analogues) sur des niveaux différents.

L'âme ne provoque pas plus de symptômes sur le plan physique que des processus physiques n'introduisent de changement dans l'âme. Nous trouvons simplement, sur les deux niveaux, le même modèle. Tous les contenus de la conscience ont leur répondant dans le corps et inversement. En ce sens-là, on peut dire que tout est « symptôme ». Aimer la promenade ou avoir les lèvres pincées sont des symptômes tout autant qu'avoir les amygdales infectées (voir les correspondances en homéopathie). Selon l'interprétation subjective de celui qui en souffre, les symptômes auront telle ou telle valeur, telle ou telle signification. C'est plutôt le refus et l'opposition qu'on lui montre qui font d'un symptôme une affection maladive. En niant son symptôme, on s'empêche de voir de quelle zone d'ombre il est l'expression. Tous les symptômes que nous reconnaissons comme une partie de notre conscience, sont une expression de notre personnalité que nous acceptons et chérissons.

La frontière entre ce qui est sain et ce qui ne l'est pas, entre ce qui est normal et ce qui est anormal est une question souvent débattue à laquelle nous ne pouvons répondre que de manière subjective, et encore... Lorsque nous parlons de symptômes physiques et voulons nous référer au psychisme, ce n'est que pour essayer d'aider notre interlocuteur à porter son attention sur un domaine jusqu'ici ignoré et à lui reconnaître une réalité. Encore une fois, dans le corps de même que dans l'âme : ce qui est en bas est comme ce qui est en haut. Il ne s'agit nullement de changer immédiatement ou de combattre tel ou tel symptôme, au contraire, il s'agit d'accueillir ce que nous rencontrons, un refus ne ferait que renforcer l'ombre.

En « voyant » les choses, nous en devenons conscients et si cela entraîne un changement d'attitude, bravo, c'est très bien, il ne faut pourtant pas oublier que tout ce à quoi nous apportons un changement ne peut qu'avoir un effet contraire. Par exemple : « je décide de m'endormir très vite », c'est le meilleur moyen pour ne pas y parvenir !... si je cesse de me cramponner à cette idée, je m'endors plus facilement. C'est un « lâcher-prise », le juste milieu entre « empêcher et forcer », c'est le lieu paisible du milieu, le lieu de repos qui permet que quelque chose puisse se produire. Celui qui se bat et se bagarre n'atteint jamais son but. Le rejet d'une proposition d'analyse d'un symptôme signifie que nous attachons encore une importance et une valeur à ce dernier.

Les choses, les mots, les événements n'ont jamais que la valeur que leur attribue celui qui les considère, ils ne sont, en eux-mêmes, ni bons ni mauvais.

Nous savons bien à quel point ce sujet peut prêter à controverse, nous encourons ce risque consciemment tout en sachant que ces idées touchant à une problématique telle que la « maladie » peuvent être rejetées, combattues même, et de ce fait auront beaucoup de difficulté à être comprises. Nous nous attarderons sur les thèmes de l'agression et de la sexualité, sujets soumis à des normes sociales que nous ne pouvons transgresser à moins de nous engager sur des voies de traverse. Découvrir qu'un symptôme cache une tendance purement agressive n'excuse rien mais permet d'en constater la présence, de l'accepter. Se demander avec angoisse ce qui se passerait si nous nous laissions aller à nos pulsions devrait suffire pour constater que l'agressivité existe en nous et qu'elle n'est ni plus ni moins grave que si nous ne la voyions pas. Ce n'est que lorsqu'un sentiment tel que celui-là n'est pas arrivé à la conscience qu'il est réellement dangereux. Si nous voulons aller au fond de nos investigations, il faut nous débarrasser de tout jugement de valeur. Il est nécessaire également de remplacer une analyse trop rationnelle par une approche plus globale, symbolique et analogique. Les associations d'idées, les rapprochements conceptuels permettent de se faire une image de la situation rencontrée bien mieux et bien plus vite que la pensée déductive. Il faut savoir se servir de son hémisphère droit, il possède des facultés qui feront apparaître un tableau clinique clair.

TROISIEME REGLE

Par l'abstraction, transposez le symptôme que vous rencontrez en principe et voyez à quel modèle il correspond sur le plan psychique. L'écoute attentive de ce qui se cache derrière les mots peut presque toujours nous servir de clé, car notre langage est psychosomatique.

Les conséquences contraignantes

Presque tous les symptômes entraînent un changement dans nos comportements. Nous pouvons les classer en deux groupes : d'un côté ceux qui nous empêchent d'agir comme nous aimerions, et de l'autre, ceux qui nous forcent à faire ce que nous ne voulons pas. C'est ainsi qu'une grippe nous empêchera d'aller à une invitation et nous forcera à garder le lit. Une jambe cassée nous empêche de faire du sport et nous contraint à l'immobilité. Si nous reconnaissons à la maladie quelque sens et une signification, nous découvrons rapidement la clé qui nous donnera la réponse sur la raison profonde du symptôme. Une conséquence à laquelle nous ne pouvons échapper contraint à une révision d'attitude ou de comportement, nous ne devrions pas la prendre à la légère. Généralement le malade se refuse à accepter les conséquences de ses symptômes. Il oppose une forte résistance à vouloir changer sa façon de vivre, il s'efforce par tous les moyens d'abolir ce qui l'entrave afin de pouvoir continuer à vivre comme auparavant.

Pour éviter ce comportement, nous conseillons vivement d'accepter les dérangements qu'apporte un symptôme. Il cherche à corriger un des côtés de la polarité de notre attitude de sorte que, par exemple, l'hyper-actif est contraint au repos, l'excité au calme, celui qui ne peut vivre seul se verra obligé de vivre en retrait. Le symptôme fait apparaître le pôle qui n'a pas encore été expérimenté. Si nous sommes plus attentifs, nous parviendrons à renoncer volontairement à ce qui nous est enlevé et à accepter ce qui se présente à nous. La maladie est toujours un état de crise, chaque crise apporte la possibilité d'une évolution. Chercher à retrouver l'état dans lequel nous nous trouvions avant une maladie est une attitude naïve et stupide. La maladie veut nous conduire vers d'autres rivages, elle nous entraîne à la découverte à condition que nous répondions consciemment à son signe, volontairement, en lui reconnaissant sa finalité.

QUATRIEME REGLE

Deux questions sont d'importance : « En quoi mon symptôme entrave-t-il ma liberté ? » et : « Où m'oblige-t-il à aller ? ». Répondre à ces deux questions donne presque toujours accès au thème central impliqué par la maladie

De ce que deux symptômes opposés peuvent avoir en commun

Lorsque nous avons parlé de la polarité, nous avons déjà vu que derrière chaque paire d'opposés se trouve une unité. En symptomatique, une manifestation extérieure peut se ramener au même thème. Il n'est pas contradictoire de parler d'une injonction au « lâcher-prise » dans deux troubles aussi opposés que diarrhée et constipation. De même, derrière un dérèglement de la tension artérielle, qu'il soit *hypo* ou *hyper*, nous trouverons le désir de fuir un conflit. Dans la vie, on peut manifester sa joie aussi bien par des rires que par des larmes, la peur peut paralyser ou faire fuir. Chaque thème peut se traduire extérieurement en symptômes opposés.

Dans le même ordre d'idée, il faut se rappeler que le fait d'être trop exclusivement ou trop intensivement occupé par un sujet quelconque n'indique pas que ce domaine soit dépourvu de problème ou qu'il soit parfaitement consciemment cerné. L'agressivité aiguë ne veut pas dire que nous n'avons peur de rien et une sexualité expansive ne veut pas dire que nous n'avons aucun problème d'ordre sexuel. L'image polaire se trouve également ici, chaque extrême, chaque exagération renvoient à un problème. Le timide comme l'effronté manquent d'assurance, de confiance en soi. Le fuyard et l'attaquant ont tous deux peur. Lorsque nous n'avons pas de problème, nous sommes « tempérés », c'est le juste milieu entre deux extrêmes. Si un domaine est, d'une manière ou d'une autre, trop accentué, il s'agit du lieu où quelque chose n'a pas été résolu.

Un thème, un problème, peut s'exprimer par le corps à travers divers organes, diverses structures. Il n'y a pas de règle absolue qui contraigne le symptôme en rapport avec un thème donné à se manifester ici plutôt que là. C'est cette multiplicité des choix qui rend le combat contre les symptômes aléatoire. Nous constatons que si l'on parvient à vaincre un symptôme sur le plan fonctionnel, ou même à l'empêcher de se montrer, le problème qui s'y rapporte trouvera une autre façon de prendre forme. Nous appelons ce processus un décalage des symptômes. Par exemple, un homme « sous pression » pourra avoir trop de tension artérielle ou trop de tonus musculaire, un glaucome ou un abcès ou même, tout simplement, mettre les autres « sous pression ». Chacune de ses variantes a d'ailleurs ses particularités mais toutes se rapportent au même thème central. Si nous nous penchons sur l'historique de la maladie de quelqu'un, nous trouvons rapidement un fil conducteur que le patient n'a, la plupart du temps, pas découvert.

Les degrés de l'échelle

Un symptôme permet l'acquisition de la santé en rendant visible dans le corps physique ce qui manque à la conscience. C'est une façon détournée de mettre le doigt sur le problème, ce n'est pas le moyen de le résoudre. Pour ce faire, il faut parvenir à intégrer l'ombre à la conscience, c'est à partir de là que l'homme peut apprendre, mûrir, ressentir et vivre. Le corps est un substitut nécessaire mais le véritable processus évolutif permettant d'appréhender la vérité se déroule dans la conscience.

La douleur, par exemple, n'est pas ressentie dans le corps mais par la conscience. Le corps est un médium qui transmet les expériences faites sur le plan physique. Les douleurs fantômes (douleurs ressenties dans un membre amputé) démontrent que le corps physique n'est même pas toujours un véhicule obligatoire. Si nous voulons comprendre comment fonctionne le processus d'apprentissage qui passe par la maladie, il faut bien savoir distinguer entre le corps et la conscience même si ces deux instances sont intimement liées.

Du point de vue biblique, le corps est le lieu où « quelque chose » qui vient d'en haut atteint son point le plus profondément ancré dans la matière, de ce point, il devra retourner vers le haut. Une balle lancée vers le sol a besoin de le toucher pour rebondir. Gardons cette analogie pour les contenus de la conscience qui « tombent » dans le corps physique afin de faire demi-tour et revenir à la sphère de la conscience.

Pour les êtres humains, chaque principe archétypique doit s'incorporer, se densifier, de sorte qu'ils puissent s'en saisir et en faire l'expérience. Dans la réalité, c'est bien ce qui se passe, nous saisissons le message de nos expériences et en transposons aussitôt la connaissance sur le plan de la conscience. Chaque pas vers davantage de connaissance est dû à une manifestation qui perd ainsi instantanément sa raison d'être. Appliqué à la maladie, cela veut dire qu'un problème ne peut trouver sa réponse sur le plan corporel, il n'y trouve que les suggestions permettant d'avancer, de faire un pas de plus.

Tout événement qui se passe dans le corps transmet une information. Jusqu'à quelle profondeur entrera-t-elle dans la conscience? Cela n'est pas prévisible et change de cas en cas. Il y a des lois qui règlent les processus d'apprentissage en ce domaine comme dans tous les autres. Un enfant n'apprend pas forcément quelque chose de nouveau à chaque devoir de calcul qui lui est demandé, on espère cependant que le principe mathématique sous-jacent soit une fois ou l'autre compris. Tant que cette compréhension ne sera pas intervenue, l'enfant ressentira chaque devoir comme une corvée, une souffrance. Une fois le principe assimilé (le contenu) les devoirs (la forme) ne sont plus vécus comme une épreuve. De même, par analogie, chaque symptôme présente une opportunité et une possibilité de saisir le principe sous-jacent et de le comprendre. Si nous n'y parvenons pas, sans doute aveuglés par le phénomène de la projection, nous analyserons mal le symptôme. Ce dernier apparaîtra comme accidentel, fonctionnel, comme un simple dérangement. Par conséquent, les exigences qu'il symbolisait se représenteront avec davantage d'intensité. Il y a un continuum qui va de la manière douce à la manière forte, c'est ce que nous appelons « les degrés de l'échelle ». A chaque degré, les exigences sont plus grandes. Le destin se charge d'obliger les êtres humains à remettre en question leur optique afin d'intégrer consciemment ce qu'ils ont refoulé. Plus grande est la résistance et plus pressant se fera le symptôme.

Ci-dessous vous trouverez un tableau succinct qui se divise en sept degrés. Ce n'est pas une répartition impérative, nous ne sommes pas dans un système figé, ce n'est qu'une tentative de démonstration de notre « échelle ».

1. Expression psychique (pensées, désirs, fantasmes).
2. Dérangements fonctionnels.
3. Dérangements aigus (infections, blessures, petits accidents).
4. Ennuis chroniques.
5. Processus inguérissables, altérations d'organes, cancer, etc.
6. Mort (par maladie ou accident).
7. Malformations congénitales, déformations dès la naissance (Karma).

Avant de se manifester dans le corps comme symptôme, un problème se présente à l'esprit (au psychisme) sous la forme d'une idée, d'un désir, d'un fantasme. Plus un être est ouvert et réceptif aux impulsions qui lui viennent de son inconscient, plus il leur donne leur place, plus sa vie sera riche et originale. Par contre, si nous obéissons à des normes rigides, nous ne pourrons être à l'écoute de notre inconscient. Il risquerait de remettre certaines choses en question, d'imposer de nouvelles priorités. Quiconque se comporte ainsi étouffe ses pulsions, fait se tarir la source qui est en lui et se persuade qu'il n'a pas de « problème ».

Cette tentative de se rendre insensible psychiquement fait apparaître, par force, un symptôme, deuxième degré de notre échelle, peu grave mais bien décidé à se faire entendre. L'impulsion a trouvé le moyen de se manifester envers et contre tout. Une pulsion psychique doit prendre forme dans la matière, s'y incarner, si nous l'entravons, elle prendra le détour du symptôme. Nous retrouvons ici la règle toujours valable qui veut que chaque désir refoulé prenne une forme extérieure qui nous le renvoie.Selon notre classification, nous constatons qu'après les ennuis fonctionnels bénins avec lesquels nous apprenons assez vite à vivre, des symptômes plus graves apparaissent. Ils se présenteront dans telle ou telle partie du corps selon le symbolisme du problème qu'ils représentent. Ces symptômes du troisième degré se reconnaissent aisément car leur appellation se termine par « ite ». Toute infection exige une attention immédiate, il y a quelque chose à comprendre (ce que nous verrons dans la seconde partie de cet ouvrage) un conflit inconscient demande à être pris en considération. Si l'on échoue (et, tout bien considéré notre « monde » n'est pas fait que de conflits, il est lui aussi « infecté »), l'infection aiguë se transforme en affection chronique (appellation en « ose »). Si cette nouvelle injonction à la transformation n'est pas écoutée, le symptôme s'incrustera et accompagnera son hôte pour une durée indéterminée. En effet, les affections chroniques ont tendance à provoquer dans le corps physique des altérations irréversibles nommées « maladies inguérissables ».

Le processus se poursuivra jusqu'au moment où interviendra la mort. Il peut nous être objecté que la mort est pour tout le monde et ne devrait donc pas figurer dans notre « échelle ». Aussi vrai que cela soit, nous voulons insister sur le fait que la mort nous enseigne cette vérité première, que tout ce qui a un jour commencé dans le monde de la matière prendra fin. La sagesse nous incite donc à ne pas nous y cramponner. La mort crie toujours : « lâchez tout ! ». Abandonnez l'illusion du temps, abandonnez l'illusion du « moi ». La mort elle-même est un symptôme, expression de la polarité (vie-mort) et comme tout symptôme, elle peut être « guérie » par le retour à l'unité.

Nous arrivons maintenant au dernier degré de notre échelle qui ramène au commencement. Tout ce qui n'a pas été compris pendant la vie, la conscience l'emmène et l'apportera avec elle dans une autre incarnation. Voilà un thème qui n'est pas abordé dans notre société, la réincarnation ne fait pas partie de notre culture, nous ne développerons pas ce sujet dans ce livre. Nous ne pouvons pas non plus l'évincer car, sans la réincarnation, notre façon d'aborder le problème « maladie-guérison » ne serait pas toujours défendable. En effet, il y a beaucoup de signes qui nous font penser que certaines maladies infantiles ou malformations présentes dès la naissance proviennent d'une autre incarnation, de même d'ailleurs que certains symptômes de nos maladies.

La théorie de la réincarnation rend notre exposé plus facile à admettre. Elle l'éclaire d'un jour nouveau mais il ne faut pas tomber dans le piège qui consisterait à rechercher dans des « vies précédentes » la cause des symptômes maladifs actuels. Ce serait tout aussi faux que de la chercher dans cette vie. Nous avons vu que notre conscience a besoin du concept de linéarité et de celui du temps pour pouvoir assimiler ce qui se produit sur ce plan de l'être. Dans le même ordre d'idée, la théorie des « vies antérieures » permet de donner un sens plus grand au cheminement de la conscience sur la voie de la connaissance.

Prenons un exemple : quelqu'un se réveille un matin et prend la décision de ne faire ce jour-là que ce qui lui plaira. Surgit un huissier réclamant une somme d'argent bien que notre personnage ne se souvienne pas s'être endetté ou avoir emprunté à quiconque. Sa réaction sera différente s'il ne se souvient vraiment de rien, s'il ne prend en compte que le moment présent ou si, creusant sa mémoire il peut remonter dans son passé et retrouver une raison à cette visite inopportune. Au cas où le souvenir d'un emprunt lui reviendrait, il ne s'étonnera pas de la présence de l'huissier ni des contrariétés qu'elle peut entraîner, l'obligeant même à changer ses projets. Il réalisera qu'il ne peut organiser sa journée comme si aucune autre ne l'avait précédée, comme si la nuit avait effacé son passé. Si son sommeil a effacé ses souvenirs et que ce nouveau jour soit le seul avec lequel il puisse s'identifier, en oubliant tout le reste ce qui lui arrive va lui paraître invraisemblable, injuste et une entrave inacceptable à ses occupations projetées.

Si nous remplaçons le jour par une vie et la nuit par la mort, nous nous apercevrons quelle différence cela peut faire dans nos considérations de croire ou de ne pas croire en la réincarnation. Les dimensions que peut englober notre regard ne sont plus les mêmes, le schéma proposé est plus aisé à capter. Il faut, bien sûr, ne pas se servir du principe de la réincarnation pour (comme c'est souvent le cas) repousser toujours plus loin les causes car nous risquons alors de ne jamais les découvrir. Il y a une grande différence entre admettre que cette vie-ci n'est qu'un des morceaux d'un ouvrage, une partie d'un tout que nous pouvons appeler « un chemin de vie » ou croire que nous ne vivons qu'une fois grâce au hasard des conditions de brassages génétiques. Dans la première hypothèse, il est plus facile d'accepter des différences qui sans cela paraîtraient inexplicables et inacceptables.

Pour en revenir au thème de notre ouvrage, il suffit d'admettre que l'être humain vient au monde avec un corps nouveau mais une conscience plus ancienne. L'état de conscience actuel est l'expression des expériences passées. L'homme apporte avec lui ses problèmes spécifiques et son environnement doit lui servir de révélateur, lui permettre de les comprendre et d'y trouver une solution. Un problème ne surgit pas en une vie donnée, il y devient simplement apparent.

Les problèmes n'ont pas davantage leur origine dans d'autres incarnations que dans le monde des formes, autrement dit le monde originel. Les problèmes et les conflits ainsi que la faute et la culpabilité sont des produits indissociables de la polarité, ils sont donc présents à priori. Dans un texte ésotérique, nous avons trouvé l'affirmation suivante : « La faute est un fruit qui n'est pas parvenu à maturité ». L'enfant comme l'adulte sont enracinés dans une problématique et dans certains conflits. Les enfants ont cependant souvent un meilleur contact avec l'inconscient, ce qui leur donne le courage de réaliser leurs désirs profonds, de répondre spontanément à leurs pulsions, si les adultes qui se croient plus sages leur en laissent la possibilité. En grandissant, la coupure avec notre inconscient se fait de plus en plus grande, nous nous laissons enfermer par les normes de la société et dans les mensonges que nous nous faisons à nous-même. Désormais la voie est libre pour les symptômes maladifs qui se manifesteront de manière d'autant plus insistante que nous avancerons en âge. Ce qui ne veut pas dire que tous, tant que nous sommes ne soyons pas « mal-sains » (malades) puisque nous sommes pris dans la polarité.

Cela est également valable pour les animaux, nous trouvons chez eux les mêmes corrélations entre la maladie et l'ombre. Néanmoins, leur capacité de différencier est moins grande et leur enracinement dans la polarité, moins profonde que chez l'homme. Par conséquent, ils sont moins vulnérables face à la maladie. Plus un être vivant est enfoncé dans la polarité, plus il développe ses facultés de connaissances et plus il est susceptible de tomber malade. L'être humain possède l'organisme le plus apte à conquérir la connaissance, du moins d'après ce que nous sommes capables de constater. De ce fait, c'est lui qui ressent le plus violemment la tension qu'entraîne la polarité. C'est dans l'humanité que la maladie a le plus de signification.

Cette échelle des différents degrés de la maladie devrait se graver dans votre mémoire. Les accidents graves, les maladies sérieuses ne nous tombent pas du ciel sans avertissement, ils surviennent chez ceux qui se sclérosent dans des croyances révolues en un ciel tout puissant. Si nous ne nous leurrons pas nous-même, nous ne pouvons être aveuglés.

Auto-aveuglement

Lorsque vous prendrez connaissance des explications qui vont suivre, il serait utile que vous essayiez de voir pour en constater la valeur si les symptômes que nous décrivons s'appliquent à une personne de votre entourage. Avec quelques exercices de ce genre, il vous sera rapidement facile de comprendre le message et le sens des symptômes que vous rencontrerez. De plus, cela vous amènera à une meilleure compréhension de l'être humain et de son fonctionnement. Il faut toutefois garder vos conclusions pour vous lorsqu'il vous semblera avoir saisi le pourquoi et le comment des symptômes d'autrui, ne l'accablez surtout pas avec vos révélations. Maladies-symptômes-problèmes appartiennent en propre à chacun et vous n'avez le droit de donner votre avis que si on vous le demande. Toute autre façon de faire serait une intrusion dans la vie des autres. Chacun de nous a le devoir de s'occuper de ses propres problèmes, c'est sa véritable contribution au développement commun de l'humanité. Nous vous conseillons de tester notre méthode sur les autres pour vous convaincre de sa validité et aussi afin que vous déceliez bien les différents rapports entre les symptômes et leurs significations profondes.

N'essayez pas sur vous-même... vous vous persuaderiez vite que vous faites exception... il est très difficile d'admettre la vérité en ce qui nous concerne dans ce domaine, et pourtant nous sommes soumis aux mêmes lois et aux mêmes exigences que tout un chacun.

Appliquer à soi-même ce que nous constatons et repérons bien chez les autres est possible en théorie. En pratique, c'est presque impossible et ce serait pourtant utile d'y parvenir. Nous savons qu'un symptôme oblige la conscience à reconnaître un principe qui lui manque. Nous mettons le doigt sur ce principe dans notre méthode de décryptage, cependant, chez celui qui souffre, il est enfoui dans l'inconscient, dans l'ombre et c'est pourquoi il ne peut le voir. Lorsque nous cherchons à analyser ce principe, nous le faisons avec notre conscient, là où nous sommes certains qu'il n'est pas ! Voilà la raison qui fait que nous sommes toujours persuadés que le cas présenté ne peut s'appliquer à nous-même. Avec beaucoup de patience, de lucidité et de courage aussi, nous devrions voir également en nous-même où le symptôme veut nous mener.

Lorsqu'un symptôme contient une agressivité, c'est que l'être est agressif mais ne parvient pas à s'en rendre compte. Il ne s'en aperçoit pas, et c'est la raison d'être de son symptôme. Si nous révélons au patient qu'il souffre de ce principe (l'agressivité) il réfutera avec véhémence cette vérité, car s'il ne s'était pas toujours élevé contre ce défaut qu'il est persuadé ne pas avoir, celui-là ne serait pas enfoui dans son ombre. S'il pouvait découvrir son agressivité réelle, il ne manifesterait pas ce symptôme. Cette réaction prouve toujours que nous avons découvert la signification du symptôme. Plus violente est la défense, plus juste sera le diagnostic ! Cela entraîne un profond malaise, un sentiment de crainte et finalement un rejet.

Il peut être fort utile de demander l'aide d'un ami qui verrait mieux que nous où est le problème, saurait être assez sincère et avoir assez de courrage pour, connaissant nos faiblesses, nous éclairer et nous mettre en garde. Il serait encore plus sur de nous adresser à nos ennemis ... leurs critiques sont presque toujours fondées !

Règle :

Lorsqu'une possibilité de connaissances se présente, va à sa rencontre.

RESUME DE NOTRE THEORIE

1. La conscience humaine est polaire. Cela lui permet d'acquérir la connaissance mais c'est au prix d'un mal-être et d'une perte du sens de l'unité.

2. L'homme est malade. Cette maladie est l'expression de son manque d'unité, elle est inhérente à la polarité.

3. La maladie chez l'homme, se manifeste en symptômes. Les symptômes sont des parties de l'ombre qui s'incrustent dans la matière.

4. L'homme est un microcosme qui contient dans sa conscience tous les principes du macrocosme. Mais l'homme, étant doué de la capacité de décider et de choisir, ne peut s'identifier qu'avec la moitié de ces principes, l'autre moitié réside dans l'ombre, l'homme n'en est donc pas conscient.

5. Un principe qui n'a pas été vécu consciemment se manifeste par le biais d'un symptôme physique, réclamant ainsi son droit à la vie. Le symptôme oblige l'homme à expérimenter et à réaliser précisément ce qu'il se refusait à faire et à vivre. C'est de cette manière que les symptômes compensent un pôle de la polarité.

6. Le symptôme oblige à être vrai et honnête envers soi-même.

7. Le symptôme permet d'avoir ce qui manque à notre conscience.

8. La guérison ne peut être valable et possible que lorsqu'est intégrée à la conscience la partie d'ombre qui était cachée. Une fois découvert ce qui manquait à la conscience, le symptôme disparaît, il devient superflu.

9. Le but de la guérison est de retrouver l'unité, d'être Un, entier. L'être humain est sain lorsqu'il a trouvé son vrai Soi et qu'il s'est découvert Un avec tout ce qui existe.

10. La maladie contraint l'homme à ne pas se détourner du chemin qui mène à l'unité, c'est pourquoi elle EST la bonne voie vers l'accomplissement de soi,

un chemin vers la santé.

DEUXIEME PARTIE

Description des diverses maladies et leur signification

Tu me demandes :
A quel signe reconnaîtrai-je le bon chemin ?
Ecoute-moi bien et lorsque tu m'auras entendu,
alors réfléchis encore :
Tu reconnaîtras le signe en ceci :
Plus tu avanceras sur le chemin
et plus grande sera ta misère.

FARIDUDDIN ATTAR

I

L'INFECTION

L'infection est l'une des plus grandes causes de maladies dans le corps humain. Les symptômes les plus fréquents se signalent par une inflammation, cela va du simple refroidissement à la pneumonie, au choléra et à la petite vérole. La terminaison en « *ite*» de ces maladies nous signale qu'il s'agit d'un processus infectieux (colite, hépatite, etc.). Sur ce vaste terrain des maladies infectieuses, la médecine moderne officielle a remporté ses plus grandes victoires grâce aux antibiotiques et aux vaccins. Autrefois la plupart des êtres atteints de ces maladies mouraient. De nos jours, dans les pays où la médecine est bien introduite, les cas mortels sont l'exception. Cela ne veut pas dire qu'il y ait moins de personnes touchées mais simplement que nous avons les moyens de combattre ces affections avec des armes vraiment efficaces.

Toute cette terminologie sonne de manière fort guerrière mais bien appropriée car il s'agit effectivement, dans les processus inflammatoires, d'une guerre à l'intérieur du corps humain. L'attaque de ces ennemis furieux (bactéries, virus, toxines) sera combattue par les systèmes organiques de défense. Cette bataille, que nous ressentons sous forme symptomatique se manifeste par des rougeurs, de la fièvre, des inflammations (enflures). Si le corps ne parvient pas à se défendre et que l'infection gagne, la mort s'ensuit. Il s'agit donc bien d'une guerre. Nous pouvons faire une analogie entre guerre et infection bien que toutes deux n'aient pas de cause commune. Les deux manifestent le même principe, leurs structures sont semblables, cependant elles se produisent sur des plans différents.

La langue elle-même fait un rapprochement, il y a similitude entre « inflammation » et « enflammer » (mettre en feu), dans ces deux termes le mot flamme dit qu'il s'agit de quelque chose d'explosif. Bien d'autres exemples viennent à l'esprit, toujours avec cette terminologie guerrière : mettre à feu et à sang, un confit s'enflamme... Tout ce feu amène des explosions, quelque chose qui s'était accumulé se décharge. Ce processus se manifeste autant lors d'une guerre que dans notre corps lorsqu'un abcès éclate, que ce soit un petit bouton ou un gros flegmon.

Il est important pour la compréhension future de notre exposé de voir encore ce qui se passe sur un autre plan de manifestation, le psychisme. Une personne peut exploser par réaction émotionnelle, ce n'est plus un abcès et pourtant un conflit intérieur éclate, se libère. Nous nous étendrons plus longuement dans la suite de cet ouvrage sur ces trois plans : le psychisme, le corps, la nation. Nous pouvons les considérer sous forme de synchronicité pour découvrir les analogies exactes qui existent entre un conflit, une inflammation et une guerre. Nous aurons alors une clé qui nous ouvrira une approche à la compréhension de la maladie.

La polarité de notre conscience nous situe, en tant qu'êtres humains, en conflit perpétuel, en tension entre deux possibilités. Il nous faut trancher, c'est-à-dire employer une arme. Si nous voulons réaliser une des possibilités qui s'offre à nous, il faut sacrifier l'autre. C'est ainsi que quelque chose semblera toujours nous manquer (nous serons donc en manque, « malades »). Rares sont les êtres vraiment conscients de cet état perpétuel de conflit et de tension car la plupart ne veulent pas admettre qu'un conflit, bien qu'invisible et non ressenti, peut tout de même exister. Ils sont semblables à des enfants qui croient naïvement qu'en fermant les yeux ils se rendront invisibles. Les conflits ne se préoccupent guère que nous croyons ou non en leur existence, ils sont toujours présents. Lorsque nous ne sommes pas aptes à supporter en toute conscience nos propres conflits, que nous ne pouvons pas les endurer, les analyser et éventuellement, leur trouver une solution, ils se densifient et s'incorporent, en enflammant le corps, ils se rendront visibles.

Toute infection est un conflit qui s'est incrusté dans le corps.

Les batailles que notre psychisme se refuse à livrer, avec tout ce que cela comporte de souffrance et de danger, entrent de force sur le plan corporel et trouvent leurs justifications sous une forme inflammatoire.

Examinons de plus près ce processus et voyons quel est son déroulement, quelles exigences il présente, sur les trois plans cités plus haut : conflit, inflammation, guerre.

IRRITATION

Les attaquants forcent l'entrée. Il peut s'agir de bactéries, de virus ou de poisons (toxines). Cette intrusion n'est pas due comme on le croit le plus souvent aux attaquants, c'est le corps qui l'autorise et les laisse entrer. En médecine, on parle de manque de défense immunitaire. Le problème des maladies infectieuses ne vient pas de la contamination (ce qu'imaginent les fanatiques de la stérilisation) mais de la capacité que nous présentons à vivre avec nos « ennemis ». On peut transposer presque mot à mot ce qui précède sur le plan de la conscience. En effet là aussi, il ne s'agit pas de vivre dans une cage aseptisée, où les conflits n'ont pas accès, mais d'être capable de vivre avec ses conflits. Que l'immunité puisse être déjouée sur le plan psychique, est reconnu jusque dans les milieux scientifiques puisqu'ils font le rapprochement avec le stress.

Ce qui est le plus frappant, c'est d'observer ce processus en nous-mêmes, nous constaterons que si nous nous refusons à prendre un conflit en considération, donc à en être conscient, il faudra offrir notre corps aux attaquants. Ils s'en prendront au point le plus faible de l'organisme, en latin : *loci minoris resistentiae* (les endroits de moindre résistance). Ces points sont nommés par la médecine officielle : faiblesses organiques héréditaires. Pour bien saisir ce qui est expliqué ici, il faut penser analogiquement faute de quoi nous allons nous enferrer dans une théorie conflictuelle et insoluble. Réduire à des causes héréditaires, comme le fait la médecine officielle, la susceptibilité de certains organes à s'enflammer ne permet pas d'en donner une interprétation et une signification plus élargies. En psychosomatique il a toujours été fait le rapprochement entre certains organes et certains problèmes mais ce fut aussi toujours en contradiction avec la théorie classique des *loci minoris resistentiae.*

Il y a une troisième façon d'envisager les choses qui réconcilie les deux points de vue. Le corps est l'expression visible de la conscience comme une maison est l'expression visible de l'idée que s'en est faite l'architecte. L'idée et sa manifestation extérieure sont ce que la photographie est au négatif, c'est la même chose et pourtant ce n'est pas semblable. De même, nous pouvons dire que chaque partie du corps, chaque organe représentent un contenu psychique particulier, une émotion ou un ensemble de problèmes. C'est sur ces correspondances que sont basées la physiognomonie, la bio-énergie et certaines techniques de massages visant le psychisme. L'homme incarne une conscience qui révèle, dans son expression extérieure momentanée, l'histoire antérieure de sa vie. Il amène avec lui l'image, le modèle de sa problématique qu'il devra, peu à peu extérioriser, dont il devra remplir les exigences pour enfin parvenir à en trouver la solution. C'est ce qu'on appelle le destin. Le caractère d'un être ajouté au temps est égale à son destin. Le caractère n'est ni hérité ni formé par l'environnement, nous l'amenons avec nous, il est l'expression de la conscience qui s'incarne.

Cet état de conscience et les problèmes spécifiques qu'il englobe ainsi que la tâche à accomplir peuvent par exemple se voir symboliquement représentés, dans l'horoscope. L'astrologie, en effet, est un moyen de mesurer la « qualité » d'un temps donné (voir du même auteur *Le Destin, une chance à saisir*). Si nous admettons maintenant que le corps est l'expression extériorisée de la conscience, nous devrions y retrouver le modèle dont nous avons parlé plus haut. La problématique a donc sa correspondance organique dans une prédisposition particulière. C'est de cette façon que se pose un diagnostic en iridologie (sans toutefois que cette spécialité ait jusqu'ici fait un rapprochement avec le psychisme).

La formule *locus minoris resistentiae* désigne l'organe qui, sur le plan physique, a pris la place d'un problème qui n'a pas été résolu consciemment sur le plan psychique. Nous allons développer plus loin les correspondances entre les divers organes et les problèmes psychiques, nous le ferons pas à pas afin d'être bien clairs. L'historique des maladies apparaîtra alors sous un jour totalement différent qui sera, pour celui qui aura assimilé les correspondances, une ouverture sur une autre dimension. Il s'éloignera alors considérablement de tous ceux qui ne peuvent se défaire d'une réflexion causale simpliste et trouvera des clés nouvelles.

Suivons le déroulement d'une infection sans nous occuper du

lieu de sa manifestation. Nous voyons, dans un premier temps, qu'il y a une atteinte portée au corps physique. Cette intrusion implique un problème sur le plan psychique. Une impulsion nouvelle, inconnue jusqu'ici, s'est présentée à notre conscience et nous l'avons rejetée. Nous nous sommes mis en colère, une tension s'est installée, nous l'avons vécue comme un conflit, c'est-à-dire une polarité. Si notre résistance psychique est assez forte, cette pulsion ne sera pas acceptée par notre « sur-conscience » (sur-moi). Nous ne pourrons donc pas faire l'expérience qui s'est présentée, nous laisserons échapper une possibilité de développement, nous n'aurons pas répondu à une exigence.

Ici entre en jeu le « ceci ou cela » de la polarité : Ou nous renonçons à faire barrage consciemment et notre physique ne sera pas atteint, ou c'est notre conscience qui est « immunisée » contre une nouvelle expérience et notre corps sera livré aux ennemis. L'attaque s'est déplacée du psychisme au physique. Nous ne pouvons échapper à une attaque, nous pouvons cependant choisir sur quel plan nous la laisserons se dérouler. En termes guerriers, on dirait de cette première phase qu'il s'agit de l'invasion d'un pays par une armée ennemie, les frontières ont été franchies. Cette attaque entraîne fatalement une réaction aussi bien politique que militaire, les forces du pays vont s'activer, rassembler toutes leurs énergies pour faire face. Des troupes sont mobilisées, on organise les secours aux blessés. L'attention de tous se porte sur l'envahisseur. Dans le corps physique, nous appelons ce processus de défense : phase de développement.

PHASE DE DEVELOPPEMENT

Les « ennemis » se sont installés, ils ont monté leur camp. L'enflure s'installe, les tissus se remplissent de sérosité et nous sentons la tension. Il en est de même sur le plan psychique, là aussi la tension se fait sentir si nous sommes attentifs au déroulement de cette deuxième phase. Toute notre attention est centrée sur le problème du moment, nous ne pouvons penser à rien d'autre. Il nous poursuit nuit et jour, nous cherchons à nous documenter sur le thème qui nous préoccupe, lisons tout ce qui concerne le sujet. A la limite, nous le nourrissons jusqu'à ce qu'il prenne des proportions fabuleuses, cela devient une montagne infranchissable. Nous sommes littéralement envahis. Bientôt toutes nos énergies psychiques seront mobilisées par le conflit.

REACTION DE DEFENSE

Le corps fabrique des défenses contre ses attaquants, ce sont les anticorps, qui se forment dans le sang et dans la mœlle. Lymphocytes et granulocytes construisent un barrage puis commencent à détruire les ennemis. La guerre à l'intérieur du corps fait rage, les attaquants sont à leur tour encerclés et attaqués. Si la bataille n'est pas gagnée par les défenseurs, elle va s'étendre, de locale elle se généralise et demande alors une participation de plus en plus importante, une véritable mobilisation des forces défensives, cette situation entraîne une montée de température.

LA FIEVRE

Réagissant contre les défenseurs, les attaquants déversent leur poison, la contre-réaction de l'organisme se manifeste sous forme de fièvre. La montée de la température est une défense généralisée du corps contre une attaque locale. Chaque degré de fièvre au-dessus de la température normale double les échanges tissulaires, nous pouvons mesurer ainsi l'intensité des besoins défensifs. Dans le langage populaire, il est dit que la fièvre est une saine réaction. L'élévation de la température est égale à la rapidité de l'invasion inflammatoire. Nous devrions éviter de faire baisser artificiellement la fièvre, à moins qu'elle n'atteigne des limites qui mettent la vie en danger, puisque nous venons de voir qu'elle contribue à combattre les symptômes. Sur le plan psychique, cette phase d'un conflit peut être reconnue en ce qu'il occupe alors la totalité de notre conscience et dévore toutes nos énergies. Les similitudes entre la fièvre physique et l'exaspération sont telles que nous avons pour les deux états des descriptions semblables. Nous disons : « il en est tout fiévreux », « la fièvre le gagne ». Il y a même des manifestations corporelles à l'excitation psychique : le sang monte à la tête, le cœur s'affole, on rougit (d'ailleurs aussi bien de honte que de plaisir !), on transpire d'énervement, on tremble d'anxiété. Tout cela n'est pas très agréable, par contre, c'est sain. La fièvre physique est une saine réaction de l'organisme, la fièvre psychique prouve que nous faisons face au conflit, cela va entraîner la recherche d'une solution : faire baisser la fièvre en éliminant le germe de la maladie, apaiser le conflit. Nous sortirons heureux de la bataille gagnée ...mais a-t-on gagné la guerre ?

LA SOLUTION

Admettons que la contre-attaque physique ait réussi, les ennemis se sont retirés. En partie ils ont été dévorés par l'organisme qui les a incorporés, les défenseurs se retirent à leur tour, que reste-t-il ? Le pus, c'est-à-dire les cadavres des deux armées. Les attaquants qui se sont retirés se sont du même coup renforcés. Le corps lui aussi a subi des changements :

a) désormais il possède les informations transmises par l'ennemi, ce qui s'appelle immunité spécifique,

b) les forces défensives ont reçu un entraînement, elles en sortent renforcées elles aussi, ce qui se nomme : immunité non spécifique. Lorsqu'il s'agit d'une guerre « militaire » il y a un vainqueur mais des pertes des deux côtés. Le vainqueur est deux fois vainqueur, il a appris comment se battre et la façon de bien réagir face à l'ennemi.

LA MORT

Naturellement, il se peut aussi que les attaquants prennent le dessus et remportent la victoire ce qui signifie la mort physique du corps. Cet événement nous paraît dramatique, c'est vraiment la « mauvaise solution ». Notre avis à ce sujet est cependant partial, comme lors d'un match de football, tout dépend du point de vue, de l'équipe avec laquelle nous nous sommes identifiés. La victoire... c'est une victoire, qu'importe le vainqueur, la bataille a été gagnée, elle est terminée. La victoire sera fêtée d'un côté ou de l'autre.

L'ETAT CHRONIQUE

Si aucune des parties en cause ne sort victorieuse du conflit, un compromis, devra être établi, un arrangement entre attaquants et défenseurs : les attaquants vont rester dans le corps, toutefois sans le détruire complètement. Ils ne sont pas vaincus pour autant, la victoire serait la guérison. L'état devient « chronique ». Le résultat sera un surnombre de lympho-granulocytes (anticorps), une sédimentation accélérée et une légère température. L'état physique n'a pas été complètement assaini, un foyer infectieux est resté, accaparant une certaine quantité d'énergie qui va manquer à l'ensemble de l'organisme. Le patient se sentira abattu, fatigué, sans courage, apathique et triste. Il n'est pas vraiment malade mais il ne se sent pas en bonne santé. Ce n'est ni la guerre ni la paix, c'est un compromis, une fausse solution comme tous les compromis. Le compromis est l'apanage des peureux et des lâches, des tièdes dont Jésus a dit qu'Il les abhorrait. La compromission est preuve d'un manque de courage, on a peur de prendre la responsabilité de ses actes et d'assumer les conséquences de ses décisions. Le compromis n'est jamais une solution, il ne permet pas de rétablir un équilibre, ne donne pas la force d'une réunification. Le compromis est un entre-deux, une stagnation. C'est la guerre des tranchées (1914-1918) qui vilipenda énergie et matériel et appauvrit les autres domaines tels que le commerce et la culture.

Sur le plan psychique, la chronicité est un conflit qui perdure. Nous restons figés dans notre conflit n'ayant ni la force ni le courage de prendre une décision pour nous en sortir. Chaque décision implique un choix, donc un sacrifice, nous devons opter entre faire ceci ou faire cela, et ce choix entraîne une anxiété. Souvent nous restons bloqués dans nos conflits, incapables de privilégier un pôle ou son contraire. Nous soupesons le pour et le contre, nous demandant où est le vrai, où est le faux sans nous rendre compte qu'il n'y a ni vrai ni faux, qu'il ne s'agit, en réalité, que de retrouver la santé, devenir « sain ». Pour cela, il faut avoir les deux pôles, ce qui, à l'intérieur de notre polarité, est impossible, nous ne pouvons réaliser ces deux pôles que l'un après l'autre et non simultanément. Il faut donc nous décider et commencer par l'un des deux.

Prendre une décision est un acte libérateur. Le conflit chronique qui s'installe et dure absorbe de l'énergie. Psychiquement, le résultat sera un manque de joie de vivre, une fatigabilité allant jusqu'à la résignation. Dès que nous nous décidons pour l'un des pôles, nous sentons revenir notre énergie. De même que le corps sort renforcé d'une infection qu'il a surmontée, le psychisme sort grandi d'un conflit. En nous confrontant au problème présenté nous apprenons quelque chose de nouveau, en prenant les deux pôles en considération pour les soupeser, nous approfondissons nos recherches, élargissons notre horizon, et devenons plus conscients. Chaque conflit traversé apporte le bénéfice d'une nouvelle information analogue à cette spécificité immunitaire dont nous avons parlé concernant le corps physique. A l'avenir, si le même problème se présente, nous saurons comment le traiter, cela se fera sans peine.

En outre, chaque conflit surmonté nous apprend comment agir lorsque se présenteront d'autres conflits quels qu'ils soient. Nous serons plus courageux, nous aurons acquis alors « l'immunité non spécifique » dont nous avons également parlé à propos du corps physique. Sur le plan physique précisément, nous avons également vu que chaque solution réclame ses sacrifiés. Sur le plan psychique, chaque décision implique aussi un sacrifice, nous abandonnerons certains préjugés, nous renoncerons à certaines habitudes, à un confort peut-être, ce sera la « mort » de quelque chose. Tout ce qui est nouveau implique la mort de ce qui est plus ancien. Il y aura peut-être des cicatrices. Dans le corps physique certaines atteintes graves laissent des traces, il en est de même pour la psyché. Nous garderons en mémoire ce qui nous a marqué, ce seront les cicatrices de notre vie.

Autrefois, les parents savaient qu'après une maladie infectieuse (et toutes les maladies enfantines sont infectieuses), les enfants ressortaient mûris, ils avaient grandi plus vite, ils n'étaient plus comme avant. La maladie apporte une maturité à l'enfant. Les maladies de l'enfant ne sont pas les seules causes d'une maturité accélérée, les conflits eux aussi permettent de mûrir. Nous sortons plus résistants d'une maladie physique surmontée, nous sortons mûris d'un conflit résolu. Ce sont les exigences de la vie qui nous rendent forts et fermes, endurants et combatifs. Toutes les grandes cultures sont issues de périodes de difficultés. Darwin pensait que l'évolution des espèces était due aux contingences de l'environnement. (Bien que tout le monde ne soit pas d'accord avec Darwin !).

Héraclite dit : « La guerre est le père de toutes choses ». Si nous comprenons vraiment bien ce que cela signifie, nous reconnaissons qu'il s'agit d'une vérité fondamentale. La guerre, le conflit, la tension des polarités sont des sources d'énergie essentielles à la vie, ce sont les moteurs qui font avancer les choses, le développement et l'évolution. A une époque comme la nôtre où les loups revêtent des peaux d'agneau pour mieux camoufler leur agressivité, et se faire passer pour des amoureux de la paix, ce genre de déclaration peut être dangereux.

C'est intentionnellement que nous avons comparé, point par point, le développement d'une infection organique et le déroulement d'une guerre. Nous espérons avoir de cette manière impressionné les esprits qui garderont ainsi mieux en mémoire nos explications que s'ils s'étaient contentés d'une lecture superficielle, même approbative.

Nous vivons à une époque et dans une culture qui poussent à l'extrême le désir d'échapper aux conflits, et cela sur tous les plans, sans nous apercevoir que ce comportement entrave tout élargissement de la conscience. Il est vrai que dans notre monde polaire il est impossible de fuir les conflits de manière radicale, nous essayons cependant de trouver des arrangements pour ne pas les affronter, nous ne faisons que les dévier sur d'autres plans sans nous rendre vraiment compte des interférences et des conséquences que cela entraîne.

Ce sujet des maladies infectieuses, en est un bon exemple. Nous avons fait un parallèle entre les diverses phases d'un conflit guerrier et celles d'une infection afin de bien voir leurs similitudes. Chez l'être humain, toutefois, il est rare que les deux« événements » se produisent en même temps. C'est généralement, « l'un ou l'autre ». Si le conflit qui se déroule dans le psychisme (tentative de prise de conscience procédant selon le schéma que nous avons décrit précédemment) est vécu et accepté, il ne se transformera pas en affection somatique. Par contre, si nous nous refusons à l'affronter, craignant de remettre en cause certaines habitudes que nous croyons bonnes et confortables, le dit conflit se transformera en une attaque contre l'organisme physique. Il faudra le vivre quand même mais sur un autre plan. Une inflammation, une infection, c'est un conflit qui s'est cristallisé dans le corps. Nous ne devrions donc jamais prendre nos maladies infectieuses à la légère et nous dire avec un haussement d'épaules : « pourtant je n'ai pas de problème ». C'est précisément la négation du problème, le refus de le voir, qui entraîne les symptômes maladifs. Il faut un regard acéré et sans pitié sur soi-même pour analyser le problème qui se présente et réclame attention. Nous devons être capables d'honnêteté face à nous-même, ce que notre psychisme refuse souvent car cela provoque un aussi grand malaise qu'une affection sur le plan physique. C'est à ce malaise que nous voulons toujours échapper. Reconnaissons qu'un conflit est une chose désagréable, cela fait toujours mal, quel que soit le plan sur lequel nous devons le vivre. Une guerre, une confrontation intérieure ou une maladie n'ont vraiment rien de gai. Cependant, nous ne pouvons arguer sur ce qui est beau et ce qui ne l'est pas ; lorsque nous sommes bien décidés à affronter ce que nous ne pouvons fuir, nous ne nous posons plus de question. Celui qui ne se permet aucune explosion en son psychisme sera obligé d'accepter que quelque chose explose dans son corps (un abcès). Dans ce cas, peut-on encore se demander ce qui est beau et ce qui ne l'est pas ? La maladie nous force à reconnaître honnêtement les faits, ils sont visibles.

Jusqu'où va l'honnêteté ? Les efforts que le monde actuel fait pour éviter tout conflit, et cela sur tous les plans, ont amené la médecine moderne à combattre les maladies infectieuses. Voyons ce qu'il en est de plus près. Les armes que l'on brandit aujourd'hui contre les infections physiques sont les antibiotiques, ce vocable est composé de deux mots grecs : *anti* (contre) et *bios* (la vie). Les antibiotiques sont donc des produits qui luttent contre la vie, quelle honnêteté !

Cette atteinte à la vie se retrouve sur un autre plan. Nous avons vu précédemment que les conflits sont un moteur pour l'évolution, c'est-à-dire pour le développement de la vie. Nous pouvons donc en déduire que chaque fois que nous parvenons à escamoter un conflit, nous portons atteinte à la dynamique de la vie.

Même sur le plan purement médical, les antibiotiques sont nocifs. Les infections sont toujours à caractère aigu, ce qui veut dire qu'elles révèlent des problèmes ponctuels, principalement des toxines qui doivent être éliminées (sous la forme de pus par exemple). Ce sont des processus d'épuration qui, s'ils sont trop fréquemment interrompus ou empêchés, vont obliger les toxines à rester dans le corps (souvent d'ailleurs groupées) ce qui peut, dans certains cas, permettre à un processus cancéreux de se développer. C'est ce qui s'appelle un effet de saturation. Soit nous nous débarrassons complètement de nos toxines (infection), soit nous les stockons jusqu'à étouffement (cancer). Les antibiotiques sont des corps étrangers, ils ne sont pas produits par l'organisme, ils frustrent donc le malade des fruits de sa maladie qui seraient : plus de vie, car plus de conscience grâce au courage qu'il a eu et à l'expérience qu'il a faite.

Avant de quitter ce sujet, disons encore quelques mots sur les vaccins. Nous connaissons deux grands procédés d'immunisation : l'immunisation active et l'immunisation passive. L'immunisation passive fait appel au vaccin lorsque la maladie est déjà déclarée, nous produisons une défense organique par des moyens extérieurs, des défenses qui ont été élaborées dans des corps étrangers. Nous avons recourts à cette forme d'immunité lorsque nous employons par exemple le vaccin antitétanique au moment d'un risque de tétanos. Sur le plan psychique, c'est le même procédé lorsque nous cherchons la solution d'un conflit dans une morale extérieure, par des prières ou en faisant appel à des conseils. Nous cherchons refuge hors de nous et nous adressons à des recettes toutes faites, évitant ainsi de nous confronter à nous-même et de faire des découvertes sur ce que nous sommes vraiment. C'est le chemin de la facilité. Ce n'est pas un chemin c'est une « déviation ». Nous n'avons pas su ou pas pu nous mettre en mouvement. Dans l'immunisation active, c'est le corps lui-même qui va répondre à l'irritation par la formation d'anticorps à partir de germes artificiellement affaiblis introduits lors de la vaccination préventive (polio, rougeole, diphtérie, etc.). Sur le plan psychique, cette méthode consiste à chercher des solutions en calmant les crises (militairement parlant cela s'appelle des manœuvres). Cette méthode est préconisée en pédagogie et dans nombre de thérapies de groupes.

Dans des situations d'urgence, cette stratégie peut être appliquée, elle permet de transiger consciemment.

Tout ce que nous venons de développer ne doit pas être pris au pied de la lettre, il ne faudrait pas mal nous interpréter. Il ne s'agit nullement de prises de position face aux vaccins ou antibiotiques. Finalement ce n'est pas cela qui compte, ce qui a vraiment de l'importance, c'est de savoir ce que nous faisons, pourquoi nous le faisons et d'agir consciemment. Nous ne sommes ni pour ni contre, chacun doit décider par lui-même.

Nous pouvons sérieusement nous demander si réellement une maladie physique peut remplacer un processus psychique. Il est difficile de trancher, car, si par le raisonnement nous pouvons séparer l'âme (psyché) et le corps, en fait, ils ne sont pas si éloignés l'un de l'autre et nous vivons comme s'ils n'étaient guère séparés. Tout ce qui arrive à notre corps nous le ressentons au niveau conscient, notre âme le perçoit. Lorsque nous nous donnons un coup de marteau sur le pouce, nous nous exclamons : « j'ai mal au doigt ! » Ce n'est pas vraiment juste, la douleur est ressentie dans la conscience et non dans le doigt. C'est une projection que nous faisons, nous projetons le ressenti psychique sur le doigt.

C'est bien parce que la douleur est un phénomène psychique, nous pouvons avoir une influence sur elle par l'hypnose, l'acupuncture, la narcose, etc. (que celui qui doute de cela pense aux douleurs fantômes !). Finalement, tout ce que nous ressentons lors du déroulement d'une maladie, toutes nos souffrances, relèvent de notre conscience. La différence entre le somatique et le psychique n'est, tout compte fait qu'un phénomène de projection. Quelqu'un qui est « malade d'amour » projette ce qu'il ressent sur quelque chose de non corporel, l'amour. Quelqu'un qui souffre d'une angine projette sa souffrance sur son cou, tous deux cependant souffrent dans leur tête, au niveau psychique. Ni la matière, ni le corps ne sont des lieux où se déclarent et se résolvent les problèmes. Ce sont des surfaces de projection. Le corps est le meilleur allié sur le chemin de la connaissance (c'est un reflet, un miroir) qui ne peut être acquise que par la conscience. Chaque maladie du corps physique expose symboliquement un problème que la conscience, en développant ses facultés, fera mûrir. C'est ainsi que chaque maladie est une opportunité.

Nous pourrions dire qu'il s'instaure un système de balancier, comme un rythme entre le corps et le psychisme, lorsqu'il s'agit d'aborder un problème. Un problème qui ne peut être résolu au niveau de la conscience prendra le corps comme relais de manifestation, lieu où la problématique sera visible sous une forme symbolique et de ce fait dramatisée. La leçon apprise de cette manière sera transmise à la conscience lorsque la maladie aura été surmontée. Si la conscience refuse d'accepter cette nouvelle donnée, le problème sera à nouveau forcé à se manifester corporellement pour apporter d'autres informations au niveau du psychisme qui est appelé à les comprendre (prendre avec). Ce processus se répètera jusqu'à ce que, d'expériences en épreuves, la conscience soit enfin prête à trouver une solution au conflit.

Prenons un exemple dans la vie pratique : un écolier doit apprendre à calculer de tête. On lui donne un problème. Il ne parvient pas à trouver la solution sans l'aide de l'écriture (la matière). Il « projette » le problème sur son cahier et cela lui offre une autre possibilité de réfléchir au problème, mais c'est toujours avec sa tête qu'il trouvera la solution. On lui donne un nouveau problème, cette fois encore il s'agit de faire travailler sa tête seulement, et de nouveau, il n'y parvient pas, recommence le même scénario, il écrit son énoncé sur un cahier jusqu'à ce qu'il arrive enfin à calculer de tête, sans support matériel. Nous calculons toujours avec notre tête, jamais avec un cahier et pourtant l'aide de ce médium matériel (projection du problème) qui permet de visualiser les données, facilite l'apprentissage.

Si nous avons tant insisté sur l'exemple donné, c'est que nous voulons qu'il soit bien clair que la relation entre le corps et le psychisme n'est pas sans conséquence. Elle doit être bien comprise, elle n'est pas facile à admettre mais signifie une chose très importante, non évidente au premier abord : le corps n'est jamais le lieu où se trouve la solution à un problème, quelle que soit sa nature. C'est pourtant ce que pense la médecine officielle qui toute entière est tournée vers la guérison de la maladie sur le plan physique.

Rien à trouver sur ce plan qui puisse aider à résoudre nos conflits. Ce serait aussi absurde que de disséquer le cahier de l'écolier pour y trouver la réponse au problème qui y est inscrit. Ce qui constitue l'être humain est situé dans la conscience, non dans le corps. Polir le miroir ne change pas la réalité de l'image qui s'y reflète, ce serait trop simple ! Il faut cesser de chercher dans un miroir la cause et la solution des problèmes que nous y projetons, il faut employer ce miroir pour mieux nous connaître.

LES INFECTIONS :

un conflit qui a pris une forme tangible

Avoir tendance aux infections est la preuve que nous avons cherché à fuir un conflit ou un problème.

Lorsque nous nous trouvons confrontés à une maladie infectieuse nous devons nous poser les questions suivantes :

1. Quel est le conflit actuel dans ma vie que je ne suis pas capable de voir ?
2. Quel est le conflit que je cherche à éviter (problème, confrontation) ?
3. Quel est le conflit auquel je refuse de m'affronter ou à quel conflit est-ce que je refuse de faire face ?

En approfondissant la symbolique de l'organe ou de la partie du corps atteint par l'infection, nous trouverons le thème principal du conflit.

II

LE SYSTEME DE DEFENSE

Se défendre cela veut dire : empêcher l'entrée de quelque chose. Le pôle opposé de la défense, c'est l'amour. En jetant un regard, même bref, sur les différents niveaux où l'amour peut se rencontrer, nous nous apercevrons que toute forme d'amour peut se résumer en ceci : laisser entrer. Lorsque nous aimons, nous abattons nos barrières et laissons pénétrer quelque chose ou quelqu'un qui vient de l'extérieur. Cette frontière se nomme l'ego, le moi, qui ressent tout ce qui se situe au-dehors de sa propre identité comme « toi », l'autre, ce qui n'est pas moi. En amour, la frontière s'ouvre pour laisser passer le toi afin d'arriver à l'unir au moi et qu'il en fasse finalement totalement partie. Partout où nous dressons des barrières, il n'y a pas d'amour. Tout ce que nous laissons entrer, nous l'aimons.

Le jeu auquel se livre notre conscience lorsqu'elle refuse de laisser passer les contenus actifs et menaçants de l'inconscient a été désigné, depuis Freud, par les termes : mécanismes de défense. Il faut ici se souvenir de l'analogie qu'il y a entre le macrocosme et le microcosme. En effet, chaque refus, chaque rejet de quelque chose qui vient du monde extérieur n'est que l'expression manifestée d'un rejet psychique. Chaque refus renforce notre ego ainsi que nos barrières. Il nous est toujours plus aisé et plus agréable de dire non que de dire oui car chaque opposition nous met à l'abri, nous permet de nous sentir forts alors que dans l'accord nous nous sentons comme dilués, un peu noyés, nous ne ressentons plus notre moi.

Ces mécanismes de défense sont difficiles à décrire, il est beaucoup plus facile de les voir ou de les reconnaître lorsqu'ils se présentent chez autrui. Ils sont la somme de tout ce qui nous empêche de nous réaliser.

Le chemin qui mène à l'illumination peut se résumer en une formule relativement simple : tout ce qui est, est bien. Lorsque nous sommes en accord avec tout ce qui est, nous sommes unis au Tout, c'est le chemin de l'Amour.

Chaque fois que nous mettons une restriction, lorsque nous disons : oui... mais, nous émettons un refus qui nous empêche de parvenir à l'unité. Ce sont les jeux multiples et variés de l'ego qui ne craint pas de mettre à son service les théories les plus extraordinaires, les plus intelligentes et les plus nobles pour se retrancher derrières ses barrières et ainsi... nous continuons à jouer le jeu du monde de l'illusion.

En poussant ce raisonnement à l'absurde, on peut rétorquer que si tout est bien, alors le refus et la défense, eux aussi sont bien. Nous pourrions acquiescer car cela nous permet de ne pas trop souffrir de toutes les horreurs qui se passent dans ce monde, et cependant d'en tirer des conclusions qui nous enrichissent en nous apportant de nouvelles expériences. Le rejet, en ce sens, peut être une aide à notre développement personnel, encore faut-il savoir jusqu'où il est utile et cesser de s'en servir dès qu'il ne nous sert plus ! C'est en quelque sorte la même chose en ce qui concerne la maladie, elle peut se justifier puisqu'elle nous permet de la transmuter en guérison.

La défense psychique s'élève contre ce qu'elle pressent dangereux l'empêchant de parvenir à la conscience. De même, la défense corporelle élève une barrière contre les ennemis extérieurs que nous appelons des poisons ou des « atteintes ». Nos codes de valeur sont tels que nous trouvons très naturel d'appliquer ces mesures de défense, nous les prenons pour absolues. Pourtant... nous n'avons d'ennemi que ce que nous voulons bien affubler de ce nom. Prenons comme exemple les nombreuses théories diététiques qui ont cours aujourd'hui. Chacune prônant son système et accusant l'autre de tous les maux. Quant à nous, admettons qu'il nous arrive, après avoir lu les meilleurs conseils dans ce domaine et approuvé ce que nous avons appris de... manger ce qui nous plaît ! Certaines personnes poussent l'originalité si loin que nous reconnaissons à peine le tableau clinique, nous nous contentons de les déclarer malades, ce sont les personnes qui souffrent d'allergies.

LES ALLERGIES

L'allergie est une réaction plus violente que la norme à un agent ennemi. Etant donné sa grande viabilité, il est normal que le corps ait été doté d'un système de défense qui lui appartient en propre. Le système immunitaire produit des anticorps qui luttent contre tout ce qui lui est hostile. C'est une défense (parfaitement justifiée du point de vue de la vie du corps physique) contre toute attaque étrangère considérée comme ennemie. Dans les allergies, cette défense s'exaspère et dépasse le but qu'elle doit avoir. La défense se mobilise à outrance et étend son champ d'action au-delà du strict nécessaire, se découvrant de nombreux nouveaux ennemis, le système s'emballe en voulant les combattre. De même que lors d'un engagement militaire, un sur-armement démontre l'agressivité, l'allergie est signe d'une défense outrée, donc agressive. C'est le corps physique qui illustre l'agressivité psychique du malade qui n'a pas su ou pu la reconnaître en lui-même ni l'exprimer à l'extérieur.

Afin d'éviter tout malentendu, nous répétons : il est question ici d'un aspect du psychisme qui a été refoulé, la personne concernée ayant refusé de croire à sa réalité. Il se peut, toutefois qu'elle manifeste dans son comportement cette forme d'agressivité tout en n'admettant pas que tel est bien le cas. Il se peut aussi que le rejet soit si violent et si permanent que même une manifestation inconsciente ne se produise pas. Il faut donc prendre garde au fait qu'aussi bien quelqu'un de très doux apparemment que quelqu'un d'agressif sont tous deux susceptibles d'un refoulement.

Lorsque se présente une allergie, cela signifie que l'agressivité s'est incorporée et sévit sur le plan physique où elle va se répandre, se déchaîner même, avant d'être combattue et vaincue. Tout lui sera bon, les choses les plus anodines en apparence vont devenir des ennemis déclarés : le pollen, les poils de chat ou de cheval, la poussière, les produits de nettoyage, la fumée, les fraises, les chiens ou les tomates. Le choix est infini, le sujet allergique ne recule devant rien, il se bat à mort avec tout un chacun mais peut avoir ses préférences symboliques.

Nous savons qu'il existe un lien étroit entre la peur et l'agressivité. Nous ne combattons que ce que nous craignons. En observant de près ce qui fait l'objet d'une allergie, nous trouvons rapidement de quoi le malade a tellement peur, pourquoi il se bat avec tant de véhémence contre le représentant symbolique de ses terreurs. Il y a en premier lieu, les poils des animaux domestiques et plus spécialement ceux des chats. Les gens associent les peaux d'animaux, et tout particulièrement celles des chats, aux manifestations de tendresse, aux caresses, elles sont douces, chaudes et... animales, symboles d'amour et de relations sexuelles (semblables aux animaux en peluche que les enfants emmènent dans leur lit). Il en est de même de la peau de lapin. Lorsque les crins du cheval sont en cause, les pulsions sont plus fortes. Pour les poils de chien, c'est l'agressivité qui est plus violente, ce sont des différences subtiles, pas vraiment très significatives car un symbole n'a pas de limitation très fixée.

Les allergies au pollen ressortent du même domaine, ce sont les biens connus rhumes des foins. Le pollen est le fruit de la fleur, la fleur est une plante qui mûrit comme le printemps mûrira dans l'été et c'est au printemps que les rhumes des foins se déclarent. Les poils d'animaux et le pollen, provocateurs d'allergies, renvoient tous deux au thème central de l'amour, de la sexualité, des pulsions instinctives et de la fécondité, étroitement liés en ce cas à une peur refoulée, c'est-à-dire à des forces que nous n'avons pas acceptées. Les allergies à tout ce qui est sale, impur et qui se manifestent sous la forme d'une réaction aux poussières d'appartement sont toutes proches de la même symbolique. On y associe aussi des expressions du langage courant telles que des plaisanteries douteuses ou salaces: « laver son linge sale en famille », « mener une vie propre », etc. La personne allergique sera sensible à ces sujets, elle cherchera à les éviter comme elle évite les éléments qui déclenchent ses crises. Un traitement qui lui permettra de supporter et de mieux comprendre son environnement pourra l'aider. Le jeu par lequel le malade exerce son pouvoir sur son entourage n'a pas de limites. On élimine les animaux, les fumeurs sont honnis, etc. C'est une forme de tyrannie qui permet à l'allergique de vivre son agressivité refoulée d'une manière voilée que les autres ne remarquent pas et aussi d'étendre le champ de son influence.

Les méthodes de désensibilisation partent d'un principe juste, encore faut-il bien comprendre qu'il ne sert à rien de les appliquer au corps physique. C'est le psychisme qui en a besoin et c'est en soignant ce dernier que nous obtiendrons des résultats. La guérison ne peut intervenir que lorsque le malade aura compris qu'il doit accepter de s'affronter aux domaines qu'il a voulu fuir jusqu'à ce qu'il parvienne à les assimiler, à les intégrer consciemment. Ce n'est pas rendre service à un allergique que de le préserver de ce qui provoque ses malaises, il faut qu'il apprenne à composer avec ses ennemis, puis à les aimer. Le plus enraciné des matérialistes admettra que les allergies ont une action symbolique et non biochimique sur celui qui en souffre dès qu'il aura compris qu'une allergie est introduite par un phénomène de la conscience.

Ainsi, il n'y a pas d'allergie lors d'une narcose ; de même lors d'une psychose, les allergies qui pouvaient exister auparavant disparaissent. Inversement apparaissent des crises d'allergie simplement en montrant à un asthmatique la photo d'un chat ou la fumée d'une locomotive dans un film. La réaction allergique ne dépend pas de la réalité matérielle de l'objet déclenchant.

La plupart des allergènes autre que les poussières sont des symboles de vitalité, tels que la sexualité, l'amour, la fécondité, l'agressivité ; c'est là que la vie se manifeste avec le plus de brutalité, sous sa forme la plus vitale. Ce sont précisément ces domaines représentatifs de la vie instinctive, qui effraient le plus le sujet allergique. Il est, en fin de compte inapte à vivre, ennemi de la vie. Son idéal, c'est la stérilité, une existence d'où les pulsions et l'agressivité seraient bannies, un état qui ne peut plus guère être qualifié de vivant. Nous ne nous étonnerons donc pas que les allergiques finissent souvent par développer des maladies graves, auto-induites, qui permettront à leur corps physique de quitter un monde où ils ont dû, pauvres êtres doux, livrer de si dures batailles. Ils auront poussé leurs défenses et leur retrait si loin, ils se seront tellement isolés qu'ils finiront par obtenir l'isolement parfait, le cercueil ne contient plus rien qui puisse provoquer encore une allergie.

L'ALLERGIE

une agressivité qui s'est matérialisée

Un sujet allergique devrait se poser les questions suivantes :

1. Pourquoi est-ce que je ne tolère pas mon agressivité conciemment, l'obligeant alors à agir dans mon corps physique ?

2. Quels sont les domaines de la vie qui me font si peur que je doive absolument les éviter ?

3. De quoi me parlent les objets de mes allergies ? De sexualité, de pulsion, d'agression, de reproduction, de saleté. A mon avis ces domaines font-ils partie de l'ombre ?

4. Jusqu'où est-ce que je pousse mon allergie pour avoir la mainmise sur mon entourage ?

5. Jusqu'où suis-je prêt à accepter l'amour ?

III

LA RESPIRATION

La respiration est rythmique, elle se déroule en deux phases, l'inspiration et l'expiration. Le souffle est un bon exemple de polarité, les deux pôles inspir-expir, produisent un rythme par leur échange continuel et régulier. Chacun des deux pôles entraîne l'autre de manière obligatoire. On peut donc dire que l'un des pôles ne peut vivre sans l'autre, si l'on supprime l'un des deux, l'autre disparaît à son tour. Chaque pôle contre-balance l'autre et les deux pris ensemble forment une seule et même chose, une totalité. Le respir est rythmique, le rythme est à la base de toute vie. Les deux pôles de la respiration pourraient être définis comme représentant l'un la tension et l'autre la détente. L'inspiration étant la tension et l'expiration la détente. Leur interdépendance est très évidente, dans le soupir nous inspirons profondément et c'est la tension qui provoque une expiration-détente.

Au niveau du corps physique tout entier, ce phénomène important et central qu'est la respiration se traduit par un échange : par l'inspiration, l'oxygène contenu dans l'atmosphère est amené aux globules rouges, par l'expiration l'acide carbonique est expulsé. La respiration englobe donc la polarité « prendre et donner », soit saisir et lâcher. Nous sommes là au cœur de la très importante symbolique de la respiration. Pensons à cette citation de Gœthe : « La respiration est une double grâce, elle permet d'attirer l'air puis de le relâcher, l'un contraint et l'autre rafraîchit. La vie est merveilleusement équilibrée ». Ou encore : « La respiration nous fait deux cadeaux : l'air que nous respirons et celui dont nous nous débarrassons, l'un nous oblige et l'autre nous rafraîchit. La vie est un merveilleux mélange. »

Toutes les langues anciennes ont le même mot pour le souffle, l'âme et l'esprit. En latin, *spirare* : respirer et *spiritus* : l'esprit, on retrouve la même racine dans le mot « inspiration » qui en français a également un sens abstrait laissant sous-entendre le rôle qu'y joue l'esprit. Si nous analysons le mot inspiration, nous nous apercevons qu'il veut dire : mettre de l'esprit dedans. En grec, le mot *psyche* veut dire à la fois « l'haleine » et « l'âme ». En hindou, existe le mot *atman* qui signifie l'âme et qui se rapproche du mot allemand *atmen*, respirer. Dans la culture indienne, un être qui a accompli sa réalisation est appelé un *Mahatma*, qui veut dire « grande âme ». Les enseignements hindous disent que le souffle, qu'ils nomment *prana* est le véhicule de la force vitale. Dans l'histoire de la création telle que la rapporte la Bible, il est dit que Dieu souffla sur le corps de glaise et que son divin souffle en fit un être vivant pourvu d'une âme.

Cette belle métaphore démontre que la forme, le corps matériel doit être insufflée par l'Odem (le souffle) divin qui n'est pas de cette terre. C'est grâce à ce souffle, venu d'un autre monde, que nous sommes des « âmes vivantes ». Nous approchons d'un secret, le mystère du souffle qui ne nous appartient pas, qui ne vient pas de nous. Le souffle n'est pas en nous, c'est nous qui sommes en lui. Par le souffle, nous sommes reliés à quelque chose qui est au-delà de la forme, au-delà du créé. Le souffle veille à ce que nous ne soyons pas coupés du monde métaphysique (au sens propre, le monde qui est derrière la nature). Nous sommes à l'intérieur du souffle, comme dans une immense matrice qui s'étend bien au-delà de notre être limité, que nous ne pouvons définir ni expliquer. Nous ne pouvons que le ressentir lorsque nous nous laissons pénétrer par lui. Le souffle est le cordon ombilical par lequel la vie coule en nous, il est le garant de notre liaison constante avec elle.

Le souffle, tel est son sens profond, veille à ce que l'homme ne se sépare pas complètement, qu'il ne s'enferme pas en lui-même, fabriquant des barrières égoïques si solides qu'il ne puisse plus les franchir. C'est si facile de se recroqueviller, de s'encapsuler dans son ego, le souffle nous force à nous relier à ce qui n'est pas l'ego, au « non-moi ». Lorsque nous prenons conscience que nous respirons le même air que notre ennemi, que c'est aussi le même qui fait vivre les animaux et les plantes, nous comprenons qu'il nous relie à tout ce qui est. Si nous l'oublions, le souffle nous le rappelle. Le souffle nous relie à tous les autres êtres humains. Que nous le voulions ou non, nous devons l'admettre. La respiration a, de ce fait, un rapport avec les « contacts » et les relations que nous entretenons avec les autres.

Ce contact entre tout ce qui nous vient de l'extérieur et nous-même, se fait dans les alvéoles pulmonaires. Nos poumons ont une surface interne d'environ soixante dix mètres carrés alors que la surface extérieure de notre peau ne mesure qu'un mètre et demi à deux mètres carrés. Les poumons sont nos plus grands organes de contact. Nous pouvons nous rendre compte aussi qu'il y a une différence subtile entre le contact que nous pouvons établir par la peau et celui qui se fait par la respiration, via les poumons. La peau permet un contact direct et fort étroit, plus intense que l'autre, mais que nous établissons à volonté et repoussons si nous ne le désirons pas, alors que le contact établi par nos poumons est involontaire et obligatoire, nous n'y échappons pas, même si nous nous trouvons face à quelqu'un que nous ne « pouvons pas sentir ».

Le langage populaire dit : « il me pompe l'air », c'est une autre façon symbolique de mettre en rapport respiration et contact.

Nous pouvons observer que, dans les cas de symptômes maladifs en rapport avec des difficultés de contact, nous nous trouvons alternativement face à des problèmes d'asthme ou de dermatologie, dès que nous traitons l'un, c'est l'autre qui surgit. C'est bien la preuve que ces deux symptômes symbolisent les problèmes que nous venons de dénoncer. Lorsque nous refusons d'entrer en contact avec quelqu'un, cela peut se manifester, comme c'est le cas dans l'asthme, par une expiration saccadée.

« Manquer d'air » dans l'expression « il ne manque pas d'air » (d'audace) ou dans celle « laisse-moi le temps de respirer » sont encore des expressions verbales symboliques qui disent bien qu'il est question de liberté et d'indépendance quand on fait allusion à la respiration.

Notre vie commence par une première inspiration et se termine par une expiration. C'est avec notre premier souffle que nous faisons notre entrée dans le monde extérieur tout en nous séparant de l'unité que nous formions avant avec notre mère. Nous perdons cette unité pour devenir indépendants et libres. Quelqu'un qui a de la peine à respirer souffre, dans la plupart des cas, d'une angoisse à être indépendant, à faire seul ses premiers pas dans la liberté.

Cette liberté qui lui « coupe le souffle », c'est l'inconnu effrayant. C'est la même symbolique lorsque quelqu'un sort d'un lieu étouffant et prend alors une grande inspiration en retrouvant l'air libre. C'est un soulagement, on « peut respirer ».

« Avoir besoin d'air » est semblable à une faim, nous avons soif d'air comme nous avons faim, on dit aussi : « avoir soif de liberté », d'espace vital.

En résumé, la respiration symbolise les grands thèmes suivants :

Le rythme au sens de « aussi bien l'un que l'autre »
la tension et la détente
prendre et donner
le contact et le retrait
la liberté et l'emprisonnement.

LA RESPIRATION :

assimilation de la vie

Confronté à des symptômes en relation avec des problèmes respiratoires, il faut se poser les questions suivantes :

1. Qu'est-ce qui me « coupe le souffle » ?
2. Qu'est-ce que je ne peux pas « sentir » (accepter) ?
3. Qu'est-ce que je me refuse à lâcher ou à donner ?
4. Avec quoi, ou qui, est-ce que je refuse d'entrer en contact ?
5. Est-ce que j'ai peur de faire un pas vers une nouvelle liberté ?

L'ASTHME BRONCHIQUE

Après les considérations générales que nous venons de faire concernant la respiration, nous voulons nous étendre un peu plus sur les symptômes de l'asthme bronchique, cette maladie si spectaculaire et tellement représentative des relations psychosomatiques.

« L'asthme bronchique se particularise par des crises dans lesquelles le malade manque vraiment de souffle et par une expiration sifflante tout à fait spécifique. Il y a un rétrécissement des bronches et des bronchioles qui, à la suite de rigidité de la musculature lisse, irritent les voies respiratoires provoquant une inflammation d'ordre allergique et une sécrétion du mucus exagérément importante. » (Braütigam).

La crise d'asthme est très éprouvante pour le malade qui se sent en danger, il cherche désespérément de l'air, respire avec difficulté, c'est l'expiration qui est la plus perturbée. L'asthmatique souffre de problèmes divers, impliqués les uns dans les autres, que nous allons cependant essayer de classifier.

Prendre et donner

L'asthmatique veut trop prendre, il respire bien, à fond, il ventile ses poumons au-delà du nécessaire ce qui provoque une expiration saccadée. Il prend plus qu'il ne le devrait et lorsqu'il s'agit de redonner, il est tellement engoncé qu'il ne peut le faire qu'avec une grande difficulté. Il y a, à l'évidence, un dérangement, un déséquilibre, les polarités « prendre-donner » ne peuvent plus établir un rythme normal. La loi des échanges ne peut s'appliquer que dans un certain équilibre, dès qu'il y a trop d'un côté, le flot est perturbé. C'est exactement ce qui se passe pour un asthmatique, il pense trop à ce qu'il veut prendre et, fatalement, il prend trop. Puis il ne peut plus rendre… ce qui va l'empêcher de prendre à nouveau… il se frustre lui-même de ce qu'il désire le plus.

En respirant, nous prenons de l'oxygène, en expirant nous nous débarrassons d'acide carbonique. L'asthmatique qui veut tout garder s'empoisonne lui-même, il ne peut plus se débarrasser de ce dont il n'a plus besoin. Cette manière de prendre sans donner conduit à la suffocation.

Ne pas savoir doser les polarités « prendre et donner » est

commun à beaucoup d'entre nous. Ce déséquilibre qui se somatise dans l'asthme, paraît, de prime abord, simple à comprendre. Mais c'est plus complexe qu'il ne semble à première vue. En effet, cela englobe tant de domaines. Il peut s'agir d'argent, d'ambition, de savoir, de sagesse... Mais dans tous les cas, il faut que le malade arrive à rétablir l'équilibre s'il ne veut pas étouffer sous le poids de ce qu'il veut garder. L'homme reçoit dans la mesure où il sait redonner. Si nous ne donnons plus, le courant ne passe plus, nous interrompons le flot. Comme il est triste de voir certains emporter leurs connaissances dans la tombe. Ils conservent amoureusement le peu qu'ils ont pu glaner et s'assurent que même ceux qui ont appris à transmettre ne puissent recevoir ce qu'ils attendent. Si seulement les êtres humains pouvaient se convaincre qu'il y a de tout en abondance et pour tout le monde...

Si quelque chose nous manque, c'est que nous avons mis une barrière quelque part, nous nous sommes volontairement séparés. Voyez ce pauvre asthmatique qui cherche désespérément de l'air alors qu'il y en a tant qu'on veut ! Oui, vraiment, il y des insatiables !

Vouloir se mettre à l'écart

Nous pouvons provoquer volontairement une crise d'asthme en faisant respirer quelque produit irritant, comme l'ammoniaque. Une certaine dose entraîne une réaction réflexe par immobilisation du diaphragme, une contraction des bronches et une sécrétion des muqueuses. C'est le « réflexe de Kretschmer » qui est une auto-défense de l'organisme qui ne veut plus rien laisser passer. Ce qui se constate chez l'asthmatique n'est, évidemment, pas aussi spectaculaire que le réflexe induit par l'ammoniaque, l'inflammation n'est de loin pas aussi importante. Mais il s'agit tout de même d'une réaction semblable chez les deux sujets, l'un comme l'autre se barricadent devant le danger, l'asthmatique a cependant affaire à un danger fictif.

Nous nous sommes expliqués longuement dans le chapitre précédent sur les allergies, il suffira ici de rappeler les relations entre le rejet et la peur. En effet, l'asthme est en étroit rapport avec l'allergie.

L'asthme enserre la poitrine, en latin *angustus* veut dire étroit, nous retrouvons la même racine dans le mot « angoisse » et dans

« angine » puis encore dans *angina pectoris* qui est une atteinte cardiaque très douloureuse. Il y a une relation entre les mots « étroit » et « angoisse ». De même il y a une relation entre l'asthme et la peur, c'est la crainte de laisser échapper quelque chose, on ne peut se séparer d'une certaine possession. Nous avons déjà vu cela dans les allergies, ce besoin de s'enfermer qui va être poussé, chez certains asthmatiques jusqu'à l'extrême, entraînant alors fatalement la mort qui est le dernier stade de l'enfermement, à ce moment-là, nous sommes vraiment protégés de la vie et de ce qui est vivant.

Aussi étrange que cela paraisse, nous pouvons rendre furieux un asthmatique en lui disant que sa maladie n'est pas mortelle... il attache, semble-t-il une grande importance à ce que nous sachions que sa vie est en danger.

Besoin de pouvoir et sentiment d'infériorité

L'asthmatique a besoin de dominer, puisqu'il ne parvient pas à remplir cette exigence de sa personnalité, celle-ci cherche une issue via le corps physique. L'asthme en est une, c'est une manifestation de mépris vis-à-vis d'autrui, comme si on lui « soufflait » son haleine en pleine figure, c'est arrogant et par là même une manière comme une autre de montrer le pouvoir qu'on s'octroie sur l'autre. L'asthmatique, évidemment, n'en est pas conscient, il a soigneusement enfoui au fond de lui cette particularité de sa personnalité. Il a aussi tendance à fuir pour se cacher derrière certains idéaux ou un dogmatisme. S'il se trouve confronté à quelqu'un qui a pouvoir sur lui (c'est la loi des semblables) il aura une telle crainte qu'il ne pourra plus parler, ses poumons ne lui donnant pas le souffle suffisant. On lui a coupé le « souffle » (la parole). En effet, c'est l'expiration qui permet de moduler la voix.

L'asthmatique a trouvé, grâce à ses symptômes, le moyen de dominer son entourage. Il faut l'entourer de précautions, éloigner tout ce qui pourrait entraver sa respiration, plus d'animaux, pas de poussière, plus de fumeurs ! etc.

Des crises mettant la vie de l'asthmatique en danger peuvent survenir si le malade est mis face à face avec son propre problème de pouvoir. Ce sont des crises très sérieuses dont il est souvent difficile de sortir le patient. Nous avons affaire alors aux cas extrêmes, toujours très impressionnants. Nous nous demandons comment il est possible de mettre ainsi sa vie en danger rien que par besoin de se prouver à soi-même sa propre supériorité. En psychothérapie ce sont des situations de dernière chance qui se présentent lorsque nous approchons dangereusement de la vérité.

Ce jeu entre la domination et l'auto-mutilation nous laisse entrevoir l'ambivalence de la dominante inconsciente. L'importance de plus en plus grande du besoin de pouvoir, accompagné d'une respiration de plus en plus difficile et bruyante, appelle une augmentation du pôle opposé, l'impuissance, le sentiment d'infériorité et d'incapacité. Reconnaître consciemment ses faiblesses, ses mesquineries et les accepter, serait, entre autre, la tâche à laquelle devrait s'atteler l'asthmatique.

Lorsque la maladie est installée depuis longtemps, nous voyons apparaître une dilatation du thorax, puis un durcissement de la cage thoracique. En apparence, c'est impressionnant mais la capacité respiratoire est de plus en plus réduite, il n'y a plus suffisamment de souplesse pour le bon fonctionnement des poumons. Le conflit, à ce stade, ne peut être plus évident, il s'agit bien d'une guerre entre l'exigence du moi et la réalité.

Cette manière de gonfler la poitrine est également une forme d'agressivité. L'asthmatique n'a jamais appris à verbaliser de manière correcte sa propre agressivité. Il a besoin de « brasser de l'air » de pendre de la place, il se sent pétrifié, toutes les fois qu'il pourrait manifester ses sentiments en criant ou en se rebiffant, s'il n'y parvient pas, il reste bloqué, figé dans sa propre poitrine. Ces manifestations agressives « rentrées » sortent sous une forme corporelle en toux et crachats. Nous connaissons des expressions courantes qui décrivent cet état, comme « cracher au visage de quelqu'un », « en avoir le souffle coupé », « ça me fait tousser ».

Certaines allergies se manifestent en même temps que l'asthme prouvant les liens qui existent entre l'asthme et l'agressivité.

Refus d'accepter les zones sombres de l'existence

L'asthmatique aime ce qui est soigné, propre, clair, stérile, il peut même détester l'obscurité, les animaux, la terre, ce qui est sale, et l'on retrouve ces définitions dans ce qui lui procure des allergies. Il aimerait bien, une fois pour toutes, s'installer dans les royaumes « d'en-haut » et ne plus avoir de contact avec le pôle opposé. Il a souvent un esprit critique (l'élément « air » régit l'intellect). La sexualité, qui représente le pôle opposé, le pôle inférieur, se transforme chez lui en sécrétions bronchiques. Elle lui est montée, non à la tête, mais dans la poitrine (ce qui revient un peu au même étant donné la symbolique de l'air). Ce renversement est sensé préserver les organes sexuels. L'asthmatique expectore ce qui devrait sortir par un autre orifice (le sperme). Ce n'est pas une solution très étrange, nous verrons plus loin le rapport qui existe entre la bouche et les parties génitales.

L'asthmatique aspire à « respirer » de l'air pur. Il a souvent une préférence pour la vie en altitude, souhait qui se réalise lorsque le médecin lui prescrit un séjour en montagne. C'est à nouveau une situation dominante permettant de regarder de haut les sombres événements qui se déroulent dans les vallées obscures. Sur les sommets, l'air est pur, nous sommes hors des nuisances, mais aussi des régions fertiles, la vie en montagne prend une sorte de pureté minérale. Ce malade qui fuit vers les hauteurs est cautionné par la climatologie. A l'opposé, mais partant de la même symbolique, se trouve la cure marine avec son air salin. Le sel est en étroite relation avec le désert, endroit aride s'il en est, stérile et également minéral. L'asthmatique souhaite vivre dans des lieux où la vie est plus ou moins absente car c'est précisément la vie qu'il craint et fuit.

L'asthmatique cherche l'amour, il voudrait être aimé, c'est pourquoi il a besoin de tant « respirer » mais... il ne peut guère donner son amour, l'expiration qui est don, est entravée.

Comment sortir de la situation ? La réponse est toujours semblable : prendre conscience et avoir le courage d'être honnête envers soi-même, sans fausse honte. Dès que nous parvenons à affronter nos peurs, que nous arrivons à ne plus craindre la rencontre avec les « choses de la vie » qui paraissaient effrayantes, nous allons au-devant d'elles et nous mettons à les aimer puis à les intégrer.

Il existe une forme de thérapie, ignorée de la médecine officielle, mais qui relève de la symbolique du problème que nous venons d'analyser (asthme et allergie). Il s'agit de soigner le malade avec sa propre urine, en la lui injectant par voie intra-musculaire. Cette méthode, appliquée par les naturopathes, consiste à contraindre le patient à accepter dans son corps ce qu'il a toujours refusé, sa propre « saleté », c'est une véritable intégration forcée, et symbolique, qui peut donner la santé « rendre sain ».

L'ASTHME

Les questions qu'un asthmatique devrait se poser :

1. Quels sont les domaines dans lesquels je veux bien prendre mais pas donner ?

2. Est-ce que je suis capable d'assumer mon agressivité consciemment et quelles sont les circonstances qui me permettent de l'exprimer ?

3. Comment est-ce que je me situe par rapport aux contraires : domination et sentiment d'infériorité ?

4. Quels sont les domaines de la vie que j'apprécie et ceux que je fuis ? Suis-je apte à sentir quelque peu la peur qui s'est cachée derrière mes échelles de valeur ?

Quels domaines de la vie est-ce que je veux éviter, qu'est- ce que je trouve sale, bas, sans noblesse ?

N'oublions jamais que partout où nous sentons qu'il y a un étranglement se trouve une crainte. Le seul remède à la peur est de s'ouvrir à ce qui nous effraie.

LES REFROIDISSEMENTS ET LES AFFECTIONS GRIPPALES

Avant de clore le chapitre sur l'asthme, nous voulons brièvement aborder les symptômes des diverses formes de refroidissements qui s'attaquent en prédilection aux organes respiratoires. Grippes, rhumes et autres refroidissements sont des affections aiguës, nous savons déjà qu'elles expriment un conflit. Il faut simplement pour compléter notre propos que nous donnions leur signification symbolique selon l'endroit du corps qui est atteint. Un refroidissement survient toujours lorsqu'il y a un état de crise, bien que pour certains cette affirmation puisse paraître un peu violente. Il s'agit généralement de conflits mineurs qui se traduiront en symptômes d'une intensité correspondant à leur importance. Ce genre de situations critiques se rencontrent fréquemment dans la vie quotidienne, il suffit d'être surmené ou légèrement déprimé pour avoir envie ou besoin de se mettre en retrait, c'est alors qu'intervient le psychisme. Il nous procure l'excuse dont nous nous servirons pour prendre le recul face à une situation trop exigeante pour nous et que nous n'avons pas la force d'affronter. C'est inconsciemment que nous somatiserons car nous n'avons pas voulu admettre notre désir de fuite. C'est notre corps qui va se refuser à en supporter davantage, il va se mettre à tousser (cracher la situation) et nous aurons atteint notre but avec en plus l'avantage d'être dans un état qui éveillera la compassion d'autrui, ce qui n'aurait certainement pas été le cas si nous avions « tenu le coup ». Notre rhume, ou tout autre affection du même ordre, va nous donner l'occasion de nous retirer d'une situation pesante et en plus nous laisser le temps de nous occuper de nous-même. Nous pourrons nous dorloter à plaisir et vivre notre sensibilité sur le plan physique.

Nous avons mal à la tête (personne n'osera nous contredire), nos yeux coulent, nous avons l'air misérable. Cette exaspération de notre sensibilité peut aller très loin, (certains ont « mal aux cheveux ») et nous manifesterons des troubles tels que personne ne pourra nous approcher, nous quémandons qu'on nous « fiche la paix ». Le nez bouché ne permet plus la communication (la respiration étant le contact). Nous prions les autres de se tenir éloignés de nous afin de ne pas les contaminer ! Les éternuements sont un sommet, nous faisons alors de notre expiration une véritable agression. L'échange verbal devient impossible lorsqu'on a une extinction de voix... qui permet à peine de prononcer les quelques mots nécessaires mais surtout pas une conversation. Une toux énorme est une façon de dire que nous ne voulons pas communiquer.

Nous comprenons maintenant que les amygdales soient susceptibles de représenter un des principaux organes de rejet. Lorsqu'elles sont tellement enflammées et que nous ne pouvons plus rien avaler, nous pourrions être amenés à nous demander ce qu'elles symbolisent. Avaler est un acte d'acceptation volontaire. Que ne voulons-nous plus « avaler » ? C'est la question que nous posent les refroidissements, sur tous les plans. Les douleurs musculaires et la sensation de grande fatigue que procure la grippe rendent chaque mouvement difficile, parfois la gêne gagne les épaules, il y a un poids insupportable, quel est-il, que ne voulons-nous plus porter ?

Une bonne partie de nos problèmes sont éliminés par le catarrhe, plus nous expectorons et plus nous nous en débarrassons, nous nous sentons allégés. Le mucus épais qui bouchait tout et entravait toute communication, doit devenir plus fluide, nous nous « dégageons », bientôt nous retrouvons notre mobilité. Nous pourrions dire qu'après chaque refroidissement quelque chose en nous se libère, c'est un petit pas dans notre développement. Les naturopathes voient dans les maladies de cet ordre, non sans raison, un processus d'élimination qui nettoie le corps en le débarrassant de toxines et par là même permet à certains problèmes de ne plus empoisonner le psychisme. Le corps et l'âme sortiront renforcés de la crise... jusqu'à la prochaine fois...

IV

LA DIGESTION

Digestion et respiration ont quelque chose de semblable. Par la respiration nous inspirons le monde extérieur, l'assimilons et lui rendons ce que nous n'avons pas pu utiliser. C'est la même chose en ce qui concerne la digestion bien que ce processus là s'enracine plus profondément dans la matière corporelle. La respiration relève de l'élément air, la digestion de l'élément terre qui est plus matérialisé. Contrairement à la respiration, nous ne trouvons pas de rythme évident dans la digestion. La cadence « ingurgitation-déjection » des aliments perd dans l'élément terre la clarté et la force de sa rythmique.

La digestion toutefois est comparable dans son opposition au travail du cerveau (la conscience) qui filtre et capte les impressions sous une forme immatérielle (nous ne vivons pas de pain seulement...). La digestion nous oblige à transformer les éléments matériels de ce monde. On peut en déduire que la digestion englobe :

1. La prise du monde extérieur sous forme d'impressions matérielles.

2. La différenciation entre ce qui est supportable et ce qui ne l'est pas.

3. L'assimilation de ce qui est supportable.

4. L'élimination de ce qui n'est pas assimilable, indigeste.

Avant d'aller plus loin dans l'examen des problèmes relatifs à la digestion, il faut traiter un peu de la symbolique de la nourriture. Il est possible de connaître quelque peu une personne rien qu'en sachant de quoi elle se nourrit (dis-moi ce que tu manges et je te dirais qui tu es !).C'est un bon exercice que d'aiguiser son sens de l'observation, et ainsi sa conscience, en examinant les rapports qu'il peut y avoir entre les différents événements de la vie journalière. Rien n'est jamais fortuit.

Les aliments préférés de quelqu'un sont le signe d'une affinité entre eux et lui, ils nous dévoilent une partie de la personne que nous observons. Les dégoûts ou les rejets de certains aliments représentent une antipathie que l'on peut fort bien interpréter. Ils sont tout aussi significatifs qu'un test psychologique. La faim symbolise « vouloir-avoir », « prendre-s'approprier », c'est l'expression d'une sorte d'avidité. Manger, c'est une satisfaction du vouloir par intégration, on ingurgite et on est rassasié.

Un besoin d'amour insatisfait trouve souvent une compensation dans une boulimie de sucreries. C'est une manière de s'approprier de la douceur, de la tendresse. Une fringale de friandises et de douceurs est toujours signe d'un besoin d'amour inassouvi. De nouveau nous pouvons constater comme certaines expressions, sont révélatrices : « une douce jeune-fille », « ma douce moitié », « belle à croquer ». Il y a un rapport très étroit entre l'amour et les sucreries. Chez l'enfant, c'est toujours une indication qu'il manque d'amour ou se croit mal aimé. Les parents n'acceptent pas volontiers qu'on fasse ce rapprochement, ils s'écrient, indignés : « Mais, nous faisons tout ce que nous pouvons pour cet enfant ! ». Tout faire et aimer sont deux choses différentes. Celui qui court après les douceurs réclame amour et attention. Nous pouvons nous fier à cette règle alors que nous ne pouvons pas toujours nous fier à notre propre capacité à aimer. Certains parents gavent leurs enfants de friandises pour compenser ce qu'ils ne peuvent leur donner sur un autre plan. Se sentant incapables de donner de l'amour, ils donnent des bonbons.

Les personnes qui font travailler leurs méninges et les mettent fortement à contribution, comme les intellectuels par exemple, ont en général une préférence pour les mets salés et les plats relevés. Les hyper-conservateurs aiment... les conserves, spécialement les aliments fumés, le thé très fort, toutes les boissons amères (contenant du tanin). Ceux ou celles qui aiment les mets très épicés démontrent leur désir de nouveautés, de nouvelles expériences, de découvertes. Ce sont des personnes qui ne craignent pas les défis, ni les aliments lourds ou difficiles à digérer. Ceux qui mangent sans sel, sans goût, fade, craignent tout ce qui est inconnu. Ils s'arrangent pour échapper aux confrontations, écartent tout ce qui pourrait exiger d'eux un engagement nouveau. Cette crainte peut aller si loin qu'ils risquent de se trouver réduits à se nourrir de bouillies, leur estomac refusant des nourritures plus consistantes. Nous reviendrons, plus loin, sur ces cas. Les bouillies sont des aliments pour bébés ce qui veut dire que celui qui souffre de l'estomac régresse. Il désire se retrouver dans ce stade de l'indifférencié particulier à la petite enfance où l'on n'est obligé ni de choisir ni même de couper sa viande. Pas nécessaire non plus de mordre ou de mâcher (actions agressives !). C'est un être qui refuse d'avaler ce qui est « dur ».

La peur des arêtes symbolise une peur des agressions. La peur des coquilles ou des coques symbolise une peur des problèmes, on craint d'aller jusqu'au fond des choses (il faut pour cela briser la coque). A l'opposé, nous trouvons les adeptes de la macrobiotique. Ils recherchent les problèmes, veulent creuser les choses, sont prêts à en payer le prix et poussent parfois si loin qu'ils refusent des situations sans problème, même leurs desserts sucrés doivent être durs à croquer ! Les macrobiotes démontrent par leur goût qu'ils craignent, d'une certaine manière, de manifester leur amour et leur tendresse, et surtout d'en recevoir des témoignages. Dans les cas extrêmes, certaines personnes se nourrissent par intraveineuses, le vrai et le plus sûr moyen de végéter à l'abri de tout conflit et de toute compromission.

LES DENTS

La nourriture qui entre dans notre bouche doit tout d'abord être mâchée, c'est le travail des dents. Mordre est un acte fortement agressif, il représente le pouvoir de s'approprier quelque chose et de s'y cramponner, de ne plus lâcher prise. le chien montre les dents pour témoigner de son agressivité. L'image est passée dans le langage courant ; on dit : « montrer les dents » lorsqu'on n'est pas d'accord de se laisser faire. Lorsque notre dentition est mauvaise, cela prouve que nous avons de la peine à exprimer notre agressivité, donc également à l'assumer.

De nos jours, presque tout le monde souffre d'une plus ou moins bonne dentition et l'on trouve des caries même chez les enfants. Ce symptôme collectif est preuve d'un problème collectif.

L'agressivité est un problème social spécifique de notre temps. Dans nos sociétés hautement développées, nous cherchons à nous accommoder de tout , ce qui veut dire en clair : « rentre ton agressivité ! ». Tout ce « refoulé » revient sous forme de maladies. Ainsi, bien stylés, nous trouvons un moyen détourné de dénoncer les perversions de notre époque qui n'ont rien à envier à celles des temps passés. Les hôpitaux sont devenus les champs de bataille de notre civilisation. C'est là que notre agressivité refoulée livre ses batailles impitoyables contre son propriétaire. C'est là que nous souffrons de notre propre méchanceté faute d'avoir su ou pu la déceler en nous-mêmes et finalement en venir consciemment à bout.

Nous ne devons pas nous étonner de rencontrer de plus en plus de personnes présentant des tableaux cliniques dus à une agressivité ou à une sexualité mal intégrées. Toutes deux relèvent de domaines que l'homme moderne refoule le plus violemment. Certains nous rétorqueront que la criminalité augmente, que la sexualité est exacerbée, que nous assistons à des attentats de plus en plus nombreux. Nous leur répondrons que le manque comme l'excès d'agressivité prouvent qu'elle a été refoulée. Manque et excès en sont deux symptômes. Ce sont deux phases interchangeables du même processus. Lorsqu'il n'est pas nécessaire de refouler notre agressivité, lorsque nous lui donnons la place qui lui revient et permettons à cette énergie de nous apporter ses expériences, il nous devient alors possible d'intégrer cette part de notre personnalité consciemment. Une agressivité bien intégrée est une énergie à la disposition de l'ensemble de notre personnalité, elle fait partie de notre vitalité alors qu'une apparente douceur cache des possibilités d'explosion sauvage. Pour arriver à équilibrer notre agressivité, il faut y travailler, il faut que se présentent des possibilités d'expériences qui nous feront mûrir. Notre agressivité refoulée se réfugie dans « l'ombre » et ressort pervertie sous forme de maladie, exigeant notre attention. Le fonctionnement est le même lorsqu'il s'agit de sexualité ou d'un problème psychique refoulés.

Revenons à la dentition qui représente, tant chez l'homme que chez l'animal, aussi bien l'agressivité que l'opposition violente (s'entre-dévorer). Nous voyons souvent une relation de cause à effet chez les peuplades qui présentent des dents saines. Nous pensons que cela dépend de leur façon de se nourrir. Il y a autre chose; en général, ces peuplades qui vivent plus « naturellement » ont un autre comportement, elles traitent leur agressivité d'une manière particulière. De plus, sans tenir compte du comportement collectif, chaque individu peut présenter une dentition différente. Outre ce que nous avons dit à propos de l'agressivité, l'état de nos dents témoigne de notre vitalité (agressivité et vitalité sont les deux aspects d'une même force, cependant, les deux concepts éveillent en nous des associations différentes). Pensons, par exemple à l'expression qui dit : « A cheval donné, on ne regarde pas les dents ». Derrière cette expression, il y a un usage réel qui veut, qu'à l'état de ses dents l'on juge de l'âge et de la vigueur d'un cheval. Dans l'interprétation des rêves, certains disent que rêver de perdre ses dents est signe d'une perte d'énergie et d'impuissance.

Il y a des personnes qui grincent des dents pendant leur sommeil, parfois avec tant de force qu'il faut les protéger par des moyens artificiels afin qu'ils n'en viennent pas à un déchaussement. La symbolique est ici évidente, il s'agit d'une agressivité forcenée. Lorsque nous n'avons pas pu mordre à notre gré pendant le jour, nous compensons pendant la nuit en grinçant des dents jusqu'à ce que nous parvenions à les faire tomber tant elles représentent un danger. De mauvaises dents signifient un manque de vitalité, donc un manque d'endurance, une incapacité à s'accrocher, à « mordre » à quelque chose. Il sera difficile de s'atteler à un problème. Nous trouvons la même symbolique dans les réclames pour les pâtes dentifrices... des gencives en béton pour mordre allégrement.

Les « troisièmes » dents permettent de faire croire que l'on possède encore la vitalité que nous n'avons plus, qu'on peut encore « mordre à belles dents ». Là comme lors du port de n'importe quelle prothèse, il s'agit d'une imposture, nous trichons, cela fait penser à ces panneaux à l'entrée de certaines propriétés : « Attention, chien méchant » (même s'il n'y a pas de chien, on veut impressionner).

Les gencives sont les fondations des dents, par analogie, elles représentent la fondation de la vitalité et de l'agressivité, de la confiance en soi, de l'assurance. Lorsque ces qualités manquent, nous ne pouvons pas vraiment nous attaquer à un problème. Nous n'avons pas le courage de « croquer » une noix, nous n'osons pas aller de l'avant. C'est la confiance qui génère le courage de même que de bonnes gencives garantissent le bon enracinement des dents.

Lorsque les gencives sont trop faibles et saignent pour un rien, elles ne remplissent pas leur rôle. Le sang est symbole de vie, une gencive qui saigne nous prouve que la confiance en soi est ébranlée, que la vitalité ne suffit pas à faire face au plus petites exigences de la vie.

LA DEGLUTITION

Après que la nourriture soit broyée par les dents, nous déglutissons afin d'intégrer, d'incorporer l'aliment qui a été mâché. Tant que nous le gardons dans la bouche, nous pouvons encore aisément le rejeter. Dès qu'il a été avalé, cela devient beaucoup plus difficile. Un gros morceau a « de la peine à passer » et s'il est trop gros, il ne passe pas. Dans la vie, il y a des choses qu'on ne peut avaler, comme par exemple, être renvoyé de son travail ou recevoir de mauvaises nouvelles.

Ce sont précisément ces circonstances qui nous donnent l'envie de boire quelque chose pour faire « passer ». Un liquide aide à avaler, surtout si on boit un « bon coup ». On dit souvent d'un alcoolique : « qu'est-ce qu'il en descend ! ». Généralement l'alcoolique boit pour cette raison précise, il a quelque chose à faire descendre, quelque chose qui ne passe pas. Souvent l'alcoolique boit tellement qu'il ne mange plus, il a remplacé le solide par le liquide, il ne peut plus ingurgiter ce qui est dur, ce qui demande un effort avant d'être avalé. La bouteille lui procure ce qui « passe » tout droit.

Nous trouvons quantité de dérangements concernant la déglutition. Cela peut aller de l'angine à l'impression d'avoir une sorte de boule dans la gorge, toutes ces difficultés disent : « je n'en veux plus, fini ». Dans ce genre de symptômes, le malade devrait se demander : « Qui y a-t-il en ce moment dans ma vie que je ne peux pas accepter ou que je ne veux pas « avaler ».. Parlons encore de l'aérophagie qui rejoint, d'une certaine manière, les problèmes de déglutition puisqu'il s'agit d'avaler de l'air. C'est une substitution, ce que l'on n'a pas pu avaler on le remplace par quelque chose... que l'on ne gardera pas... on le rendra sous forme de « renvoi » ou de « rot », ce qui est une façon de souffler avec dédain.

LA NAUSEE ET L'INDIGESTION

Une fois la nourriture avalée, tout n'est pas dit, elle peut encore nous sembler difficile à digérer, nous rester sur l'estomac (comme une pierre). La pierre, comme la coque ou la coquille, est symbole d'un problème (pensons à l'expression : lancer la pierre). Nous savons tous qu'un problème peut nous rester sur l'estomac, nous couper l'appétit. L'appétit est grandement dépendant du psychisme. De nombreuses expressions du langage courant en témoignent, comme : « cela m'est resté sur l'estomac », « cela ma coupé l'appétit », « j'en ai la nausée » ou « j'en ai mal au cœur ». Avoir la nausée c'est refuser quelque chose qui par conséquent va nous rester sur l'estomac. Les querelles peuvent nous saturer et provoquer la nausée. Cela ne se produit pas uniquement sur le plan physique ; nous pouvons aussi refuser d'en avaler (encaisser) davantage sur le plan psychique. Il y a des choses que nous ne supportons plus, que nous ne voulons plus accepter, nous en avons assez.

La nausée culmine dans le vomissement, la nourriture est rejetée. Nous nous débarrassons des choses, des impressions que nous ne voulons pas, que nous refusons violemment, qui ne doivent pas faire partie de nous. Vomir est un refus total et massif, c'est l'expression d'un dégoût. L'expression est aussi dans le langage commun : « ça me fait vomir » et elle ne se rapporte pas qu'au plan physique.

Vomir, c'est vraiment ne pas vouloir accepter. Nous retrouvons la même symbolique dans la fausse-couche. Elle témoigne du refus de l'enfant, refus inconscient, bien sûr. C'est aussi de la part de la femme un rejet du sperme, elle ne veut pas l'admettre dans son corps. A cette réflexion, nous pouvons ajouter qu'il peut aussi s'agir d'un refus de la féminité et de la maternité.

L'ESTOMAC

La prochaine étape atteinte par la nourriture (qui n'a pas été rejetée) c'est l'estomac, dont la fonction première est de recevoir. Il reçoit tout ce que nous lui envoyons, tout ce qui vient de l'extérieur et qu'il doit digérer. Etre capable de recevoir exige ouverture, acceptation, passivité, il faut être prêt à tout. Ces qualités sont féminines, l'estomac a donc une polarité féminine. Le principe masculin peut être décrit comme la faculté de rayonner, d'agir, il est représentatif de l'élément feu. Le principe féminin représente l'élément eau, à ces facultés réceptives nous pouvons encore ajouter la perméabilité, l'accueil et la protection. Sur le plan psychique cela correspond à sentir ; tout le domaine des sensations (mais non des émotions) est féminin. Si nous rejetons de notre conscient la capacité de sentir, cette fonction va ressurgir dans le corps et c'est l'estomac qui va être chargé d'un double travail : il devra digérer les nourritures physiques et les impressions psychiques. Dans ce cas, ce n'est pas seulement « l'amour qui passe par l'estomac », ce sont des quantités de choses qui vont « rester » sur l'estomac… et la « grise mine » que l'on montrera à l'extérieur en témoignera.

En plus de sa capacité réceptrice, l'estomac remplit une fonction d'ordre masculin, il produit et secrète les sucs gastriques, c'est le pôle opposé. L'acide corrode, attaque, creuse, troue, il est manifestement agressif. On dit d'une personne qui n'est jamais contente et réclame sans cesse qu'elle est « amère », c'est presque la même chose que d'être « acide ». Si ce mécontentement et cette rancune ne sont pas admis consciemment ou transformés en une forme ou une autre d'agressivité, nous allons « ravaler » notre rage et… somatiser, l'estomac s'en chargera en produisant trop d'acide. C'est le moyen qu'il trouve pour digérer des sentiments qui pourtant ne sont pas une matière réclamant cette substance particulière. L'efficacité est cependant évidente, nous avons rapidement des brûlures, des renvois acides, tout ce que nous avons refoulé remonte pour nous rappeler à l'ordre. En effet, il vaut mieux ne pas ravaler ses sentiments et laisser l'estomac à ses fonctions naturelles. Cette acidité remontant à la surface dévoile, à sa manière, le refoulé qui trouve ainsi sa façon de s'exprimer.

Celui qui souffre de l'estomac a des problèmes, il ne sait pas comment se comporter face à ses colères et son agressivité. Il n'arrive pas à résoudre ses problèmes, ne parvient pas à les assumer et à prendre ses responsabilités. Ce malade est quelqu'un qui ne montre rien et avale tout. A l'opposé, se trouve la personne hyperagressive, ce qui en quelque sorte revient au même. Ni l'un ni l'autre de ces extrêmes ne permet de trouver une solution, il manque aux deux comportements la confiance en soi et en sa propre sécurité. Ces deux dernières qualités sont nécessaires pour affronter avec quelque chance de succès un conflit ou un problème. Nous avons déjà traité le sujet lors du chapitre consacré à la dentition. Tout le monde sait qu'une nourriture mal mâchée est très difficile à supporter pour un estomac délicat et plus encore si cet estomac produit trop d'acidité. Mâcher, c'est mordre, c'est une action agressive, si elle n'est pas convenablement conduite, l'estomac aura une charge supplémentaire... qui l'obligera à produire davantage d'acidité.

Le malade de l'estomac est quelqu'un qui ne veut de conflit à aucun prix. Inconsciemment, il aimerait retourner à l'enfance sans problème qui est protégée et nourrie de bouillies. C'est bien ce qui va lui arriver, il va devoir se nourrir d'aliments passés à la moulinette, ce qui peut s'assimiler à un filtre. Rien de dur ne devant être avalé, les aliments ne présenteront plus de danger. Rien de crû non plus pour cet estomac malade, tout cela est trop dangereux, trop rudimentaire. Les aliments doivent passer par la cuisson qui tuera les éléments pouvant être nocifs, c'est une agression préliminaire mais qui met le patient à l'abri. Même le pain complet sera trop lourd à digérer, il contient trop de « problèmes ». Tous les mets épicés, l'alcool, le café, la nicotine et même les sucreries pourraient provoquer une irritation à laquelle le malade ne peut ni ne veut s'exposer.

Vivre et manger devraient être des actes de liberté, exemptés de toute interdiction. L'acidité de l'estomac conduit à un sentiment d'obligation, d'esclavage qui fermera l'ouverture à de nouvelles impressions.

Les médicaments-compresses qui protègent la muqueuse de l'estomac provoquent souvent une élimination sous forme de renvois qui apporte un soulagement, cette élimination forcée est une forme d'agression vers l'extérieur. Le soulagement donne une impression d'allégement, une pression disparaît. En allopathie, on trouve le même rapport lorsqu'on prescrit des tranquillisants, le médicament interrompt par des moyens chimiques le lien entre le psychisme et le végétatif.

Dans les cas graves, on a même parfois recourt à la chirurgie pour sectionner certains réseaux nerveux responsables de la production des acides gastriques (vagotomie). Ces deux interventions de la médecine conventionnelle tendent à couper les relations existant entre les sentiments et les fonctions de l'estomac. Ce dernier est alors sensé ne plus avoir à digérer ce qui a été somatisé, il sera protégé des tempêtes extérieures. Les « expériences de Pavlov » ont démontré qu'existent des liens étroits entre le psychisme et les sécrétions gastriques. Ce sont des expériences bien connues, faites avec des chiens, ces expériences consistaient à accompagner la prise d'aliments d'un son de clochette. Il se produisait au bout d'un certain temps un réflexe conditionné qui amenait l'estomac du chien à sécréter des acides dès l'audition de la clochette.

Le comportement qui consiste à ne pas laisser ses sentiments et son agressivité se manifester à l'extérieur mais à les retourner contre soi-même a pour conséquence d'arriver, tôt ou tard, à l'ulcère d'estomac. Ce n'est pas cancéreux, il n'y a pas formation anarchique de cellules, mais une perforation de la paroi stomacale. Au lieu de nous attaquer à autrui, nous nous attaquons à notre propre corps jusqu'à la blessure réelle, c'est vraiment une mutilation que nous nous infligeons. Pour s'en sortir, le malade de l'estomac doit apprendre à devenir conscient de ce qu'il ressent, de ses propres sentiments, conscient des conflits auxquels il doit trouver une solution et digérer consciemment les impressions qu'il reçoit. Plus encore, ce malade doit être conscient de sa dépendance infantile, de son désir de retourner au sein de la mère, sous sa protection, afin d'être aimé et pris en charge comme autrefois. Souvent ces désirs infantiles sont bien camouflés sous une apparence d'indépendance orgueilleuse et de débrouillardise.

Pourtant l'estomac dit la vérité !

L'ESTOMAC ET LES TROUBLES DIGESTIFS

Lors de maux d'estomac et de troubles digestifs, il faut se poser les questions suivantes :

1. Qu'est-ce que je n'arrive pas à avaler ?
2. Qu'est-ce que je préfère avaler plutôt que de l'extérioriser ?
3. Quel est mon comportement face à mes propres sentiments ?
4. Qu'est-ce qui me rend amer ?
5. Quel est mon comportement face à mon agressivité ?
6. Jusqu'à quel point est-ce que je cherche à fuir les conflits et les affrontements ?
7. Est-ce que je cache en moi un désir refoulé d'un paradis infantile libre de problèmes où je serais aimé, où l'on prendrait soin de moi sans que je sois contraint d'en arriver à me dévorer moi-même ?

LES INTESTINS

La digestion de la nourriture s'effectue dans l'intestin grêle, c'est lui qui est chargé du tri des différents éléments nutritifs et de leur assimilation. La comparaison entre le cerveau et l'intestin grêle est évidente. Tous deux ont la même tâche et les mêmes fonctions. Le cerveau digère les impressions qui ne relèvent pas du plan matériel, l'intestin grêle digère les aliments matériels. Des troubles de l'intestin grêle devraient nous amener à nous demander si nous ne cherchons pas trop à tout analyser puisque c'est précisément le travail de tri, donc d'analyse, qui est sa fonction, et il remplit cette tâche jusque dans les détails. Les personnes qui présentent des dysfonctionnements de l'intestin grêle sont souvent portés à la critique, ils cherchent partout la « petite bête ». L'état de cet organe renseigne également sur le degré d'anxiété du patient. C'est l'intestin grêle qui apprécie et utilise les aliments. Lorsque nous nous trouvons en face que quelqu'un qui exagère dans ces deux domaines, nous pouvons penser qu'il y a un problème existentiel, l'être craint de « manquer », d'avoir faim. Exceptionnellement, ce problème peut se traduire par des caractéristiques inverses : manquer d'esprit critique. C'est le cas lors d'insuffisance pancréatique ou de stases graisseuses.

La diarrhée est un des principaux symptômes d'un dérèglement de l'intestin grêle. Dans le langage populaire, on dit parfois : « de peur... il a fait dans sa culotte ». Avoir la diarrhée, c'est avoir peur. De nouveau, nous nous trouvons face à la peur. La peur ne nous laisse pas le temps d'analyser tranquillement les impressions que nous recevons, ni de les trier convenablement. Nous les laissons s'enfuir non digérées, rien ne reste, tout glisse. Nous nous retirons dans notre coin et laissons aller les choses. Nous y perdons notre souplesse, notre malléabilité. C'est pourtant cette qualité de « fluidité » qu'il faudrait mettre à contribution pour reculer les barrières de la peur et réussir ainsi à la vaincre. Nous avons vu précédemment que la peur est en rapport avec ce qui contraint, enserre, enferme et enclave, ce qui retient. La meilleure thérapie pour lutter contre la peur consiste à « laisser aller », lâcher prise, être plus souple et adaptable. Généralement, lors d'une diarrhée, il faut boire beaucoup. Le patient reçoit ainsi, de manière symbolique, la fluidité qui lui manque et dont il a besoin pour élargir ses limites, laisser plus de place à ses craintes qui pourront alors mieux se dissoudre. Les diarrhées, qu'elles soient chroniques ou aiguës parlent toujours de peur, d'impossibilité à lâcher du lest, elles doivent nous conduire à comprendre cela et nous apprendre à ne plus nous agripper.

Le gros intestin (ou côlon), intervient en fin de digestion. Sa fonction est de retirer le liquide des restes de nourriture qui n'ont pu être digérés et employés. Le dérangement le plus fréquent de cet organe, c'est la constipation. D'après Freud, les selles représentent un « don », un « cadeau », elles sont aussi en rapport étroit avec l'argent. Des légendes associent la bouse et l'or. Pour certains, marcher sur une crotte de chien est un présage de prospérité. Les selles et l'avarice ou la générosité sont liés. Etre constipé, c'est avoir un problème au niveau de « ne pas vouloir se départir de », « vouloir tout garder ». Il y a là aussi une relation avec l'esprit. La constipation est un des grands maux contemporains qui démontre à l'évidence notre trop grand attachement à la matière, nous ne savons pas nous en distancer suffisamment.

Il y a encore une autre symbolique très importante reliée au colon, c'est celle de l'inconscient. L'intestin grêle qui s'occupe de tri et d'analyse est lié au conscient alors que symboliquement le côlon et l'inconscient sont reliés au domaine des morts. Le côlon est ce lieu où l'on trouve la matière qui ne peut plus servir à la vie du corps. C'est aussi le lieu de fermentation qui est un processus de pourrissement, puis de mort. Si le côlon symbolise l'inconscient, le côté « nuit » du corps, les selles en représentent le contenu. Nous comprenons alors ce que signifie la constipation, c'est la crainte de voir au grand jour ce contenu inconscient. Nous cherchons à garder en nous les contenus refoulés de l'inconscient. Nous ne voulons pas prendre le risque de voir les impressions refoulées. Le malade constipé ne veut vraiment rien laisser derrière lui. Si nous voulons entreprendre une psychothérapie avec lui, nous devrons commencer par le débarrasser de sa constipation, afin que son côlon retrouve son flux normal. C'est le moyen de parvenir, par analogie, à ce que les contenus de son inconscient sortent au grand jour.

La constipation signale des difficultés en rapport avec la faculté de donner, de laisser partir et que l'on ne veut voir ni les choses matérielles, ni les contenus de l'inconscient étalés au grand jour.

Le symptôme nommé *colitis ulcerosa* est une atteinte aiguë susceptible de devenir chronique, c'est une inflammation du gros intestin qui provoque des douleurs et des diarrhées sanguinolentes avec des mucosités. Le malade est souvent un être qui veut offrir sa personne, se donner à l'autre, il est même prêt à se sacrifier. Ce don à autrui implique une symbiose. Le sang et le mucus sont des constituants de la vie, symboles très anciens que les mythes des peuples ont décrits comme étant à la base même du développement de la vie. Celui qui craint de s'affirmer, de montrer sa vraie personnalité, perd son sang et sa mœlle (à rapprocher des mucosités). Vivre sa propre vie implique la faculté d'affirmer qui l'on est face à autrui, ce qui entraîne fatalement une certaine solitude (perte de la symbiose). C'est cette solitude que craint tellement le malade souffrant de colite. De peur, il perd son sang, il « sue » ses liquides vitaux éliminés par le colon (l'inconscient). Reconnaître que chacun de nous est responsable de sa propre vie et que nous devons l'assumer, nous aide à ne pas la perdre.

LE PANCREAS

Certaines glandes font également partie du système digestif, elles ont deux fonctions prioritaires : une fonction exocrine qui est de produire des sucs digestifs d'une importance vitale (faculté agressive) et une fonction endocrine réservée au pancréas qui produit de l'insuline. Une hypo-activité de cette glande provoque la maladie du diabète (dérèglement communément rattaché au sucre). Le mot diabète vient du grec *diaballein* qui signifie « jeter à travers », « passer à travers ». En fait, cette maladie consiste en une perte de sucre, c'est comme si nous avions une « diarrhée sucrée ».

Si nous nous reportons à ce que nous avons déjà vu concernant aussi bien la diarrhée que les sucreries, nous pouvons en déduire que le patient diabétique souffre d'une « perte d'amour ». Ce malade, faute de produire suffisamment d'insuline, ne peut assimiler le sucre qui se trouve dans la nourriture, il perd son sucre par les urines. Remplaçons le mot sucre par le mot amour et toute la problématique du diabétique se dévoile. Les sucreries ne sont, nous le savons déjà, qu'un substitut de désirs de tendresse inassouvis. Le diabétique aimerait bien satisfaire ses envies de douceurs mais il est incapable de les assimiler, ses cellules ne pourront s'en nourrir. Derrière ce symptôme, se cache un besoin d'amour insatisfait joint à une incapacité à accepter, à accueillir l'amour, à se laisser aimer. Il est significatif de constater que le diabétique doit se nourrir de sucre artificiel, l'insuline, qui n'est qu'un substitut. Le diabète peut conduire au coma par excès d'acidité envahissant tout le corps. Nous savons que l'acidité est symbole d'agression. Encore et toujours, nous rencontrons cette polarité : amour-agression ou sucre-acide et, en mythologie, Vénus-Mars. Le corps nous démontre que celui qui n'est pas capable d'aimer devient « acide ». Celui qui ne sait pas apprécier les douceurs de la vie, ne sera pas non plus lui-même apprécié des autres.

Seul un être capable d'accepter d'être aimé peut aimer. Le diabétique donne son amour dans son urine où se retrouve le sucre qu'il n'a pas assimilé. Celui qui ne laisse pas les autres entrer dans sa vie, perd son « sucre » (toute douceur et toute tendresse). Le diabétique aimerait bien avoir de l'amour (douces choses) mais il ne se permet pas de le montrer, d'aller au-devant de l'amour pour parvenir à la réalisation de cette partie de sa personnalité... « non merci, je n'ai pas le droit de prendre quoi que ce soit qui contienne du sucre... » (et pourtant, comme j'aimerais pouvoir le faire!). Tant que nous n'avons pas appris à aimer, nous ne pouvons rien recevoir et l'amour s'en va... comme le sucre. Personne ne devrait devenir amer (acide) !

LE FOIE

Il n'est pas facile d'examiner les fonctions que remplit le foie car elles sont nombreuses. C'est un des plus gros organes de notre corps, il en est, pour ainsi dire, le laboratoire, c'est lui qui sert d'échangeur. Nous allons esquisser brièvement ses fonctions principales :

1. En tant que réservoir d'énergie, il fabrique du glycogène qu'il stocke (environ cinq cents kilocalories) et dont il prélève les

hydrates de carbone qui se transforment en graisse qui seront ensuite disséminées en dépôts graisseux dans le corps entier.

2. En tant que producteur d'énergie, il tire de la nourriture les acides aminés et le glucose (énergie). Toute la graisse va au foie où elle est brûlée pour donner de l'énergie.

3. En tant qu'échangeur d'amidon, il peut tout aussi bien détruire les acides aminés qu'en fabriquer de nouveaux. Le foie fait ainsi la liaison entre l'amidon (protéines) qu'il tire de l'espèce animale et du règne végétal, sources de notre nourriture, et celui de notre propre organisme. La sorte d'amidon fabriqué est totalement individuelle mais les éléments dont il est tiré, les acides aminés, sont universels. Prenons un exemple : les maisons sont de types différents (amidon) mais les briques qui les constituent sont faites de la même glaise (acides aminés). Les différences individuelles de l'amidon qui se trouve dans les plantes, les animaux ou les hommes dépendent du modèle particulier d'ordonnancement des acides aminés qui est codé dans l'ADN.

4. En tant que fabriquant d'antidotes, il neutralise les poisons que nous fabriquons ou qui viennent de l'extérieur, les transforme en éléments qui peuvent être dissous dans l'eau et qui seront ensuite éliminés par la bile ou les reins. En outre, la « bilirubine » qui est à la base de la production des globules rouges (hémoglobine) doit être transformée par le foie pour pouvoir être utilisée. Lorsque ce processus est détraqué, la jaunisse se déclare. Enfin, le foie synthétise l'urine qui est produite par les reins.

Après cet aperçu condensé des principales fonctions du foie, nous allons en aborder la traduction symbolique. Nous commencerons par le dernier point nommé, la désintoxication. Pour être capable de désintoxiquer, il faut savoir discerner, faire la différence entre ce qui est poison et ce qui ne l'est pas. Les dysfonctionnements et les maladies du foie nous permettent donc de penser que nous sommes face à un problème de jugement, c'est une incapacité à déterminer ce qui a de la valeur et ce qui n'en a pas, ce qui est utile ou nécessaire et ce qui est nuisible (nourriture ou poison). Tant que nous savons évaluer jusqu'où les choses sont supportables et où intervient l'excès, tout va bien, nous ne dépasserons pas les bornes. Le foie tombe toujours malade par surcharge : trop de graisse, trop de nourriture, trop d'alcool, trop de drogues. Un foie malade témoigne toujours d'un trop plein de quelque chose, une surestimation des capacités, un manque de mesure, des désirs inconsidérés, un idéal mal placé ou trop élevé.

Le foie procure l'énergie. Le malade du foie n'a plus d'énergie, il n'a plus de vitalité: il devient impuissant, il perd le goût de manger et de boire. Il perd tout intérêt pour les domaines qui sont en rapport avec la force vitale d'expansion, c'est ainsi qu'il corrige et compense par un symptôme son problème de « trop de tout ». C'est une réaction de son corps physique au déséquilibre intérieur à sa « folie des grandeur », qui devrait lui apprendre à modérer ses appétits dans tous les sens du terme. Les agents coagulants du sang ne sont plus produits en quantité suffisante, ce qui entraîne des hémorragies, le patient perd son sang et le sang, c'est la vie. La maladie obligera le malade à se retirer pour se reposer, il faudra qu'il s'impose des restrictions (sexe, nourriture et boisson). Ce processus est très frappant dans l'hépatite.

Le foie a un rapport symbolique important avec les domaines religieux et les idéaux, ce qui n'est pas évident de prime abord. Rappelons-nous ce que nous avons dit sur la synthèse de l'albumine qui est un des premiers constituants de la vie. Elle est produite par les acides aminés. Le foie fabrique l'albumine humaine à partir de la nourriture tirée des règnes végétaux et animaux et détermine l'ordonnancement des acides aminés (c'est un schéma). Autrement dit, en stockant les éléments primordiaux de la vie que sont les acides aminés, le foie transforme leur structure les faisant ainsi évoluer en qualité, ils passent des règnes végétaux et animaux, en un bond, au règne humain. Mais ces matériaux de construction de notre organisme gardent cependant leur identité propre, ce qui leur permet de rester en relation avec leurs origines. La synthèse de l'albumine est un reflet microcosmique parfait de ce que nous appelons, au niveau du macrocosme, l'évolution. C'est en changeant et en transformant les qualités du schéma que sont produits ces matériaux de construction innombrables et variés qui vont servir à la manifestation des multiples formes de vie. Grâce à la permanence de cette « matière », tout le vivant reste en relation, c'est pourquoi les sages depuis toujours disent que tout est dans tout (*pars pro toto*).

Cette connaissance peut s'appeler « *religio* » qui veut dire « relié ».

Toute religion cherche à relier, à nous relier avec nos origines, notre point de départ, le Tout Un, et elle y parvient car la multiplicité qui nous sépare de l'unité n'est qu'une illusion (Maya). Cette multiplicité ne dépend que du jeu des différents « modèles » interchangeables de la même essence-substance. C'est pourquoi, seul celui qui a perdu l'illusion de ces formes multiples peut apercevoir le « chemin » (du retour). « La multitude et l'unique » c'est le nom que nous pouvons donner au champ d'expériences qu'est le foie.

LES MALADIES DU FOIE

Celui qui souffre du foie devrait se poser les questions suivantes :

1. Quels sont les domaines dans lesquels j'ai perdu ma faculté de jugement ?
2. Sur quels sujets suis-je incapable de discerner ce que je peux supporter de ce qui est « poison » pour moi ?
3. Quelles sont mes exagérations, quelles sont mes fantasmes de grandeur, ai-je dans un domaine ou un autre atteint ou dépassé le point d'équilibre ?
4. Est-ce que je m'intéresse au domaine spirituel, à mes origines, à être relié avec le Tout ou bien est-ce que je me contente d'être moi parmi une multitude ? Est-ce que ma vision du monde n'est pas trop étroite ?
5. Est-ce que je manque de confiance ?

LA VESICULE BILIAIRE

La vésicule biliaire recueille la bile produite par le foie. Cette bile ne peut pas s'écouler normalement lorsque le passage est bouché par des calculs, ce qui est souvent le cas. Elle est en rapport avec l'agressivité. Le langage populaire le confirme : « se faire de la bile », « être bileux », c'est se faire du souci pour des choses que l'on ne peut combattre. Les femmes sont plus fréquemment sujettes aux calculs biliaires alors que les hommes le sont davantage aux calculs rénaux. Statistiquement les calculs biliaires sont beaucoup plus fréquents chez les mères et les femmes mariées que chez les célibataires. L'énergie doit couler, si elle en est empêchée, il y a un blocage, c'est aussi une sorte d'accumulation. Si pendant une longue période, il n'y a pas de possibilité de décharger ce trop plein, l'énergie va se durcir. Des dépôts et des formations de pierres dans le corps sont toujours signe d'une énergie qui s'est cristallisée. Les calculs biliaires sont des pulsions agressives durcies, devenues pierres. Energie et agressivité sont presque synonymes. Pour nous, le mot agressivité n'a pas de connotation négative, c'est un mot comme un autre, nous avons besoin d'agressivité tout autant que de bile ou de dents.

Le fait de trouver plus souvent des problèmes de calculs biliaires chez les femmes qui ont charge de famille surprendra moins après les explications ci-dessus. Ces femmes vivent leur vie de famille comme une structure qui paraît les empêcher de laisser aller librement leurs pulsions tant d'énergie que d'agressivité, elles se contrôlent. Les situations familiales sont toujours vécues comme des obligations, des contraintes, dont on n'ose guère se sortir, s'en libérer. Cela a pour résultat que les énergies se bloquent et deviennent des pierres. Lors de coliques biliaires, les douleurs sont telles que l'on trouve sans s'en rendre compte, le courage de crier et de se tordre, on ne peut pas se contenir, et c'est une façon de libérer l'énergie bloquée. La maladie oblige à être vrai.

L'ANOREXIE

Nous allons conclure notre chapitre sur la digestion en parlant d'une maladie psychosomatique classique qui possède une tonalité particulière due à son originalité et au danger qu'elle fait courir (vingt pour cent des patients en meurent !...). Nous parlons parfois de l'anorexie de façon ironique (c'est le lot de presque toutes les maladies) mais dans ce cas c'est encore plus évident : un être s'interdit de manger parce qu'il n'aime pas cela et il meurt sans même avoir eu l'impression d'être malade, quelle aberration ! L'entourage et les médecins qui soignent ce genre de patients ont bien de la peine à les prendre au sérieux. Ils s'efforcent tous de persuader le malade que la vie est belle, que manger est bon et vont même par amour de leur prochain, jusqu'à le nourrir de force. (Celui qui ne voit pas l'ironie de cette situation est peut-être mauvais observateur du théâtre du monde!)

L'anorexie se rencontre presque exclusivement chez les femmes, c'est une maladie typiquement féminine. Les malades sont souvent des adolescentes au moment de la puberté. Elles prennent de mauvaises habitudes dans leur façon de se nourrir (ou de ne pas se nourrir). Elles s'abstiennent de manger par désir de rester minces, c'est conscient ou inconscient.

Cette diète stricte se transforme alternativement en son contraire : lorsqu'elles sont seules, que personne ne peut les voir, elles mangent de manière boulimique. Elles sont capables de vider le réfrigérateur pendant la nuit et d'avaler n'importe quoi. Mais elles ne veulent pas garder cette nourriture, elles se font vomir. Elles trouvent toutes les ruses possible pour tromper leur entourage, lui donner le change sur leurs habitudes alimentaires. Il peut être très difficile de se rendre compte de ce que mange réellement une anorexique, si elle a satisfait son appétit ou non.

Lorsqu'elles mangent, ce sont alors seulement des aliments qui n'ont pas vraiment l'air d'être de la nourriture. Ce seront par exemple des citrons, des pommes vertes, un peu de salade bien acide, de toute manière, des aliments peu nutritifs et sans beaucoup de calories. De plus, elles prennent souvent des vomitifs pour se débarrasser le plus vite possible du peu qu'elles ont avalé. Elles ont aussi un grand besoin d'exercice, font de longues promenades pour perdre la graisse qu'elles n'ont pas, ce qui paraît étonnant étant donné leur état physique général. Très étrange aussi l'altruisme que présentent parfois ces patientes en cuisinant avec beaucoup de soin pour les autres, ce qui est un comble.

Cuisiner pour les autres, les servir et les regarder manger... apparemment cela ne les dérange guère tant qu'on ne les oblige pas à partager le repas. Par ailleurs, elles ont un grand besoin de solitude, se retirent volontiers à l'écart. Il se peut souvent aussi que les anorexiques féminines ne soient pas normalement réglées, tout au moins qu'elles aient certains troubles dans ce domaine.

Si nous rassemblons les différentes pièces de ce tableau symbolique, nous découvrons qu'il cache un idéal exacerbé de vie ascétique. En arrière plan se situe le vieux conflit entre l'esprit et la matière, le haut et le bas, la pureté et la souillure. La nourriture entretient le corps et par conséquent alimente le royaume des formes. Le « non » que les anorexiques opposent à la nourriture est un refus de tout ce qui est physique et des exigences du corps. L'idéal particulier de ces malades va bien au-delà du domaine de l'alimentation : le but poursuivi est la pureté, ils veulent devenir un pur esprit et se débarrasser de tout ce qui est lourdement matériel, fuir toute sexualité et renier leurs pulsions. Leur but est de devenir un être chaste, en fait un être asexué. Pour y parvenir la femme doit rester aussi mince que possible faute de quoi elle risque de voir son corps prendre des formes féminines avec ses rondeurs, et c'est justement ce qu'elle ne veut pas, elle refuse sa féminité. Par dessus tout, elle craint d'avoir du ventre, ce qui symboliserait sa capacité à être enceinte. C'est le refus de sa féminité et de sa propre sexualité qui entraîne un arrêt de ses menstruations. L'idéal que poursuit une anorexique est la dématérialisation. S'en aller aussi loin que possible de tout ce qui se rapporte au corps physique.

Bien protégée par cet arrière plan d'idéal ascétique, l'anorexique ne se considère pas comme malade et ne peut admettre que soient prises des mesures thérapeutiques n'intéressant que son corps physique, elle les réfute. Elle cherchera à échapper à toute hospitalisation qui la forcerait à manger contre son gré en employant des ruses de plus en plus raffinées tout en s'arrangeant pour escamoter la nourriture. Elle refuse toute aide et poursuit avec entêtement son idéal qui est de se purifier pour devenir un esprit en laissant derrière elle tout ce qui relève du domaine corporel. La mort ne l'effraie pas, c'est la vie qui lui fait peur. Elle a peur de tout, de ce qui est rond, amorphe, malléable, féminin, fertile, passionnel ou sexuel. Elle a peur de la proximité des autres, peur de la chaleur humaine. C'est encore une raison de plus pour ne pas prendre part à un repas en commun. S'asseoir autour d'une table « ronde » et partager la nourriture est un rituel, cet usage se retrouve dans toutes les cultures, c'est un rapprochement chaleureux entre les êtres, et c'est justement ce que craint le plus l'anorexique.

Cette peur est issue de la part d'ombre de ces patientes tandis que ces domaines bloqués attendent avec avidité de trouver leur réalisation sur un plan conscient. Les anorexiques ont une faim et une soif intense de vie, ils craignent d'en être envahis et cherchent par leurs symptômes, à échapper à son exigence. De temps en temps, ils ne peuvent plus résister et succombent à leur « fringale », c'est alors qu'ils se mettent à manger gloutonnement et en cachette. Ensuite, se sentant coupables, ils se font vomir pour rentrer « dans le droit chemin ». Ce sont des personnes qui n'ont pas trouvé le juste milieu entre l'ascèse et la débauche, la faim et le renoncement, l'égocentrisme et le don de soi. Derrière tout comportement altruiste, se trouve un égocentrisme forcené qui se reconnaît vite chez ces patients. Ils aspirent aux faveurs et les attirent par le biais de la maladie. Celui qui refuse de manger possède un pouvoir incroyable sur les autres, il les manipule pendant que ceux-ci, en plein désarroi, s'imaginent avoir le devoir de forcer quelqu'un à manger et à vivre. Nous voyons bien à quel point les enfants, même petits, savent déjà quelle emprise ils peuvent avoir sur leurs parents en usant de ce stratagème.

Ce n'est pas en le forçant à manger que nous pouvons aider un anorexique, il faut seulement arriver à le rendre conscient de son comportement afin qu'il puisse devenir honnête envers lui-même. La patiente anorexique doit accepter de découvrir son avidité, sa soif de vivre, sa faim d'amour, ses besoins sexuels, elle doit reconnaître et aimer son corps, sa féminité. Elle doit comprendre qu'on ne peut dépasser les exigences du domaine terrestre en les combattant ou en les refoulant mais seulement en les intégrant pour les vivre puis les transmuter. Tout cela est vrai pour nous tous et pas seulement pour les anorexiques. Ils ne sont pas les seuls à avoir tendance à repousser la peur de répondre aux besoins de leur corps par une philosophie exigeante qui leur paraît brillante. Ils pensent alors vivre une vie pure uniquement tournée vers l'esprit. Ils ne parviennent pas à voir que l'ascétisme projette, la plupart du temps, une ombre et que cette ombre se nomme : avidité.

V

LES ORGANES DES SENS

Les organes des sens sont les portes qui ouvrent sur le réel. C'est par eux que nous sommes reliés au monde extérieur. Ils sont les fenêtres de notre âme au travers desquelles nous regardons pour, finalement, nous voir nous-même. En réalité, ce monde extérieur que nous expérimentons par nos sens et qui nous apparaît tellement réel, n'est qu'une illusion.

Nous allons essayer, pas à pas, de nous défaire de cette croyance trompeuse. Comment fonctionne notre faculté de prendre les choses pour réelles ? Toute prise d'information passant par les sens peut se réduire en minuscules éléments qui bougent sans arrêt et prennent des formes différentes. En examinant un morceau de fer, nous voyons qu'il est noir, nous ressentons la froideur du métal, sentons qu'il a une odeur particulière, et pouvons éprouver sa dureté. Maintenant, chauffons-le avec un chalumeau et nous verrons qu'il change de couleur, il devient rouge et ardent, nous ressentons la chaleur qu'il dégage et pouvons vérifier sa nouvelle souplesse, qu'est-il arrivé ? Nous lui avons donné un supplément d'énergie, ce qui a provoqué une accélération du mouvement des particules qui le composent. Cette accélération, à son tour, a entraîné un changement de sa température qui en s'élevant a pris un aspect que nous qualifions de « rouge, chaud, souple » etc. Cet exemple prouve à l'évidence que l'ensemble de nos présomptions de ce qu'est le réel dépend d'un mouvement de particules et des changements de fréquence de ce mouvement. Les particules atteignent certains récepteurs spécifiques de nos organes sensoriels, elles provoquent une irritation qui, au moyen d'impulsions électrochimiques, sont conduites à notre cerveau via le système nerveux. Arrivées à destination, elles composent une image complexe que nous nommons alors « rouge, chaud, odorante » etc. Les particules entrent et... des images complexes d'un modèle de la réalité ressortent, entre deux il y a un travail de transformation. Nous croyons que ces images complexes, interprétées par notre conscience à partir de particules, ont une existence propre et c'est là notre erreur. A l'extérieur, il n'y a que des particules et c'est justement cela que nous ne prenons pas pour vrai. Notre appréhension du réel repose sur des particules mais nous ne les prenons pas pour réelles. En fait, nous ne sommes entourés que d'images subjectives, nos propres images subjectives. Nous croyons que les autres ont une même perception de la réalité puisqu'ils emploient pour la décrire les mêmes mots que nous. Cependant, lorsque deux personnes parlent d'une couleur en déclarant qu'elle est « verte » nous ne pouvons jamais savoir si elles voient le même vert. Nous sommes définitivement seuls au milieu de nos propres images. Voilà une vérité que nous nous efforçons de ne jamais regarder en face. Les images ont le même pouvoir qu'un rêve, elles sont aussi réelles que lui et durent tant que nous continuons à rêver. Un jour pourtant, nous nous réveillons pour nous apercevoir avec étonnement que nous ne rêvions pas seulement en dormant et que ce monde que nous prenions pour réel est réduit à néant. Il n'est plus qu'illusion (maya), un simple voile qui nous cachait la véritable réalité. Si vous avez suivi notre raisonnement, vous pourrez nous rétorquer que le monde extérieur n'existe peut-être pas sous la forme où nous le voyons, qu'il existe cependant sous la forme de particules. Cela n'est pas vrai non plus car, au niveau des particules, il n'y a pas de frontière entre ce qui est « moi » et ce qui n'est pas « moi », entre l'intérieur et l'extérieur. En observant une particule nous ne pouvons voir si elle appartient à nous-mêmes ou au monde extérieur. Dans ce monde-là, il n'y a pas de frontière, tout est UN.

C'est ce que disait la connaissance ésotérique des anciens temps : le microcosme est égal au macrocosme. Ceci égale cela, c'est une loi mathématique. Le moi (l'ego) est une illusion dont la frontière artificielle n'existe que dans la conscience et ne dure que tant que l'on ne se décide pas à sacrifier cet ego pour constater que la terreur de la solitude ne correspond à rien ; en réalité nous sommes la multitude. Il faut admettre que le chemin pour parvenir à cette constatation, le chemin de l'initiation, est long et douloureux. Nous sommes enchaînés par nos cinq sens à ce monde d'apparence qu'est le monde de la matière, comme Jésus fut cloué sur la croix par ses cinq plaies. Cette croix, nous pouvons la dépasser en la portant sur nos épaules pour en faire l'agent d'une nouvelle naissance, la naissance en esprit.

Nous avons dit précédemment dans ce chapitre que les organes des sens sont les fenêtres de l'âme par lesquelles nous nous observons nous-mêmes et ce que nous nommons le monde extérieur n'est que le miroir de notre âme. Un miroir nous permet de nous voir, de voir notre image afin de mieux nous connaître puisqu'il nous dévoile les régions ou les parties de nous-mêmes que nous ne pourrions apercevoir sans l'aide de ce reflet. Nous pouvons donc en déduire que le monde extérieur est pour nous le meilleur moyen d'apprendre à nous connaître. Ce que nous voyons dans ce miroir n'est pas toujours très réjouissant puisqu'il nous montre également notre « ombre », nous trouvons dès lors très pratique de nous distancer de ce qui nous gêne en prétextant qu'il ne s'agit pas de nous mais du monde extérieur. Il y a là un danger, nous risquons de projeter sur ce miroir une image imaginaire, notre masque, et de croire ensuite à la réalité de cette projection. Puis, nous oublions notre projection et... commence le travail social ! Chacun veut aider l'autre et personne ne s'aide lui-même. Pour parvenir à la conscience de soi, nous avons besoin du miroir du monde extérieur, de son reflet, mais nous ne devons pas oublier de reprendre nos projections si nous voulons parvenir à la complétude. La mythologie juive décrit ce rapport dans l'histoire de la création de la femme. On enlève à Adam, l'androgyne parfait, un côté (Luther dit « une côte ») pour qu'elle devienne une autre entité. Depuis, il manque à Adam une moitié de lui-même qu'il retrouve dans la projection qu'il fait sur son vis-à-vis. Il n'est plus entier, donc il n'est plus en bonne santé, il est malsain et ne peut retrouver la santé que lorsqu'il sera réuni à la partie qui lui manque. Et cela ne peut se faire que par l'intermédiaire de ce qui est à l'extérieur. Lorsque l'être humain oublie que ce qu'il prend pour vrai à l'extérieur de lui-même il doit parvenir à l'intégrer, tout en perdant l'illusion de croire que cela ne le concerne pas, le destin s'en charge en lui cachant peu à peu la vérité.

La vérité, c'est ce que la connaissance nous apporte et, précisément, tout ce que nous acceptons pour vrai nous renvoie à nous-même. Les fenêtres de notre âme, nos cinq sens, s'obscurciront peu à peu si nous n'y prenons garde. Finalement nous serons bien obligés de chercher la vérité en nous-mêmes, nous devrons nous écouter, observer attentivement, déchiffrer au besoin et cela dans la mesure même où nos sens cesseront de fonctionner. L'homme qui n'a pas compris le message du monde extérieur se verra contraint à se tourner vers son monde intérieur.

Il y des techniques de méditation qui enseignent ce « retournement ». Il s'agit de fermer la porte des sens avec les mains, on se cache les yeux, on se bouche les oreilles, on met le doigt sur la bouche et l'on médite. Après un certain entraînement, on parvient à éveiller la correspondance intérieure des sens et l'on perçoit ainsi une couleur intérieure, un goût intérieur, un son intérieur.

LES YEUX

Les yeux permettent aux impressions de pénétrer à l'intérieur, ils ont une seconde fonction : ils expriment vers l'extérieur nos sentiments et nos humeurs que l'autre peut ainsi capter. En regardant une personne dans les yeux, nous cherchons à y lire le message qu'ils envoient, les yeux sont le miroir de l'âme. Ce sont les yeux qui se remplissent de larmes témoignant ainsi d'une situation psychique particulière. L'iridologie est une méthode de diagnostic par l'iris, nous y voyons inscrits le corps et ses éventuels dérèglements. Nous pouvons tout aussi bien y découvrir le caractère et la personnalité de quelqu'un. On peut lancer un coup d'œil féroce, malveillant ou ensorceleur, ce qui dit bien que l'œil n'est pas qu'un organe récepteur mais qu'il émet et transmet. Jeter un coup d'œil sur quelqu'un ou quelque chose est une action. Nous pouvons tomber amoureux sur un simple échange de regard et... ne dit-on pas que l'amour est aveugle ! Il ne voit plus la réalité, l'œil a été « ébloui ».

Myopie et *presbytie:* sont les deux principaux troubles visuels. La myopie frappe surtout les êtres jeunes et la presbytie se déclare plus volontiers chez les personnes âgées. Cette répartition en dit long, en effet, les jeunes ont tendance à avoir la « vue courte », ils voient ce qui est près d'eux, autour d'eux, ce qui les concerne le plus directement et ont de la peine à voir loin ou globalement. L'âge venu, nous acquérons une faculté de distanciation. La mémoire fonctionne de manière un peu analogue, elle est plus précise pour ce qui se rapporte au passé lointain chez les personnes âgées qui oublient souvent le passé tout proche alors que leurs souvenirs d'enfance et de jeunesse ont gardé une grande fraîcheur et une grande précision.

La myopie dénote une subjectivité exagérée, le myope voit tout à travers ses « propres lunettes » et se sent toujours personnellement concerné par ce qu'il voit. Il ne voit que jusqu'au « bout de son nez » et ce champ visuel restreint ne lui permet pas de prendre conscience de lui-même. C'est là un gros handicap, car nous devrions toujours reporter à nous-même ce que nous voyons afin d'apprendre à nous voir nous-même. Ce processus s'inverse, c'est une perversion dans le sens opposé quand nous nous enfermons dans notre subjectivité. Il est vrai que l'homme ramène tout à lui-même, mais il refuse de se voir et de se reconnaître ! La subjectivité entraîne une complaisance envers soi-même ou une réaction de rejet mais d'une manière comme de l'autre, la projection n'est pas déjouée.

La myopie, par ailleurs, cache un malentendu. Elle contraint à regarder de près, à se regarder de près, elle oblige à focaliser, à rapprocher les objets et les gens, à les avoir vraiment « sous le nez ». Etre myope, cela signifie dans le langage du corps, que l'on est trop subjectif, ce qui oblige à s'en rendre compte, donc à commencer à se connaître. Une vraie connaissance de soi chasse la subjectivité. Lorsque quelqu'un ne voit pas bien posons-nous alors la question : que ne veut-il pas voir ? Invariablement la réponse est : lui-même.

Le degré d'aveuglement que nous avons vis-à-vis de nous-même peut facilement se mesurer au degré de myopie, plus les lunettes sont fortes et plus nous nous « voilons la face ». Les lunettes sont une prothèse, donc une tricherie. Nous cherchons ainsi à compenser ce que le destin volontairement introduit pour amener une meilleure compréhension, nous faisons comme si de rien n'était, comme si tout était pour le mieux. Aujourd'hui, les verres de contact font grimper la tricherie d'un bond, nous camouflons ainsi l'évidence, personne ne peut voir que nous voyons mal. Imaginez ce qui se passerait si, du jour au lendemain, tous les porteurs de lunettes et de lentilles les enlevaient. Comment tout serait plus « vrai ».

Nous saurions du premier coup d'œil comment les personnes voient le monde et eux-mêmes et, ce qui est encore plus important, les porteurs de lunettes se rendraient compte de leur incapacité de voir les choses comme elles sont. L'handicap n'est utile qu'à celui qui en souffre et en fait ainsi l'expérience. Sans lunettes, plus d'un comprendrait à quel point son monde est « trouble », il verrait à travers un brouillard et prendrait conscience de l'étroitesse de son champ de vision. Pour certains, peut-être, les écailles tomberaient des yeux et ils commenceraient à voir les choses vraiment, car comment quelqu'un qui voit mal peut-il avoir une « bonne vue » sur les choses ? En vieillissant nous devrions, grâce aux expériences acquises, avoir développé un peu de sagesse et une certaine largeur de vue. Hélas, nombreux sont ceux qui se contentent de simplement mieux voir de loin au niveau purement physique. Le daltonisme démontre un manque d'intérêt pour les facettes multicolores de la création. Les daltoniens voient gris, pour eux pas de différence, donc difficulté à discriminer, tout se situe au même niveau. Ce sont des êtres « incolores ».

La conjonctivite: témoigne, comme chaque symptôme inflammatoire, d'un conflit. Elle fait mal, il faut fermer les yeux pour trouver un soulagement. Ce symptôme est facile à interpréter : nous ne voulons pas voir le conflit, ne pouvons le regarder en face et fermons les yeux.

Le strabisme: pour bien voir les choses dans leur dimension, nous avons besoin de deux images. Nous voilà donc à nouveau dans la polarité. Il faut toujours deux points de vue (deux sons de cloche) pour comprendre une chose totalement. Si les deux axes de vue ne sont pas coordonnés, nous louchons, cela veut dire que sur la cornée des deux yeux les images ne se recoupent pas, nous avons une image double.

Mais, avant que nous puissions voir deux images divergentes, le cerveau décide d'en occulter une, celle de l'œil qui louche. Le résultat est, qu'en réalité, nous ne voyons que d'un œil puisque l'image captée par l'autre n'est pas transmise. Tout ce que nous voyons est plat, la troisième dimension est perdue.

Il en est de même avec la polarité. Là aussi, nous devrions voir deux pôles comme une même image, comme par exemple l'ondulatoire et le corpusculaire, la liberté et le déterminisme, le bien et le mal. Si nous n'y parvenons pas, les deux images se séparent et nous en rejetons une, nous occultons une des façons de voir, nous la refoulons et ne voyons plus que d'un œil. L'être qui louche est en réalité amputé d'un œil, son cerveau a refoulé la vue de l'autre, il a perdu la troisième dimension et ne voit le monde que par un des bouts de la lorgnette.

La cataracte: une des formes de la cataracte se traduit par un voile sur la cornée qui entraîne un trouble de la vue, celle-ci perd de sa netteté, elle est moins perçante. Les choses vues d'une manière « perçantes » peuvent réellement blesser. Lorsque nous perdons la capacité de voir d'une vue « perçante », le monde semble moins dangereux, nous risquons moins d'écorchures. Voir moins distinctement permet de prendre une distance d'avec le reste du monde et nous nous sentons moins agressés, donc plus tranquilles, et vis-à-vis de soi-même, le processus est semblable. Cette forme de cataracte ressemble à un rideau, une jalousie que l'on baisserait afin de ne pas voir ce que l'on ne désire pas voir. Ici encore nous pouvons parler d'écailles, ces « paravents » peuvent devenir si épais qu'on en perd réellement la vue.

Le glaucome: provient d'une tension trop élevée à l'intérieur de l'œil et provoque un rétrécissement progressif du champ de vision. Le monde est perçu comme à travers les lames d'un volet, il n'est plus possible d'embrasser les choses d'un coup d'œil, on ne peut capter qu'une tranche à la fois. Derrière ce symptôme se cache la pression de toutes les larmes que l'on n'a pas versées.

La cécité: à l'extrême limite, quand vraiment nous ne voulons pas voir, se trouve la cécité. Cette infirmité représente, pour nombre de personnes, une perte majeure de l'intégrité corporelle. Etre frappé de cécité, devenir aveugle, quelle menace insupportable ! Pour l'aveugle il n'existe plus de plan extérieur sur lequel envoyer ses projections, dès lors il ne peut que se tourner vers l'intérieur. La cécité physique est l'ultime signe de l'incapacité de voir, c'est-à-dire l'obscurcissement de la conscience.

Une nouvelle technique opératoire est apparue aux Etats-unis, il y a quelques années, permettant de rendre la vue à quelques jeunes aveugles. Le résultat fut inattendu, l'explosion de joie n'eut pas lieu, la plus grande partie des jeunes opérés ne surent que faire de leur nouvelle faculté visuelle, ils ne se sentaient guère à l'aise dans ce nouveau monde. Comment expliquer cela ? Il y a plusieurs façons de l'analyser et de chercher à comprendre. Pour notre manière de penser, il suffit de constater que la réussite fonctionnelle, le recouvrement de la vue, n'avait rien changé au problème de fond qui avait été évincé et dont le symptôme était sa façon de se manifester. Pour tirer une leçon d'un handicap, il faut abandonner l'idée de s'en débarrasser au plus vite ou d'y trouver une solution compensatoire. Lorsque intervient un dérèglement ou un dérangement physique, il faut le laisser s'installer dans notre vie et nos habitudes, tout en continuant notre route car c'est ainsi que nous passerons de la maladie à la santé. La cécité peut nous apprendre ce qu'est la vraie vision et nous conduire à une vue plus haute des choses.

LES OREILLES

En ce qui concerne les oreilles, le langage populaire s'en est également emparé. Nous allons commencer par quelques expressions bien connues comme : « tendre l'oreille », « prêter une oreille attentive », « se boucher les oreilles », « écouter ce qu'on nous dit » (dans le sens où l'on demande aux enfants d'obéir). Toutes ces expressions renvoient l'oreille à une fonction passive. L'oreille doit laisser passer, laisser entrer (ce qui entre par une oreille...) c'est essentiellement l'organe de l'obéissance. En comparaison, voir est une action, c'est une manière active de prendre en compte le monde de la réalité. Il est beaucoup plus facile de fermer les yeux que de fermer les oreilles, d'ouvrir les yeux que d'ouvrir les oreilles. La faculté d'entendre est la traduction physique de l'obéissance et du dévouement. On dit aussi à l'enfant : «... ne m'as-tu pas entendu ?». Ce qui revient à dire que celui qui n'écoute pas bien ne veut pas obéir. Ce que nous n'avons pas voulu entendre nous passe par-dessus la tête. Il y a une certaine quantité d'égocentrisme à ne pas vouloir prêter l'oreille à autrui, cela veut dire que nous mettons une défense, nous ne voulons pas laisser entrer quelque chose. Nous manquons de compassion, nous ne sommes pas prêts à prendre part. Il en est exactement de même à l'opposé pour ce qui est de la sensibilité exacerbée au bruit. Ce n'est pas le bruit en tant que tel qui nous dérange, mais la résistance psychique que nous opposons à ce dernier. Nous ne voulons pas laisser entrer et pour finir nous ne pourrons plus laisser entrer. Les petits enfants souffrent souvent de maladies touchant l'oreille, leur fréquence diminue au fur et à mesure qu'ils grandissent et apprennent à obéir, donc à écouter. Les personnes âgées perdent leur acuité auditive, elles deviennent plus ou moins sourdes.

Ainsi que d'autres infirmités dues à l'âge comme la baisse de la vue, la rigidité des membres ou même une certaine paralysie, la surdité fait partie de ces symptômes somatiques qui sont tous signes d'une tendance de l'être humain à se raidir, à se figer. La personne âgée a de plus en plus de peine à s'adapter, elle perd sa souplesse psychique et physique, en outre... elle n'est plus prête à obéir facilement ! Ce processus évolutif, dû aux années qui passent, est typique mais pas inévitable. L'âge, somme toute, ne fait qu'amplifier les problèmes non résolus, il est aussi révélateur que la maladie.

Une atteinte aiguë de l'oreille interne, n'atteint tout d'abord qu'un côté mais peut s'étendre à l'autre et entraîner la surdité. Comprendre ce que veut dire ce symptôme demande une étude attentive du moment exact où s'est produite la première manifestation et des événements personnels de la vie du malade. C'est une incitation à se mettre à l'écoute de ce qui se passe à l'intérieur, de tendre l'oreille à la fameuse « petite voix ». La surdité n'atteindra que celui qui est depuis longtemps sourd à cette voix-là.

LES MALADIES DES YEUX

Celui qui a des problèmes d'yeux, c'est-à-dire un problème de vue, devrait commencer par abandonner ses lunettes (ou ses verres de contact) pendant un jour et faire ainsi l'expérience de ce qu'est la vie vécue sans cette prothèse. Il fera ensuite un compte-rendu de ce qui s'est passé, de la manière dont il a vu le monde, comment il l'a ressenti, ce qu'il a pu faire ou ne pas faire, ce qui l'a arrêté, comment il a réussi à se débrouiller etc. Si nous sommes vraiment honnêtes, nous devrions ainsi rassembler suffisamment de matière pour mieux connaître notre façon de voir le monde et nous-même. Nous pouvons nous poser les questions suivantes :

1. Qu'est-ce que je ne veux pas voir ?
2. Est-ce que ma subjectivité m'empêche de parvenir à la connaissance de moi-même ?
3. Est-ce que je laisse passer l'occasion de me reconnaître dans ce qui m'arrive ?
4. Est-ce que j'utilise la vue pour acquérir un plus grand discernement ?
5. Ai-je peur de voir la réalité dans toute sa rigueur ?
6. Est-ce que je peux supporter de voir les choses comme elles sont ?
7. Quels sont les domaines de mon apparence dont je détourne volontiers les yeux ?

LES MALADIES DES OREILLES

Celui qui a des problèmes d'oreilles devrait se poser les questions suivantes :

1. Pourquoi ne suis-je pas prêt à écouter autrui (à lui tendre l'oreille) ?
2. A qui ou à quoi est-ce que je me refuse d'obéir ?
3. Est-ce que je parviens à maintenir un équilibre entre mon égocentrisme et mon dévouement à l'autre ?

VI

LES MAUX DE TETE

Les maux de tête ne sont connus que depuis quelques siècles, auparavant dans des cultures plus anciennes, nous ne savions pas ce que c'était. C'est dans les pays « civilisés » que les maux de tête ont pris une expansion telle qu'au moins vingt pour cent des personnes soi-disant bien-portantes prétendent en souffrir. Statistiquement, ce sont les femmes, surtout celles qui appartiennent aux classes privilégiées de la société, qui s'en plaignent le plus. Nous ne nous en étonnerons pas et étudions le problème de plus près quitte à attraper des maux de tête ! Tête et corps représentent une polarité. La tête est l'instance supérieure de ce que nous pourrions appeler « l'institution » physique. La tête est au-dessus du corps, c'est avec elle que nous pensons le dominer. La tête représente ce qui est en-haut et le corps exprime ce qui est en-bas.

Nous considérons que la tête est le lieu où se situent la compréhension, l'intelligence et la pensée. Pour agir raisonnablement, il faut employer sa tête. On peut « tourner » la tête à quelqu'un mais il ne faut pas alors espérer qu'il « garde » la tête. Les sentiments irrationnels tels que l'amour font « perdre » la tête (c'est d'ailleurs bien ce qui arrive à la plupart des amoureux et... s'ils ne la « perdent » pas... ils ont mal à la tête !). Certains de nos contemporains ont la tête si « dure » qu'ils ne risquent pas de la perdre même s'ils doivent se « taper » la tête contre les murs. Certains prétendent que ces « durs » ont tout simplement « une poutre dans l'œil » mais... cela n'est pas scientifiquement prouvé !

LA NEVRALGIE

La névralgie est un mal de tête qui commence de manière diffuse et lancinante, parfois et même souvent donnant l'impression d'avoir la tête dans un étau, elle peut durer des heures, des jours voire des semaines. La douleur provient sans doute d'une tension trop élevée des vaisseaux sanguins. La plupart du temps, ces douleurs sont accompagnées d'un durcissement de la musculature aussi bien de la tête que de la nuque, du cou et des épaules. Des crises de cet ordre interviennent en général lorsque le patient se trouve dans des situations de tensions extérieures qui exigent un effort particulier ou qui le mettent en compétition d'une manière critique et à laquelle il ne peut échapper.

C'est le chemin qui mène vers le « sommet » et qui demande un suremploi du pôle supérieur, la tête. Derrière ses maux de tête se cache fréquemment un être orgueilleux et perfectionniste qui veut « arriver » et parvenir à son but à tout prix au risque de « se casser le nez » contre un mur. Il y a danger à vouloir grimper trop vite, à ne compter que sur sa tête, son pouvoir et sa volonté. En effet, quiconque ne travaille qu'avec sa tête, veut être rationnel, efficace et raisonnable, perd rapidement le contact avec le pôle opposé, c'est-à-dire ses racines qui sont un ancrage nécessaire. Il a la « grosse » tête mais les exigences du corps et ses diverses fonctions inconscientes se sont développées bien avant ses facultés cérébrales qui ne sont apparues au cours de l'évolution qu'avec le développement du néo-cortex.

Il y a deux centres chez l'être humain, le cœur et le cerveau, qui commandent l'un la faculté de ressentir et l'autre la faculté de penser. Notre société actuelle a privilégié le développement du cerveau au détriment du centre cardiaque. Maintenant que nous nous en rendons compte, il ne faudrait pas pour autant jeter aux orties la pensée, la raison... et notre tête, ce ne serait pas la bonne solution ! Ces deux centres sont de valeurs équivalentes, c'est une erreur de donner davantage d'importance à l'un qu'à l'autre, nous devons nous efforcer de garder l'équilibre entre les deux. Donner trop de poids d'un côté se fait toujours en sacrifiant une part de ce qui revient à l'autre, c'est ce que nous avons fait et aujourd'hui nous nous retrouvons avec un manque du côté du pôle opposé.

Il y a une question qui vient se greffer sur cet hyper fonctionnement du cerveau, il s'agit de savoir à quoi nous l'avons appliqué et, malheureusement, force nous est de constater que nous nous en sommes servis pour avantager notre ego. Nous avons employé nos facultés de raisonnement pour nous prémunir contre les éventuels coups du destin, démarche typiquement égocentrique, toujours condamnée à l'échec ou tout au moins risquant de nous entraîner dans une confusion ressemblant au mythe de la tour de Babel. En effet, la tête ne devrait pas fonctionner indépendamment du corps et du cœur, coupée de ses racines. C'est ce qui s'est produit pour la science, elle est devenue pensée pure, sans relation avec le monde originel, elle n'est plus reliée au sens «*religio*» du terme. Lorsque nous ne suivons que les instances de nos têtes, nous risquons de nous perdre dans les hauteurs et d'y attraper le vertige. Tout cet intellectualisme nous a proprement tourné la tête et maintenant, c'est elle qui sonne l'alarme.

C'est la tête qui, de tous nos organes, réagit le plus mal à la douleur, c'est-à-dire qu'elle a une réaction immédiate alors que pour les autres parties de notre corps doivent intervenir des dérèglements beaucoup plus sérieux avant que nous ressentions une douleur. La tête est à l'avant-garde pour nous avertir du danger, de nos moyens de perception, elle est la plus sensible. Elle souffre et nous le signale lorsque nous pensons faux, lorsque nos buts sont douteux, lorsque nous nous torturons les méninges avec des réflexions brumeuses et stériles, lorsque nous cherchons des sécurités raisonnables qui n'existent pas. Impossible à l'homme de s'assurer de quoi que ce soit sur le plan de l'existence matérielle, tout ce qu'il entreprend dans cette direction est risible.

Nous pouvons vraiment nous casser la tête pour des choses sans aucune importance jusqu'à ce qu'elle se mette à bouillir. Quelle tension... pour s'en débarrasser, une seule solution : se détendre, c'est-à-dire lâcher prise. Le mal de tête est un signal d'alarme, il nous dit qu'il est grand temps de cesser de se cramponner, qu'il ne sert à rien de dire « je veux », que l'orgueil lui aussi est inutile, que l'entêtement ne mène nulle part, pas davantage que de vouloir se mettre à tout pris au-dessus de tout. Il faut désormais jeter un coup d'œil vers « en-bas », prendre contact avec ses racines.

Rien ne peux être fait pour aider ceux qui combattent leurs maux de tête avec des pilules et qui se droguent ainsi pendant des années, ils ne font que « risquer leur tête ».

LES MIGRAINES

Les migraines surviennent de manière impromptue et se situent souvent d'un seul côté de la tête, entraînant des troubles de la vue (sensibilité à la lumière exacerbée) ainsi que des troubles digestifs souvent accompagnés de vomissements et de diarrhées. Cette crise peut durer plusieurs heures forçant le malade, « les nerfs à fleur de peau » et dépressif, à s'aliter. Au plus fort de la crise, n'existe plus qu'un seul désir, se retirer, seul dans le noir et se mettre au lit. La migraine provoque des spasmes qui produisent une dilatation des vaisseaux sanguins, contrairement à ce qui se passe lors des maux de tête dont nous avons précédemment parlé, les névralgies. La migraine, en grec *hemikranie* (kranion : crâne) dit bien ce qu'il en est. Il s'agit d'une atteinte de la moitié de la tête, cela renvoie directement à une « pensée unilatérale », nous le constatons aussi bien chez les personnes atteintes de migraines que chez celles souffrant de névralgies.

Tout ce qui a été dit alors est également valable en ce qui concerne les migraines, sauf sur un point. Lors d'une névralgie le patient cherche à séparer son corps de sa tête, celui ou celle qui souffre de migraines vit dans sa tête un problème relatif au corps, la sexualité. La migraine est toujours une sexualité qui s'est réfugiée dans le crâne, la tête fonctionne alors à la place du bas du corps. Rien de très étrange à cela, les parties génitales et la tête sont en rapports analogiques. Ce sont les deux parties du corps qui comportent des ouvertures.

Les ouvertures du corps humain jouent dans la sexualité un rôle qui se superpose et rappelons ce que nous avons déjà dit : l'amour, c'est laisser entrer et cela ne peut se faire, au niveau du corps physique, que là où il y a des ouvertures. Le langage populaire a toujours associé la bouche de la femme à son vagin et le nez de l'homme à son pénis, il en ressort des expressions comme : « la bouche sèche... ». Le langage a souvent traduit ses relations entre le haut et le bas du corps. Ce sont des polarités, opposées et complémentaires « ce qui est en bas est comme ce qui est en haut ». La tête remplace si souvent le bas du corps, la preuve en est le nombre de personnes qui rougissent à tout propos, et hors de propos, bien que les situations embarrassantes aient toujours un lien plus ou moins étroit avec une allusion sexuelle, conséquence inconsciente, le rouge nous monte au front. Dans ces cas là, c'est le haut qui prend l'aspect du bas car nous savons que lors de l'excitation sexuelle, le sang afflue aux organes génitaux qui se mettent à gonfler et à rougir. Il existe les mêmes analogies entre le sexe et la tête dans les cas d'impuissance. Plus un homme est préoccupé par des pensées d'ordre sexuel (il « est » dans sa tête), moins il sera performant dans ce domaine et les conséquences peuvent en être fort graves. Il s'agit encore de la même forme de compensation, de glissement d'une zone corporelle à l'autre lorsque quelqu'un d'insatisfait sexuellement se met à manger outre mesure. De nombreuses personnes apaisent ainsi leur soif d'amour sans jamais parvenir à réellement l'assouvir. Tous ces exemples devraient suffire à démontrer les ressemblances analogiques entre le bas du corps et la tête. Les migraineux ont toujours des problèmes d'ordre sexuel.

Ainsi que dans de nombreuses situations similaires, il y a le choix entre deux possibilités pour se sortir d'affaire : soit repousser tout ce qui est en rapport avec le problème, le refouler et le gommer, soit le surcompenser de façon ostentatoire. Bien qu'en apparence très différents, ces deux comportements ne sont qu'une polarité, deux manières opposées d'exprimer la même difficulté. De même que, lorsque nous avons peur nous pouvons nous mettre à trembler ou, pris de rage, tout casser autour de soi, les deux réactions témoignent d'une certaine faiblesse. Les personnes qui souffrent de migraine peuvent être tout aussi bien, et en apparence, totalement désintéressées par tout ce qui touche à la sexualité (que puis-je bien avoir à faire avec « ça »...) que des vantards à la limite de l'exhibitionnisme. Ici encore, les deux réactions prouvent qu'il y a un problème d'ordre sexuel. Si l'on refuse de s'avouer avoir des difficultés de cet ordre, c'est soit qu'on n'en veut rien savoir et on croit ne pas être concerné, soit que, comme tout le monde peut le voir, tout va bien, les deux attitudes renvoient le problème à la tête et il s'y manifeste sous forme de migraine. Le problème sera « vu de haut ».

La migraine est un orgasme dans la tête. C'est le même processus, c'est le lieu qui est différent, il se situe plus « haut ». Lors de l'excitation sexuelle il y a érection (chez l'homme) et le sang envahit les organes génitaux, la tension monte suivie d'une détente. En cas de migraine, le sang afflue à la tête, l'on ressent alors une forte pression qui semble faire exploser le crâne (dilatation des vaisseaux). On peut arriver à soulager une migraine en exagérant ce qui irrite le plus, comme la lumière vive, le bruit, l'orage, le passage d'un train, quelque chose qui met en colère... Une des caractéristiques de la migraine est l'immense soulagement ressenti lorsqu'elle disparaît et le bien-être qui accompagne cet état de détente. Nous avons déjà dit qu'au plus fort de sa crise, le malade qui souffre de migraine n'a qu'un seul désir, rester seul dans l'obscurité.

Mais il y a un problème, il s'agit bien de sexualité et, comme dans la peur, nous ne voulons aborder le sujet avec personne d'autre, aucune solution ne peut être trouvée dans le domaine qui nous concerne. En 1934 déjà, un psychanalyste, E. Gutheil, citait le cas d'une crise de migraine qui avait trouvé son exutoire dans un orgasme sexuel, il en fallait souvent plusieurs pour qu'intervienne une détente amenant la disparition de la migraine. Il faut encore ajouter que des symptômes particuliers accompagnent la migraine, ce sont des troubles touchant le bas du corps, troubles digestifs et constipation, symboles des excrétions (l'inconscient) que l'on ne veut pas voir et qui se réfugient là où se situe le conscient, dans les pensées, dans la tête jusqu'au vertige (la tête « tourne »). Il est fréquent que dans un couple, l'un des partenaires prenne l'excuse d'une migraine pour échapper à une étreinte sexuelle. On dira pudiquement : « j'ai mal à la tête, laisse-moi tranquille ! »

En résumé : lors de migraine, nous nous trouvons face à un conflit entre l'instinct et la pensée, entre le haut et le bas, entre le bas du corps et la tête. Il y a tentative de trouver une solution au conflit en le situant dans la tête, lieu de remplacement qui servira de champ de bataille. En réalité, le conflit trouvera une issue lorsque nous l'aurons renvoyé là où il prend sa source, ailleurs que dans la tête, à son vrai niveau, dans une autre partie du corps, le sexe ou sur le plan des pulsions agressives.

Freud disait que penser était essayer d'agir, en effet, pour l'être humain il paraît moins dangereux et moins compromettant de penser que d'agir. Et pourtant, la pensée ne doit pas prendre la place de l'action, l'une doit être portée par l'autre. L'homme est doté d'un corps physique pour s'en servir, c'est un instrument qui doit lui permettre de se réaliser, de devenir vrai. C'est le seul moyen de laisser couler librement les énergies. Certains mots comme « comprendre » et saisir ne sont pas employés par hasard, ils ont un sens abstrait qui renvoie à la matière. La faculté de comprendre prend racine dans l'emploi que l'on fait de son corps, les mains, les pieds. Lorsque le contact est perdu avec l'un ou l'autre des deux plans, nous ne comprenons plus le jeu de la vie et l'énergie se bloque, elle va s'accumuler puis apparaître sous forme de différents symptômes qui se transformeront en maladies.

Voici comment le processus peut se présenter.

Echelle évolutive de l'énergie bloquée :

1. Lorsqu'une force active (sexe ou agressivité) se bloque dans la tête, cela provoque des maux de tête.

2. Lorsque l'activité du plan végétatif est bloquée, c'est-à-dire lorsque les fonctions corporelles sont bloquées, la tension artérielle augmente, le symptôme qui se présente alors est une dystonie végétative.

3. Si l'activité est bloquée au niveau nerveux, apparaissent des maladies comme la sclérose en plaques.

4. Si c'est le niveau musculaire qui est paralysé, ce seront des maladies rhumatismales qui touchent l'appareil locomoteur qui se produiront. Cette liste résume les différentes phases d'une action. Qu'il s'agisse d'une représentation théâtrale ou d'une relation sexuelle, toutes les activités commencent par la pensée, nous nous imaginons et représentons ce qui va se dérouler, ce que nous voulons entreprendre, c'est la phase (1). Puis le corps se mobilise, c'est la phase végétative (2), l'irrigation sanguine se fait mieux dans certains organes, le pouls s'accélère puis les nerfs sont innervés, phase (3), par les muscles, phase (4), ce qui met l'organisme en mouvement. Chaque fois qu'une image mentale d'une action à faire ne se transforme pas en démarche dans la réalité, l'énergie se bloque à un des niveaux pré-cités (la pensée, le niveau végétatif, les nerfs, les muscles) ce qui amène, tôt ou tard les symptômes correspondants.

Le patient qui souffre de migraine se trouve au début de ce processus, il bloque sa sexualité dès que l'image représentative se produit dans son cerveau. Il faut qu'il apprenne à « voir » pour pouvoir localiser ce qui lui est « monté à la tête » et le renvoyer à son lieu propre, vers le bas. Tout développement évolutif commence par le bas, le chemin qui mène vers le haut est long et fatigant, si on le gravit honnêtement.

LES MAUX DE TETE

Lors de migraines ou de maux de tête, nous devrions nous poser les questions suivantes :

1. Sur quel sujet est-ce que je me casse la tête ?
2. Est-ce que, en ce qui me concerne, le bas et le haut fonctionnent normalement, est-ce que leurs échanges sont vivants et harmonieux ?
3. Est-ce que mon orgueil me force à aller toujours plus haut ?
4. Suis-je têtu ? Est-ce que je fonce tête baissée ?
5. Est-ce que je cherche à remplacer l'action par la pensée ?
6. Suis-je honnête envers moi-même concernant mes problèmes sexuels ?
7. Pourquoi est-ce que je déplace mon orgasme pour le mettre dans ma tête ?

VII

LA PEAU

La peau est le plus grand de nos organes. Elle remplit de multiples fonctions dont les principales sont les suivantes :

1. Barrière et protection.
2. Toucher et contact.
3. Expression et représentation.
4. Organe sexuel.
5. Respiration.
6. Exsudation (sueur).
7. Régulation de la température.

Toutes ces fonctions ont en commun d'aller d'un pôle à l'autre, barrière et contact. Pour nous, notre peau est la plus extérieure de nos barrières, cette frontière matérielle nous sert également à garder le contact avec l'extérieur et à toucher, tâter, appréhender le monde qui nous entoure. A l'intérieur de notre peau nous nous dessinons le monde et il nous est impossible de sortir de notre peau. Elle expose vers le dehors ce que nous montrons et cela de deux façons. La peau est le miroir de nos organes internes, chaque dérèglement de l'un ou l'autre de ceux-ci se projette sur notre peau et chaque fois qu'on stimule la partie de la peau qui lui correspond, l'organe interne réagit. C'est ainsi que fonctionnent toutes les thérapies reconnues depuis longtemps par les médecines naturelles mais que la médecine officielle réfute. Parmi ces thérapies, citons la réflexologie qui travaille sur les pieds, les traitements par ventouses déposées sur certaines zones du dos, l'auriculothérapie qui touche certains points à l'intérieur de l'oreille, etc. Le praticien averti voit et peut reconnaître au toucher de la peau dans quel état sont les organes qui correspondent à telle ou telle zone de projection. Tout ce qui peut se passer au niveau de la peau, que ce soit une rougeur, une enflure, une inflammation, un bouton ou un abcès ne se localise pas par hasard ici ou là mais témoigne de ce qui se produit à l'intérieur du corps dans la partie correspondante. Autrefois existait tout un système permettant de comprendre le caractère de quelqu'un selon l'endroit où se situaient des tâches brunes. Le temps passant, on s'est cru plus éclairé et on se mit à sourire de telles stupidités mais... peu à peu nous y revenons en comprenant mieux de quoi il s'agit. En effet, est-il si difficile de comprendre que derrière tout ce qui advient existe un « modèle » invisible qui ne fait que s'exprimer (en s'imprimant) au niveau matériel ? Tout ce qui peut se voir n'est que la reproduction de ce qui ne se voit pas, exactement comme une œuvre d'art est la réalisation visible de ce que l'artiste avait dans la tête, la réalisation d'une idée. Nous faisons de même chaque jour sans nous en rendre vraiment compte. Nous entrons dans une pièce et décelons de suite, d'après son mobilier, les goûts de celui qui l'occupe. De même nous pouvons les diagnostiquer en ouvrant l'armoire des vêtements. Tout témoigne du goût de son propriétaire, qu'il soit à nos yeux bon ou mauvais.

Nous pouvons en déduire que chaque détail donne une information sur l'ensemble. Nous retrouvons le tout dans chaque partie (*pars pro toto*, c'était ainsi que disaient les romains). Pour un être humain, il en va de même, quelle que soit la partie de son corps que l'on examine, elle nous renseigne sur l'intégralité de celui-ci. On reconnaîtra la même « marque », chacun est unique, à chacun correspond un modèle qui lui est propre. On peut le trouver dans l'œil (iridologie), dans l'oreille (auriculothérapie), dans le dos, les pieds, les méridiens (diagnostic selon les « points terminaux »), dans chaque goutte de sang (test de cristallisation, dynamolyse capillaire, diagnostic holistique du sang), dans chaque cellule (génétique humaine), dans la main (chirologie), sur le visage et l'aspect physique (physionomie) ainsi que sur la peau, qui est le sujet du présent chapitre.

Nous aimerions que ce livre apporte la possibilité de connaître et de reconnaître les divers symptômes des maladies humaines. Peu importe ce qui est observé, l'essentiel est de savoir observer. La vérité peut être découverte partout. Si les spécialistes voulaient bien renoncer à chercher et à prouver une causalité aux corrélations qu'ils découvrent (ce qui est parfaitement stérile) ils constateraient que tout est relié, que tout est en rapport avec tout en une relation analogique car... ce qui est en bas est comme ce qui est en haut, ce qui est à l'extérieur est comme ce qui est à l'intérieur.

La peau ne manifeste pas seulement à l'extérieur notre état intérieur, elle témoigne également des événements d'ordre physique ainsi que de nos réactions. Certaines de ces manifestations sont connues, courantes, évidentes : on rougit de honte et blêmit de peur, on transpire d'angoisse ou de rage, les cheveux se dressent sur la tête lorsqu'on est outrageusement surpris, on a la chair de poule etc. Des courants électriques peuvent être transmis par la peau, leur réaction n'est pas visible mais peut être contrôlée par des appareils électroniques adéquats.

C. G. Jung fut le premier à en faire la preuve par ses expériences dites « associatives ». Actuellement, les perfectionnements de l'électronique permettent d'amplifier les réactions épidermiques d'une personne prouvant ainsi qu'il est possible d'avoir un dialogue avec la peau qui répondra par de subtils changements électriques aux questions posées ou aux sujets abordés.

Nous avons là la preuve que la peau est une surface de projection où l'on peut apprendre à déceler les événements psychiques et somatiques touchant à l'individu. Prenant conscience que la peau peut dévoiler tant de choses privées, il est tentant, en dehors et en plus des soins qui doivent lui être appliqués, de la manipuler d'une manière ou d'une autre afin d'en changer l'aspect. Voilà une sorte de tricherie que nous nommons cosmétique et qui représente des sommes fantastiques sur le marché commercial. Nous ne critiquons nullement l'art cosmétique, nous voulons simplement attirer l'attention sur ce qu'il représente comme tentative de masquer la réalité, c'est une vieille tradition appartenant aux peuplades ayant coutume de peindre leur corps. Admettons que, si la peau est le témoin extérieur de ce que nous sommes à l'intérieur, c'est vraiment une tricherie de vouloir en camoufler l'aspect artificiellement. Afin d'être perçu différemment on cache la réalité, on souhaite montrer quelque chose qui n'existe pas. La façade ne correspond pas à ce qu'elle cache, il n'y a plus d'accord entre l'intérieur et l'extérieur. Etre ou paraître, là est la question. Cette quête du paraître, ce besoin de masquer, commence avec le maquillage et culmine dans l'absurde avec les opérations esthétiques. On fait un « lifting » en ne songeant pas au risque couru de perdre son propre visage.

Que cachent tous ces essais pour être autre chose que ce que l'on est ? C'est un problème, serait-ce que l'homme ne s'aime pas lui-même ? S'aimer soi-même, c'est une des tâches les plus difficiles qui nous soit impartie. En outre, on s'y trompe souvent car celui qui croit s'aimer confond son soi et son ego. On s'aime mais... se connaît-on ? La plupart du temps ce n'est pas le cas, on aime quelqu'un qui n'est pas nous puisqu'on se connaît mal. Pour se connaître il faut connaître aussi son « ombre », c'est elle que l'on ne supporte pas, ce qui nous force à défigurer notre aspect pour donner le change. Tout reste maquillage tant que nous n'avons pas changé intérieurement, au niveau de notre conscience. Tout ce qui vient d'être dit n'exclut pas la possibilité de transformation dans l'autre sens, par exemple à l'aide de techniques comme le hatha yoga ou la bio-énergétique. Cependant, il faut admettre que ces méthodes ne peuvent se comparer à ce que nous venons de dire sur le maquillage, car elles impliquent une conscience du but poursuivi.

Le moindre contact, si fugitif soit-il, nous renseigne, à travers sa peau, sur l'état psychique d'une personne. Sous une peau délicate se trouve une âme délicate et sensible, c'est une peau « fine », « tendre », « douce », etc. Sous une peau « d'éléphant », un « cuir épais » se cache quelqu'un qui sait bien se défendre. Une peau qui transpire, sue la peur, l'insécurité, une peau qui rougit indique quelqu'un de susceptible, d'irritable, etc. La peau est un instrument de contact, elle permet le toucher, la gifle ou la caresse, la peau est toujours agent de contact. Certaines maladies atteignent la peau de l'intérieur comme les irritations, les abcès et les hématomes, d'autres de l'extérieur; ce sont les blessures, les opérations. Dans les deux cas, nos barrières sont atteintes et nous n'en sortons pas toujours sans cicatrices.

LES ERUPTIONS CUTANEES

Une éruption cutanée signale que quelque chose cherche à sortir, à franchir la barrière de la peau. Le prototype de ce phénomène est l'acné juvénile. Au moment de la puberté, la sexualité explose (du moins chez la plupart d'entre nous) elle est simultanément refoulée tant ses demandes contiennent de facteurs d'angoisse. La puberté est le parfait exemple d'une situation conflictuelle. Elle apparaît avec violence comme un orage dans un ciel serein, surgissant des profondeurs de l'inconscient avec de nouvelles exigences qui cherchent de toutes leurs forces à se faire une place sur les niveaux conscients. Nous nous trouvons en face de quelque chose d'inconnu jusqu'alors, cette situation inhabituelle fait peur et si nous pouvions le faire, ce que nous désirerions le plus à ce moment là serait de retrouver l'état antérieur et chasser le nouveau. Impossible, quelque chose s'est produit, le changement est irréversible.

Nous sommes maintenant en plein conflit, l'attrait et la peur de l'inconnu sont presque aussi forts l'un que l'autre. C'est le schéma de tout conflit, seul le thème change. Pendant la puberté, le thème est la sexualité, l'amour, le couple. On se languit de l'autre moitié de soi-même. Nous aimerions rencontrer ce qui nous manque mais... n'osons aller au-devant. Des fantasmes sexuels commencent à se former, nous en avons honte. Comment ne pas comprendre qu'un conflit si aigu ne vienne affleurer, que la peau ne soit pas mise en cause, n'est-elle pas la frontière du moi ? C'est elle qu'il faut pouvoir franchir pour trouver l'autre, le toi. De plus, la peau est l'organe de contact, c'est par elle, à travers elle, grâce à elle, que l'on peut saisir et toucher l'autre, le caresser et cette même peau doit, en outre, plaire à l'autre si l'on veut être aimé.

Ce thème brûlant enflamme la peau de l'adolescent et démontre la force de l'énergie qui veut franchir les barrières extérieures et la résistance qu'on lui oppose par crainte de la nouveauté, cette pulsion qui s'éveille. L'acné protège, rend les rencontres aléatoires ou difficiles, empêche la sexualité de s'accomplir. C'est un cercle vicieux, la sexualité non vécue se manifeste en acné sur la peau, ce qui repousse l'autre et entrave les relations sexuelles potentielles. Le désir refoulé de séduire se transforme en épiderme irrité. Les rapports entre la peau et le sexe sont très étroits, il suffit pour s'en convaincre de constater sur quelles parties du corps il apparaît. En général c'est le visage seul qui est touché, chez les jeunes filles c'est souvent le décolleté et le dos. Pratiquement tout le reste du corps est épargné, là où il n'est pas visible l'acné perd son efficacité. La gêne que l'on pourrait avoir à montrer ses désirs sexuels se transforme en gêne de montrer ses boutons.

La pilule est souvent conseillée aux jeunes filles comme remède à l'acné et s'avère efficace. L'arrière plan symbolique de son action est évident : la pilule empêche une éventuelle grossesse comme si la possibilité en était déjà présente et... l'acné disparaît faute de nécessité, il n'a plus rien à empêcher. Parfois il suffit de trop de soleil ou d'un séjour à la mer pour que l'acné réapparaisse renforcé, plus on se dévêt et plus il se répand. Le vêtement est comme une seconde peau, il renforce la barrière défensive et entrave le toucher. Se déshabiller, au contraire, est déjà un premier pas vers le don de soi. Le soleil remplace, sans danger, la chaleur à la fois crainte et désirée d'un autre corps. Nous savons bien que le meilleur remède contre l'acné est finalement une sexualité vraiment vécue.

Tout ce qui vient d'être dit concernant l'acné peut, dans les grandes lignes, être rapporté à presque toutes les éruptions cutanées. Chaque crise de ce genre prouve qu'un refoulé quelconque cherche à franchir la barrière, veut remonter à la surface afin d'être vu (la surface signifiant la conscience) et reconnu. Toute éruption laisse apparaître quelque chose qui n'était pas visible auparavant. Il en est de même dans presque toutes les maladies d'enfant telles que rougeole, rubéole, varicelle, scarlatine etc. dont les symptômes sont cutanés, elles surviennent lors d'une espèce de crise de croissance, c'est-à-dire d'un bond dans le développement de l'enfant. Plus la maladie est aiguë et l'éruption importante, plus vite interviendra la guérison. La croûte de lait du nourrisson est un appel du bébé qui ne reçoit pas sa dose de tendresse et se sent émotionnellement frustré. C'est une manière d'exprimer à la mère qu'on désire briser le mur invisible de l'isolement. La mère, de son côté trouve une justification à son refus intérieur d'accepter l'enfant dans cet eczéma peu appétissant. Il s'agit d'ailleurs, la plupart du temps, de mères elles-mêmes très préoccupées de la beauté de leur propre peau.

LE PSORIASIS

Le psoriasis est l'une des plus fréquentes dermatose qui se manifeste par des plaques écailleuses blanches et légèrement argentées, plus claires que le reste de la peau, les parties atteintes sont très délimitées. La couche cutanée externe habituellement « cornée » est sensiblement plus épaisse que la norme, elle forme une sorte de carapace. Le fonctionnement normal de la peau, qui est de protéger, ne peut plus se faire normalement, la peau devient imperméable, c'est une double frontière, plus rien ne peut passer ni dans un sens ni dans l'autre, intérieur et extérieur ne peuvent plus communiquer. Le caractère de la personne atteinte est aussi cuirassé que sa peau. Nous avons là l'exemple d'un retrait, d'un enfermement qui est une défense contre la peur d'être blessé qui sera d'autant plus important que la sensibilité est exacerbée.

Si l'on compare ce phénomène avec certains animaux, nous voyons que ceux qui ont une carapace possèdent des corps très vulnérables. Les personnes qui ne veulent pas se laisser approcher, qui se retirent pour éviter tout attouchement, sont souvent les plus sensibles. Le « noyau est mou dans la coque dure ». Il y a quelque chose de tragique à posséder une âme si fragile qu'on en soit contraint à la mettre à l'abri sous quelque chose d'aussi épais, on est vraiment « encapsulé », protégé il est vrai de ce qui pourrait blesser venant de l'extérieur mais, hélas, également inaccessible aux manifestations d'amour ou de tendresse. Pour aimer, il faut s'ouvrir à l'autre ce qui compromettrait l'efficacité de la défense qui a été élevée. La carapace, derrière laquelle nous sommes à l'abri, coupe l'âme du flux vital, elle finit par étouffer et la peur, au lieu de disparaître, grandit. Nous entrons dans un cercle vicieux qu'il sera toujours plus difficile d'interrompre. Il faudra pourtant, un jour, laisser l'âme courir le risque d'être blessée pour nous apercevoir qu'elle est plus résistante que nous ne le pensions. Il ne faut pas avoir peur de sa propre sensibilité si l'on veut être touché par tout ce qu'il peut y avoir de merveilleux dans la vie. Le pas est difficile à franchir et ne pourra se faire que sous la contrainte d'un événement extérieur ou grâce à une psychothérapie.

Nous nous sommes étendus ici un peu longuement sur la relation existant entre une dermatose telle que le psoriasis et l'hypersensibilité de la personne atteinte qui s'est fabriqué cette cuirasse parce que cette maladie est particulièrement spectaculaire. Elle finit par entraîner des gerçures et des crevasses si profondes qu'elles se mettent à saigner et le danger d'infection s'aggrave d'autant. Nous voyons à quel point les extrêmes se touchent, combien vulnérabilité et carapace manifestent le conflit entre le désir et la peur d'approcher et d'être approché. Le psoriasis commence souvent par attaquer les coudes. On s'appuie sur ses coudes, on se barricade en levant le bras, coudes repliés, c'est un geste bien connu et instinctif. Le psoriasis démontre à quelles extrémités peut être poussé le besoin de s'endurcir pour ne pas souffrir, jusqu'où peut mener le désir de s'isoler. A cette ultime limite, c'est la peau qui craque ! Et, nous nous retrouvons sans défense.

LE PRURIT (Les démangeaisons)

Le prurit accompagne nombre de maladies de la peau, c'est le cas pour l'urticaire par exemple, mais il peut aussi apparaître sans autre cause apparente. Les démangeaisons sont parfois si insupportables qu'elles rendent ceux qui les éprouvent à moitié fous, ils sont alors incapables de résister au besoin de se gratter. La cause en est bien évidemment psychologique, pensons à toutes ces expressions comme : « ça me démange... de faire ceci ou de dire cela », « ça me touche » ou « ça me donne des boutons ». Il y a là une irritation manifeste et c'est bien ainsi que sont ressenties les démangeaisons. L'irritation n'est pas loin de l'excitation et de là à relier cet état avec la sexualité, il n'y a qu'un pas à franchir. Il ne faut pas non plus oublier les « choses » qui énervent ou irritent au sens agressif. On peut exciter un animal, un chien par exemple ou un être humain mais, certaines situations sont également excitantes. Une excitation, d'où qu'elle provienne, éveille quelque chose en nous que ce soit la sexualité, l'agressivité ou, à l'inverse, l'attraction et l'amour, c'est une notion ambivalente qui peut donner lieu à des réactions opposées.

On peut tout aussi bien être enchanté par une certaine excitation ou réagir avec irritation et énervement à une autre, de toute manière, il y a réaction. Le mot latin prurigo veut aussi bien dire démangeaison qu'exubérance ou même convoitise et le verbe prurire se traduit par démanger.

Les démangeaisons de la peau signalent une irritation ou une excitation psychique qui n'est pas prise en considération ou qui a été occultée, sans quoi elle n'eut pas trouvé nécessaire de se somatiser. Derrière ce symptôme corporel se cache une souffrance, un feu intérieur, une ardeur qui cherche à être vécue, qui veut être reconnue, par les démangeaisons elle attire l'attention. On « doit » se gratter ce qui est une forme adoucie de creuser ou sarcler comme on le fait lorsqu'on cherche quelque chose d'enfoui dans la terre. Le patient qui se gratte veut trouver ce qui l'excite, l'irrite, l'énerve et l'amener au grand jour. Il ne trouvera l'apaisement que lorsqu'il aura découvert la raison de ce qui a tellement irrité sa peau. Le prurit dit toujours que quelque chose brûle dans l'âme comme la peau irritée brûle, un amour enflammé, une passion ou la rage. Nous ne nous étonnerons donc pas que la peau elle aussi soit rouge, enflammée, brûlante, eczémateuse. Pour trouver la solution, recherchons ce qui titille tellement à l'intérieur, l'amener à la conscience et l'enchantement se substituera à l'irritation.

LES MALADIES DE LA PEAU

Lors de maladies de la peau, posons-nous les questions suivantes :

1. Est-ce que je me contiens trop ?
2. Suis-je capable d'entrer facilement en contact avec autrui ?
3. Derrière ma retenue, est-ce que je cache un désir refoulé de rapprochement ?
4. Quel est le besoin qui cherche à percer, est-ce la sexualité, la passion, le désir, la convoitise ou l'agressivité ?
5. Qu'est-ce qui m'irrite et m'excite réellement ?
6. Est-ce que je me suis enfermé dans un isolement volontaire ?

VIII

LES REINS

Dans le corps humain, les reins représentent la convivialité, la sociabilité. Les douleurs ou les maladies de ces organes surviennent toujours lorsqu'il y a des conflits avec les partenaires, quels qu'ils soient mais non au sens sexuel du terme; les partenaires dont il est question, ce sont les personnes avec qui nous avons des relations. Chacun d'entre nous a sa manière bien à lui de se comporter lors d'une relation, qui restera toujours pareille lors de contact avec d'autres personnes. Pour comprendre le rapport qu'il y a entre les reins et le comportement relationnel, il peut être utile d'analyser un peu ce qui se cache derrière une relation.

La polarité de notre conscience fait que nous ne pouvons être conscients de ce que nous sommes dans la totalité de notre être, nous ne nous identifions qu'avec une partie de celui-ci. C'est cette partie que nous appelons notre « moi » et la partie qui manque, c'est l'ombre, notre ombre que, par définition, nous ne connaissons pas. Le chemin de l'évolution doit amener à un élargissement de la conscience. Il doit amener l'homme jusqu'au point où il parviendra à identifier sa part d'ombre, puis à l'intégrer. C'est un processus d'apprentissage qui ne se termine que lorsque nous avons enfin acquis une conscience parfaite et totale, lorsque l'état de « sainteté » (de santé véritable) est atteint. Cette unité trouvée, ou retrouvée, englobe la polarité « indifférenciée », ce qui veut dire, le côté féminin et le côté masculin de l'être humain.

L'homme réalisé, l'homme accompli est androgyne, c'est-à-dire qu'il est à la fois homme et femme, il a intégré en son âme, les deux aspects qui se sont réunis et amalgamés (cette fusion s'appelle : les noces chimiques). Il ne faut pas confondre androgyne et hermaphrodite, l'androgynat se situe au niveau de la psyché, le corps physique garde son sexe mais la conscience ne s'identifie pas à lui (il en est de même pour le petit enfant, il a un sexe mais ne s'y identifie pas). Le célibat et l'habit du moine sont les aspects extérieurs de cette aspiration à l'androgynat. L'homme « viril » s'identifie avec le pôle masculin de son âme alors que le pôle féminin de celle-ci se replie automatiquement dans l'ombre. Une femme « féminine » fait de même avec le côté féminin de son âme qu'elle intègre tandis que le pôle opposé, le côté masculin reste dans l'ombre. Notre tâche, ici-bas, nous l'avons vu, est de rendre notre part d'ombre consciente, ce qui ne nous est possible que par le biais de la projection. Ce qui nous manque, nous devons le chercher et le trouver à l'extérieur de nous bien qu'en réalité cela fasse partie de notre propre intériorité.

Tout cela peut paraître paradoxal, c'est pourquoi nous le comprenons souvent mal ou pas du tout. Pour parvenir à la connaissance, le sujet et l'objet doivent être séparés. L'œil peut voir mais ne peut « se » voir, pour ce faire il doit passer par le détour de la projection dans un miroir. Ce n'est qu'ainsi que nous pouvons apprendre à nous connaître, nous sommes dans la même situation que notre propre œil. L'homme ne peut prendre conscience de la partie féminine de son âme (l'*anima* selon C. G. Jung) que projetée sur une femme en chair et en os. Il en est de même, inversement, pour la femme. Nous pouvons nous imaginer l'ombre composée de couches différentes. Il y a des couches très profondes qui nous effraient car elles dévoilent les parties les plus sombres (du latin *sinister*) de notre personnalité. Il y en a d'autres qui sont plus proches de la surface et qui n'attendent que d'être découvertes pour parvenir à notre conscient. Si nous rencontrons, par hasard, quelqu'un qui vit une expérience où un état voisin de la couche supérieure de notre royaume d'ombre, nous en tombons amoureux. En fait, nous tombons amoureux aussi bien de l'autre que de notre propre part d'ombre que nous avons projetée sur lui, les deux sont pareils.

Ce que nous aimons aussi bien que ce que nous détestons dans l'autre existe, en fait, en nous-mêmes. Nous parlons d'amour si l'autre reflète une partie de notre ombre que nous aimerions mieux connaître et de haine lorsqu'il reflète une couche profonde de notre ombre que nous craignons de rencontrer. De même, le sexe opposé nous attire dans la mesure où il nous manque et nous en avons souvent peur car il représente l'inconnu, ce côté qui en nous n'est pas encore conscient. Le rencontre du compagnon (ou de la compagne) est une rencontre avec un aspect inconscient de notre âme. Lorsqu'est compris le mécanisme de cet effet miroir que l'autre est pour nous, les problèmes de couple changent et nous les voyons autrement. Toutes les difficultés que nous avons avec un ou une partenaire sont des problèmes qui existent en nous.

Notre comportement vis-à-vis de notre inconscient est toujours ambivalent, d'une part, il nous attire et d'autre part, il nous effraie. Il en est de même avec notre partenaire, nous avons avec lui une relation amour-haine, nous voudrions à la fois le posséder et nous en débarrasser, nous le trouvons merveilleux et épouvantable. Toutes les activités et les controverses que nous avons dans une relation à deux sont une façon de traiter avec notre ombre. C'est une des raisons pour lesquelles des personnes, souvent en totale opposition, se trouvent attirées l'une par l'autre. Les contraires s'attirent, c'est bien connu, et pourtant nous sommes souvent surpris de constater combien certaines relations semblent invraisemblables, nous disant que vraiment, ces « deux-là » n'ont rien en commun. Cependant, plus ils sont différents et mieux ils vont s'entendre car chacun va pouvoir vivre son ombre à travers l'autre. Un couple formé de deux êtres qui se ressemblent sera beaucoup plus harmonieux, moins chaotique mais ne contribuera guère à leur évolution puisqu'en l'autre ne se déroule que le jeu déjà connu de notre domaine conscient, cela devient vite ennuyeux et monotone. On s'enferme dans une relation de mutuelle approbation, on se félicite d'être si « merveilleux » et projette sur le monde extérieur les ombres respectives que l'on veut fuir. Ce sont les affrontements qui sont fertiles dans un couple, ils permettent de creuser sa propre ombre et ainsi, de se rapprocher d'une rencontre avec soi-même. C'est tout un apprentissage, un dur travail qui a pour but d'arriver à devenir complet.

L'idéal serait d'arriver, en fin de parcours, à ce que deux êtres aient acquis leur complétude ou au moins soient parvenus à une meilleure santé psychique grâce à l'éclairage qu'ils auront pu projeter sur une partie de leur âme afin de l'intégrer consciemment. Au bout de cet accomplissement, plus de roucoulades et plus de totale dépendance comme c'est le cas pour les « amoureux » qui ne peuvent vivre l'un sans l'autre. Ne pouvoir vivre sans l'autre indique qu'on utilise l'autre pour vivre à notre place notre propre ombre, c'est une facilité, un confort mais aussi une forme de lâcheté. Nous évitons ainsi d'entreprendre un travail sur la projection que nous avons faite, nous ne pourrons, par conséquent nous en démettre. Dans ces situations-là, ce sont d'ailleurs les cas les plus fréquents, chacun des partenaires entrave l'évolution de l'autre par crainte de tout remettre en question. Si l'un des deux entreprend une psychothérapie, l'autre se plaindra souvent en constatant qu'il a « tellement changé »... et pourtant, tout ce que l'on désirait c'était de voir disparaître le symptôme !

Un couple atteint son but lorsque les partenaires n'ont plus besoin l'un de l'autre. Ce n'est qu'après que l'on pourrait sincèrement et sérieusement se faire des promesses de fidélité et d'amour « éternels ». Aimer est un acte conscient, cela signifie qu'on est prêt à ouvrir sa conscience à l'autre, de lever les barrières afin de faire un avec la personne que l'on aime. Il n'est possible d'en arriver là qu'après avoir réintégré en son âme ce que l'autre représente, autrement dit après avoir retiré ses projections et s'être réunifié avec elles. Dès lors, l'autre n'est plus un miroir, il est libéré et libre, plus de possessivité et plus de rejet. L'amour est éternel, c'est-à-dire qu'il n'est plus dépendant du temps, il est définitivement réalisé dans l'âme. Les exigences inconscientes d'une relation provoquent toujours une anxiété chez ceux qui dépendent trop fortement de leurs projections matérielles. Elles soumettent l'amour à la forme plutôt qu'aux qualités de la conscience. Ce comportement rend insupportable le passage du temps, on essaie alors de se persuader qu'on retrouvera le bien-aimé ou la bien-aimée dans l'au-delà. On oublie que cet au-delà est toujours présent. L'au-delà, c'est ce qui est au-delà de la forme, de la matière, il suffit pour le trouver de transmuter le monde des formes et, déjà, on est au-delà d'elles. Tout ce que nous voyons n'est que représentation, pourquoi en serait-il autrement en ce qui concerne les êtres humains ?

Notre vie est censée nous apprendre que le « visible » est superflu, notre partenaire doit faire le même constat. Les problèmes surviennent lorsque l'un des partenaires réussit à retirer les projections qu'il a faites sur l'autre après en avoir pris conscience alors que l'autre reste bloqué dans ses projections. Vient alors un temps où l'un des deux trouve son indépendance alors que l'autre a le cœur brisé. Lorsque tous deux restent pris dans le filet de leurs projections réciproques leur amour dure jusqu'à la mort et celui qui survit souffre terriblement, il a perdu sa « moitié ». Heureux celui qui ne peut perdre ce qu'il a intégré en lui-même ! L'amour est UN ou il n'est pas. Tant qu'il est dirigé vers un objectif extérieur, il n'a pas atteint son but.

Pour comprendre ce qui se passe au niveau des reins, il est important de connaître la structure interne des relations de couple, nous pourrons en tirer des analogies. Nous avons dans notre propre corps des organes uniques tels que : l'estomac, le foie, le pancréas ou la rate. Nous avons aussi des organes qui vont par paires comme les poumons, les testicules, les ovaires et les reins. En observant les organes doubles, nous nous apercevons qu'ils sont toujours en analogie ou en rapport avec les mêmes thèmes, contact et partenaire. Les poumons, c'est le contact et la communication volontaires, les testicules, les ovaires, les organes sexuels, renvoient à la sexualité. Les reins, quant à eux, représentent l'association en couple, une étroite rencontre entre deux êtres. Nous avons là trois domaines pouvant être rapprochés de l'ancien concept grec de l'amour : *philia* correspondrait à l'amitié, *eros* à l'amour sexuel et *agape* à l'amour qui va vers tous les autres pour ne faire qu'un avec eux.

Tout ce que nous ingurgitons aboutit en fin de parcours dans le sang. Les reins ont pour tâche de procéder à un filtrage central. Pour bien accomplir ce travail, ils doivent pouvoir différencier les éléments que le corps peut supporter et utiliser, de ceux qui ne servent à rien ou pourraient être nocifs et qu'il faut éliminer. C'est une tâche difficile, d'une grande complexité physiologique, pour laquelle les reins disposent de mécanismes divers que nous allons, pour simplifier, résumer en deux fonctions primordiales. La première phase du filtrage fonctionne comme un mécanisme qui servirait de passoire retenant des particules d'une grosseur déterminée. Cette « passoire », ce sont en fait des pores qui retiennent jusqu'à la plus petite des molécules d'albumine. La deuxième phase, vitale et très compliquée, est basée sur une relation entre l'osmose et le rejet. Nous pouvons dire, que cette osmose repose sur un équilibre entre la pression et le degré de concentration de deux liquides, séparés par une membrane semi-perméable. De plus, le principe de « rejet » veille à ce que les différents liquides concentrés soient éliminés conjointement, ce qui permet aux reins, en cas d'urgence de se débarrasser d'une urine très concentrée comme l'est celle du matin. Ce travail d'osmose et de compensation permet au corps de recevoir les sels vitaux dont il a besoin et dont dépend l'équilibre « des acides basiques ».

Les personnes peu familiarisées avec le domaine médical ne savent généralement pas l'importance de l'équilibre des « acides basiques » qui se compte en valeur pH. Toutes les réactions biochimiques permettant la synthèse de l'albumine et produisant de l'énergie, dépendent très étroitement d'une subtile stabilité du pH. C'est grâce à lui que le sang peut se maintenir en exacte proportion entre le basique et l'acide, le Yin et le Yang. Ce qui se passe, dans un couple qui cherche à compenser harmonieusement les deux pôles, le masculin Yang, acide, et le féminin Yin, basique, est analogiquement semblable. De même que les reins se chargent de protéger l'équilibre entre l'acide et le basique, le couple doit tendre à son accomplissement par l'union de deux êtres représentant réciproquement l'ombre de l'un et de l'autre dont l'apparence compense pour chacun la moitié qui lui manque (sa meilleure moitié !).

Le plus grand danger que court le couple est de croire que le comportement éventuellement dérangeant de l'autre ressort de sa responsabilité à lui et que l'on n'est pas soi-même impliqué. Si tel est le cas, on reste bloqué dans sa projection, on ne se rend pas compte qu'il est utile et nécessaire de travailler sur ses propres zones d'ombre, qui sont reflétées en l'autre, afin d'en devenir conscient et par là même de grandir et de mûrir. Cette erreur peut se somatiser et ce seront les reins qui ne filtreront plus normalement, ils laisseront passer des matières essentielles à la vie telles que l'amidon et certains sels. Ce sera également une perte pour l'évolution de la personne atteinte qui ne pourra plus prendre part aux événements extérieurs si importants pour son développement, elle souffrira de néphrite (glomérulonéphrites). Les reins ne semblent plus savoir reconnaître les éléments précieux qu'ils doivent conserver, exactement comme la psyché n'est pas capable de voir ses propres problèmes et les rejette sur l'autre. L'être humain doit pouvoir se rencontrer dans son partenaire et s'y reconnaître, quant aux reins ils doivent pouvoir admettre les éléments « étrangers » qui lui sont amenés de l'extérieur et sélectionner ceux dont ils auront besoin et qui sont absolument nécessaires à leur bon fonctionnement.

Le lien étroit qui existe entre les deux sujets, couple et reins, trouve une illustration évidente dans certaines habitudes humaines de la vie conviviale. En effet, chaque fois qu'une occasion d'entrer en contact se présente, on offre quelque chose à boire, on va prendre « un pot », on fête une rencontre en trinquant à la santé des uns et des autres. Il n'y a là aucun mystère, en effet boire stimule les reins qui sont des organes de contact, ce qui facilite aussi les contacts psychiques. Il est de coutume de lever son verre quand on veut passer du vouvoiement au tutoiement, on se rapproche encore en croisant les bras, contact, on trinque, contact, on boit pour féliciter quelqu'un etc... Il serait difficile d'imaginer une fête, une réunion, un anniversaire, sans boisson, toujours et encore, on trinque pour se rapprocher. Celui qui refuse de boire ou boit du bout des lèvres est presque considéré comme associal, il veut garder ses distances, il est mis de côté. En outre, constatons, que lors de ces rencontres, l'alcool, le thé ou le café que nous buvons sont toutes des boissons hautement diurétiques et excitantes. Souvent boire s'accompagne de tabac, la fumée stimule un autre organe de contact, les poumons, il est bien connu qu'on fume davantage en compagnie que seul. Le « buveur » prouve en buvant à quel point il a besoin de contact mais il court le danger de trouver satisfaction dans un substitut.

LES CALCULS RENAUX

Les calculs rénaux sont dûs à une perte et une cristallisation de certains éléments qui se trouvent en surabondance dans l'urine (par exemple des acides, du calcium-phosphate et du calcium-oxalate). La formation de ces calculs dépend du terrain et aussi du manque de liquide. Si l'on ne boit pas suffisamment, ces particules dont nous avons parlé s'agglomèrent et sont de plus en plus difficilement solubles, une quantité importante de liquide aidera à leur dissolution. Lorsqu'une « pierre » s'est formée, elle obstrue le passage et provoque des coliques. Ces dernières sont un essai du corps pour parvenir à éliminer le ou les calculs par des mouvements péristaltiques de l'uretère. Ces crises sont extrêmement douloureuses, elles sont comparées aux douleurs de l'accouchement. Le malade est surexcité et se tortille dans tous les sens. Si la colique ne suffit pas pour faire passer le calcul, il arrive que certains médecins conseillent au malade de « sauter » aussi violemment que possible pour aider à une éventuelle évacuation. La chaleur et des boissons chaudes peuvent aussi aider à soulager. Les corrélations sur le plan psychique sont assez évidentes. Le calcul est constitué de matières qui auraient dues être éliminées, n'étant plus nécessaires à l'entretien du corps. Il y a accumulation de déchets, psychiquement ce sont des scories dont on aurait dû savoir se débarrasser depuis longtemps, elle ne peuvent qu'entraver l'évolution. Ces choses vécues devenues inutiles, ces événements caduques, ne peuvent que bloquer le flux évolutif de la vie en l'étouffant dans un marécage. La colique néphrétique oblige à des mouvements violents, ceux-là mêmes que l'on ne pouvait faire en restant figé, le médecin ordonne au malade exactement ce qui lui convient : faire le saut. C'est en sautant hors du passé révolu que sera rendu son libre cours au développement de l'être qui parviendra ainsi à se libérer de la « pierre ».

Il est prouvé statistiquement que les hommes sont plus fréquemment frappés par cette maladie que les femmes. La femme, par sa nature, est plus naturellement portée vers l'autre dans un désir d'harmonie et de partage. Inversement, l'homme dispose d'une agressivité plus grande, s'affirmer est plus difficile pour la femme. Les femmes, nous l'avons déjà vu, sont plus sujettes aux calculs biliaires. Le traitement des calculs rénaux rejoint bien les thèmes d'harmonie et d'approche humaine, la chaleur n'est-elle pas l'expression de l'amour et de la compassion. Arriver à se décrisper pour faire lâcher prise aux crampes de la colique est signe d'ouverture et de remise en mouvement. L'afflux de liquide permet de remettre le courant de la vie en marche.

LA DIALYSE (le rein artificiel)

L'extrême limite de la maladie est atteinte lorsque les reins ne fonctionnent plus du tout et qu'il faut mettre le patient sous dialyse, c'est-à-dire qu'une machine va devoir prendre le relais pour épurer le sang. A ce stade, c'est la machine qui a pris la place du partenaire, le malade n'a jamais voulu entrer en relation avec l'autre par peur des problèmes de confrontation, et n'a pas trouvé de compagnon (compagne) à la hauteur, personne n'était assez parfait. Il a voulu à tout prix préserver sa liberté, et a désormais le «partenaire» idéal qui fait son travail et ne demande rien, il est fiable, disponible et fidèle. En contrepartie, il dépend totalement de « lui ». Les dialyses sont nécessaires plusieurs fois par semaine et, nécessitent une hospitalisation à moins d'avoir les moyens et posséder une machine chez soi qui éventuellement « dort » dans la même chambre ! Et nuit après nuit, le malade l'a à ses côtés, et ne peut s'en éloigner beaucoup. C'est une sorte d'esclavage, et peut-être apprend-il ainsi qu'il n'y pas de partenaire parfait ! A moins... d'être parfait soi-même.

LES MALADIES DES REINS

Si quelque chose ne va pas au niveau des reins, posons-nous les questions suivantes :

1. Quels sont les problèmes que j'ai avec mon ou ma partenaire ?
2. Suis-je tellement aveuglé par mes projections que j'en viens à penser que tous les problèmes viennent de mon ou de ma partenaire ?
3. Est-ce que je refuse de me reconnaître dans les divers comportements de mon ou de ma partenaire ?
4. Est-ce que je reste cramponné à d'anciens problèmes empêchant ainsi le flux normal de la vie d'évoluer ?
5. A quel saut en avant voudrait m'obliger mon calcul ?

LA VESSIE

La vessie reçoit tous les éléments que les reins ont transformés en urine et qui doivent quitter le corps. Lorsque la quantité d'urine a atteint un certain degré, un poids se manifeste qui oblige au soulagement. Nous savons tous que ce besoin urgent d'uriner peut se présenter inopinément dans des circonstances particulières. Ce sont généralement des situations dans lesquelles on se sent psychiquement oppressé comme lors d'un examen ou d'une thérapie ou dans quelque autre situation où l'on est angoissé par l'appréhension des résultats. La pression psychique descend dans le bas du corps et se fait ressentir comme un besoin impératif.

La pression réclame toujours un soulagement, il faut « décompresser ». Si cela ne s'avère pas possible psychiquement, alors le corps s'en charge en passant par la vessie. Cette manifestation physique permet de constater de quel poids insupportable et combien douloureuse était la pression subie et aussi quel plaisir à pouvoir s'en défaire, quelle libération. Cette façon de somatiser a d'autres avantages, elle permet de s'éloigner, de s'isoler pour aller aux toilettes, ce qui peut interrompre le processus engagé et permettre une éventuelle manipulation de la situation. Celui qui doit d'urgence aller aux toilettes subit une pression mais il s'octroie en même tcmps, la possibilité de s'en débarrasser, l'élève et le patient savent tous deux de quoi il retourne mais le symptôme est inconscient quoique fort pertinent.

Le rapport ici entre symptôme et manipulation est particulièrement évident, il existe dans toute manifestation symptomatique. Chaque maladie utilise plus ou moins son symptôme pour obtenir un pouvoir sur autrui. C'est là un des grands tabous de notre époque. La manipulation, le besoin de pouvoir est un des problèmes majeurs et fondamentaux de l'être humain. Tant que nous serons encore sous la dominance de notre ego, que le « je » aura de l'importance, nous aurons le désir de montrer notre volonté. Chaque fois que nous disons : « Je veux... » nous exprimons notre désir égotiste de dominance. Le pouvoir est entaché d'un certain arrière goût négatif, nous nous sentons alors toujours un peu obligés de le camoufler. Il est rare, compte tenu des circonstances, qu'un homme ait vraiment le courage de montrer son besoin de pouvoir, de s'en expliquer et de le vivre. La plupart d'entre nous cherche, de manière détournée, un exutoire à son besoin de puissance refoulé. La maladie, les mauvaises conditions sociales sont de bons échappatoires, des excuses relativement sûres qui permettent de rejeter la faute (projection) sur le monde extérieur et les événements dont nous ne sommes pas responsables, ce comportement est généralement bien accepté et n'entraîne pas de sanctions.

Nous agissons presque tous de cette manière, employant tous ces stratagèmes pour détourner notre désir de dominer, par conséquent personne n'a avantage à démystifier ces comportements et chaque tentative dans ce sens sera contrée avec force. La maladie et la mort impressionnent notre monde au plus haut point. La maladie nous permet souvent d'obtenir ce que nous voulons, ce que nous n'aurions jamais obtenu sans elle, comme par exemple l'attention des autres, une prise en charge, de l'argent, du temps libre, de l'aide et une certaine manière d'avoir un contrôle sur autrui. Ces avantages, corrélatifs à la maladie, entravent souvent la guérison, le symptôme étant apparu dans un but déterminé.

Mouiller son lit est un symptôme typique de manifestation de pouvoir, il est aisé, après ce que nous venons d'expliquer de comprendre quelles peuvent en être les raisons. Un enfant dominé en permanence par ses parents et par l'école, qui ne peut se laisser aller, qui ne peut jamais faire ce qu'il aimerait, trouve une solution à de nombreux problèmes en mouillant son lit. C'est sa façon de répondre à la pression des autres, une opportunité de confondre ses parents tout puissants, une manière détournée de rendre la monnaie pendant la nuit de ce qu'il a subi pendant le jour. D'autre part, il n'y a pas loin des larmes au lit mouillé. Ces deux comportements apportent un soulagement.Nous pourrions dire que mouiller son lit est une façon de pleurer « par en bas ».

Tous les symptômes ayant rapport à la vessie ont une parenté avec ce qui précède. Dans une inflammation de la vessie (cystite) les brûlures ressenties lors de l'évacuation sont la preuve de la difficulté qu'il y a à lâcher prise. Lorsqu'il y a de grandes difficultés à uriner, cela démontre l'incapacité dans laquelle on se trouve à lâcher prise, quelle que soit la pression subie. Dans tous les symptômes de cet ordre il faut arriver à voir à quel point les éléments, autrement di les sujets de préoccupation doivent être éliminés.

Dès lors qu'ils ne relèvent plus du présent, ils deviendront un poids mort.

LES MALADIES DE LA VESSIE

Lors de maladies de ce type, il faut se poser les questions suivantes :

1. Quels sont les événements du passé auxquels je me cramponne bien qu'ils demandent à être oubliés ?
2. Quelles sont les situations où je me mets volontairement sous l'emprise d'autrui (patron, examinateur, etc.) ?
3. Quels sont les sujets périmés dont je devrais me débarrasser ?
4. Sur quoi est-ce que je pleure ?

IX

SEXUALITE ET GROSSESSE

La sexualité est le domaine le plus étendu dans lequel les humains peuvent exercer leur polarité. Chaque partenaire ressent totalement son incomplétude et cherche ce qui lui manque. En s'unissant à son pôle opposé, il vit un état qu'on appelle orgasme. Cet état d'âme particulier est ressenti comme un bonheur parfait. Ce bonheur n'a qu'un défaut, il ne dure pas, ce qui incite les êtres à en rechercher la répétition. Si courts que soient ces instants de bonheur complet, ils permettent cependant de réaliser qu'il existe un état de conscience qui dépasse qualitativement celui auquel nous sommes habitués. Cet état de bien-être laisse aussi un souvenir qui incite à chercher et à chercher encore. La sexualité contient la première moitié du « secret » : si l'on parvient à réunir deux polarités de sorte qu'elles ne fassent plus qu'un, le sentiment de plénitude s'amplifie. Le bonheur, c'est « l'être UN, l'unité, l'union ». Manque encore l'autre moitié du secret : comment rester dans cet état de conscience bienheureux, comment faire pour ne plus jamais en sortir ?

La réponse est simple : tant que l'union des polarités ne se fait que sur le plan physique, le plan de la sexualité, ce moment de bonheur parfait (l'orgasme) ne peut durer car il reste soumis aux lois du temps, qui sont les lois régissant la matière physique, notre corps. On ne peut sortir de la prison du temps que par la réunion des contraires dans la conscience. Si elle s'accomplit, on se trouve alors sur le plan de l'Unité, de la plénitude intemporelle, du bonheur parfait au niveau de l'âme.

C'est par cette connaissance que débute le cheminement sur le sentier de l'ésotérisme, ce chemin nommé Yoga en Orient. Le mot sanscrit *yoga* signifie le joug, le joug unit deux entités, deux bœufs par exemple ou deux récipients. Le yoga est l'art de réunir deux unités.

La sexualité est une image fondamentale de ce chemin de la réunification. Pour les êtres humains elle représente une expérience de cet état sur la plan événementiel, c'est pourquoi, de tout temps, elle fut, par analogie, associée à la représentation du fameux « chemin ». Les temples d'Orient en donnent des exemples qui, encore aujourd'hui, surprennent les occidentaux qui les trouvent pornographiques. Et pourtant, ces images ou ces sculptures et bas-reliefs représentent des dieux, il symbolisent le grand secret de la réunion des contraires (*conjunctio oppositorum*).

Au cours de son développement la théologie chrétienne a bizarrement considéré que le corps physique, et par conséquent, la sexualité relevait du démon. Cela a pour résultat que, dès l'enfance, nous considérons que sexualité et chemin spirituel sont irréconciliables. La symbolique chrétienne n'est pourtant pas tellement éloignée de la sexualité en parlant de la « fiancée du Christ ». Malheureusement, il existe encore de nombreux groupes ésotériques dans lesquels l'antagonisme chair-esprit fait encore partie des enseignements.

Confondre transmutation et substitution est une erreur commune à de nombreux groupes qui se veulent ésotériques. Il suffirait de bien comprendre l'adage : « ce qui est en haut est comme ce qui est en bas » pour retrouver le sens caché et profond de ce qui précède. Nous devrions d'ailleurs ajouter : « ce que l'homme n'est pas capable de faire ici bas, il ne pourra jamais le faire dans le monde d'en haut ». Quiconque se trouve confronté à des problèmes d'ordre sexuel doit s'appliquer à en trouver la solution sur le plan corporel au lieu de chercher la guérison dans la fuite, car la réunion des contraires est encore plus ardue à établir sur les plans supérieurs que dans la matière.

En voyant les choses de cette manière, il est plus aisé de comprendre pourquoi Freud a ramené presque tous les problèmes humains à la sexualité. On peut admettre cette démarche qui est finalement justifiée mais qui, hélas, ne va pas jusqu'au bout. Freud et tous ceux qui ont suivi sa pensée, ont omis de franchir le pas qui les eut menés au-delà de la manifestation physique et conduits au principe qui la sous-tend. La sexualité n'est, en effet, qu'une des formes possibles d'expression du principe de polarité, c'est-à-dire la réunion des contraires. C. G. Jung a poussé son raisonnement jusque-là et tous ceux qui ont une critique à formuler concernant Freud peuvent se mettre d'accord sur la formulation abstraite suivante : tous les problèmes humains peuvent être ramenés à la polarité et à la tentative de réunification des opposés.

Il n'en demeure pas moins que la plupart des êtres rencontrent tout d'abord cette polarité au niveau sexuel. C'est là que nous en faisons l'expérience et que nous cherchons à en comprendre le sens. La sexualité est donc au centre des préoccupations humaines, elle concerne le couple, les partenaires, elle est aussi la principale source de conflits entre les êtres. Ce grand dilemme de la polarité présente de multiples pièges, trouble et interpelle chacun d'entre nous, jusqu'au moment où nous trouvons enfin l'Unité.

TROUBLES DE LA MENSTRUATION

Les « règles » ou menstruations, écoulement mensuel du sang chez la femme, sont l'expression même de sa féminité, de sa fertilité, et... de sa réceptivité. La femme est soumise à ce rythme, elle est obligée de s'y plier et d'accepter les limitations qu'il lui impose. Cette soumission touche le point le plus sensible de la nature féminine : la faculté de savoir se donner, le don de soi. La féminité dont nous parlons ici est un principe, le pôle féminin de l'univers. Les Chinois l'appellent le *Yin,* les alchimistes le symbolisent par la lune et la psychologie des profondeurs par l'eau. Chaque femme n'est, en vertu de ce principe, qu'une forme manifestée de l'archétype féminin. Ce principe peut être simplement défini par sa capacité d'absorption, de réception. Dans le *Yi king,* le chemin de la créativité régit le principe masculin et le chemin de la réceptivité le principe féminin. Le *Yi king* dit aussi : ce qui reçoit est aussi ce qui donne le plus au monde.

Cette aptitude au don de soi est la particularité du principe féminin. Elle est au départ de toutes les autres facultés de même ordre, telles que s'ouvrir, accepter, recevoir, protéger. Donner implique le renoncement à l'action. Nous le voyons bien en examinant les symboles archétypiques du principe féminin, la lune et l'eau. Toutes deux doivent renoncer à briller par elles-mêmes, à fertiliser ou à ensemencer. Ces rôles sont dévolus à leurs opposés, le soleil et le feu. Par contre, la lune et l'eau peuvent emmagasiner la lumière et la chaleur puis les refléter. L'eau renonce à toute forme fixe, elle prend toutes les formes, elle s'adapte et s'offre.

Nous ne pouvons attribuer aucun jugement de valeur à ces polarités que sont le soleil et la lune, le feu et l'eau, le masculin et le féminin. Cela n'aurait aucun sens puisque chaque polarité ne représente qu'un des pôles, et ne peut être à lui seul qu'à moitié parfait. Pour être complet, il lui manque le pôle contraire. Cette totalité parfaite ne peut être obtenue que lorsque chacun des deux pôles incarne et représente l'entier de sa spécificité. Les arguments déployés pour défendre l'émancipation ne tiennent que peu ou pas compte de ces lois archétypiques. Ne trouverions nous pas ridicule que l'eau se plaigne de ne pouvoir ni brûler ni briller et qu'elle en fasse des complexes ? C'est bien précisément parce qu'elle ne brûle pas qu'elle peut accueillir ce à quoi le feu doit renoncer. L'un n'est ni meilleur ni pire que l'autre, ils sont simplement différents. C'est la tension produite par cette différence entre les deux pôles que nous appelons « vie ». La réunion des contraires ne s'obtient pas en les nivelant. Une femme qui accepte et vit sa féminité ne se sentira jamais amoindrie ou complexée.

La plupart des troubles de la menstruation viennent de ce que la femme n'est pas en accord avec sa féminité. Il en est de même pour de nombreux autres troubles de la sexualité. Se mettre en accord « avec », être prêt à se donner sont de lourdes exigences, elles réclament le renoncement à la volonté propre, à la domination de l'ego. Il faut arriver à donner une partie de cet ego, à le sacrifier, c'est une partie de soi-même à laquelle on renonce. Le sang menstruel en est l'exemple, avec ce sang la femme se défait d'une part de sa force vitale. Les règles peuvent s'assimiler à une sorte de naissance après une grossesse. Dans la mesure où la femme n'est pas prête à accepter ces « règles » elle verra survenir des « dérèglements » ou des crampes, preuves qu'une instance intérieure, la plupart du temps inconsciente, refuse de se donner, refuse la « règle », le sexe, l'homme. L'utilisation des bandes hygiéniques et des tampons fait partie de la révolte, c'est une façon de dire : « non, je ne veux pas », je ne dépendrai pas de mes règles, je ferai tout ce que je voudrai sans en tenir compte, malgré elles.

Nous sommes là au centre d'un problème, d'un conflit féminin, on est d'accord d'être une femme mais on refuse ce que cela implique.

Les douleurs menstruelles témoignent d'une difficulté à vivre sa féminité. On peut déduire d'un problème de règles qu'il y a des problèmes sexuels. On proteste contre ce dont on doit savoir se défaire. Le sang qu'il faut laisser partir, couler, empêche de se laisser aller, de se donner à l'autre lors d'un rapport sexuel. La femme qui peut laisser venir son orgasme sait aussi laisser « couler » ses règles. L'orgasme est une petite mort, en cela il est semblable au moment où l'on se donne au sommeil. Le sang qui coule chaque mois représente le même processus, l'ovule meurt et doit être expulsé. Mourir, c'est accepter de renoncer à se cramponner à son ego et au pouvoir qu'il affectionne. Mourir, c'est abandonner, lâcher prise. La mort ne peut vaincre que l'ego, jamais l'Etre. Lorsque nous nous agrippons à cet ego, la mort devient une bataille. Un orgasme est en ceci semblable à la mort, qu'il réclame un complet laisser aller, l'abandon du « je », il est une ouverture dans la barrière du moi permettant que toi et moi deviennent UN. Si nous restons attachés à notre ego, nous ne pouvons vivre un orgasme, il en est de même pour le sommeil dont nous parlerons plus loin. Il existe une similitude entre la mort, l'orgasme et le sang menstruel. Il s'agit dans les trois cas de la capacité à se donner, d'être prêt à sacrifier une part de son ego.

Après ce que nous venons d'exposer, nous ne nous étonnerons pas que les personnes qui font de l'anorexie mentale n'aient plus leurs règles ou alors avec d'importantes perturbations. Ce sont des femmes qui refoulent leur besoin de domination avec leur féminité. Elles en ont peur, elles craignent tout autant la sexualité que la maternité. D'autre part, il est bien connu que lors de catastrophes, en prison, dans les camps de travail et de concentration les femmes voient disparaître leurs règles, elles sont sous l'emprise de la peur et de l'insécurité, ce qui entraîne cette aménorrhée secondaire. Dans de telles situations, il paraît difficile d'être prêt à se donner, à se laisser aller. Au contraire, la femme doit agir, souvent comme un homme, elle doit faire face. Il ne faut pas oublier un autre aspect des menstruations : elles prouvent que la femme est apte à procréer. L'arrivée régulière de la menstruation est vécue très différemment sur le plan émotionnel selon que la femme désire ou non avoir un enfant. Si elle veut un enfant, elle sera désolée de constater qu'elle n'est pas enceinte, elle peut avoir des malaises puis une humeur chagrine pendant la période des règles. Le sang qui coule sera ressenti comme douloureux. Certaines femmes emploient des moyens contraceptifs peu fiables, ce qui traduit une ambivalence entre le désir inconscient d'avoir un enfant et l'alibi. Cet état incertain provoque aussi des règles plus ou moins douloureusement vécues. Si la femme craint d'être enceinte, elle attendra impatiemment les premiers signes avertisseurs de ce qui peut facilement entraîner un retard des règles. Il est fréquent que les règles soient exceptionnellement longues et abondantes, excluant ainsi dans certains cas, tout rapport sexuel. Comme tout symptôme, les règles peuvent servir d'instrument de manipulation que ce soit pour éviter un échange sexuel ou pour attirer l'attention et la sympathie d'autrui.

Le fonctionnement hormonal commande l'équilibre des menstruations, il s'agit d'un jeu subtil entre œstrogènes et progestérones. Cet échange régit la sexualité sur le plan hormonal. Un dérèglement hormonal des pulsions sexuelles entraîne un dérèglement des menstruations. Les sécrétions hormonales sont, en fait, des matérialisations d'une partie de l'âme féminine et de l'âme masculine. Il est donc fort difficile de soigner un symptôme découlant de causes si profondes. La guérison ne peut survenir que par une harmonisation, l'acceptation du rôle sexuel dévolu à chacun. C'est la base indispensable à la réalisation du pôle opposé à l'intérieur de soi.

GROSSESSE NERVEUSE

L'apparition d'une grossesse imaginaire est une somatisation très impressionnante de certains processus psychiques. Les femmes qui présentent les symptômes d'une grossesse purement subjective ont, comme les femmes enceintes des malaises typiques tels que envies subites pour un aliment particulier, vomissements, nausées. La femme sent l'enfant bouger, le fœtus factice grandit, la femme grossit comme si tout était réel. Ce phénomène est connu depuis fort longtemps, il est cependant peu fréquent et cache un conflit important entre le désir d'avoir un enfant et une crainte inconsciente devant les responsabilités que cela implique. Lors d'un symptôme de ce genre chez une femme seule, on peut penser que le conflit existe entre un problème d'ordre sexuel et le désir d'être mère. La femme aimerait jouer le rôle d'une mère sans pour autant être obligée d'avoir des contacts avec l'autre sexe. Le premier rôle étant considéré comme « noble » et l'autre, au contraire comme « ignoble ». De fait lors d'une grossesse nerveuse le corps dit la vérité : il grossit mais... il n'y a rien à l'intérieur.

DIFFICULTES PENDANT LA GROSSESSE

Des problèmes pendant la grossesse sont toujours l'indice d'un refus de l'enfant. On s'élèvera d'autant plus contre cette affirmation si on se sent touché au point vulnérable. Pourtant le seul moyen d'arriver à découvrir la vérité, de parvenir à se connaître soi-même, est de mettre de côté tous nos préjugés, de ne tenir aucun compte des soi-disant valeurs établies, premières entraves à la sincérité vis-à-vis de soi-même. Tant que l'on pense qu'il y a un comportement juste à tenir pour être quelqu'un de « comme il faut », on refoule toute impulsion non conforme au schéma pré-établi. Ces pulsions refoulées vont resurgir en symptômes corporels afin de rétablir l'équilibre rompu de la vérité évincée.

Si nous insistons tant sur ces relations de cause à effet, c'est afin d'éviter que les problèmes soient évacués d'un haussement d'épaules en pensant : « d'accord mais... mon cas est différent ; en ce qui me concerne ça ne marche pas... » ce qui est une manière comme une autre de se tromper soi-même. Avoir ou non des enfants relève d'un problème majeur, toujours controversé, qui explique pour quelles raisons ce manque de lucidité envers soi-même se transforme si souvent en symptômes maladifs. Une fausse couche, qui est un avortement inconscient, démontre que l'on veut se débarrasser de l'enfant tout d'abord désiré. Nausées et vomissements signalent, sous une forme atténuée, le même refus de l'enfant. Les femmes les plus sensibles et les plus minces sont celles qui présentent le plus souvent ces symptômes. En effet leur grossesse provoque une production accrue d'œstrogènes qui sont les hormones féminines. C'est justement sur les femmes qui se sont le mieux identifiées à leur féminité que cette arrivée d'hormones induit le plus de crainte et de rejet qui se manifestent par des symptômes nauséeux et des vomissements. Ces malaises sont si fréquents et si généralement répandus qu'ils démontrent à quel point l'attente d'un enfant s'accompagne de sentiments ambivalents, crainte et refus étant présents en même temps. Il est facile de le comprendre, la venue d'un enfant transforme la vie, bouleverse les habitudes et amène de lourdes responsabilités. Qui, dans ces circonstances, ne serait pas anxieux ? C'est un état conflictuel qu'il faut analyser consciemment afin d'éviter qu'il se localise dans le corps et y provoque des troubles.

LES FAUSSES COUCHES

On distingue deux sortes de fausses-couches qui sont précoces (entre six et quatorze semaines) et les fausses-couches tardives, dues à une toxémie. Ces délivrances anormales se manifestent par une tension trop élevée, des pertes d'albumine par les reins, des crampes spécifiques nommées « éclampsies », des nausées et des vomissements matinaux. L'ensemble clinique prouve qu'il y a refus de l'enfant et désir de s'en défaire. L'albumine qui passe par les reins serait impérativement nécessaire au fœtus. Dès lors qu'on le perd, il n'ira pas à l'enfant, en quelque sorte, on empêche son développement en lui coupant les vivres. Les crampes sont une tentative pour l'éliminer. Tous ces symptômes, relativement courants, expriment le conflit dont nous avons parlé précédemment. Plus les symptômes seront importants et plus nous pourrons en déduire que la mère désire vraiment profondément se débarrasser de son bébé. Inversement, nous pourrons y déceler ses efforts pour l'accepter.

Lorsque la fausse couche est tardive, le cas est encore plus sérieux, la vie du bébé et celle de la mère sont toutes deux en danger. L'alimentation du placenta est empêchée, le sang ne peut circuler. Normalement, le placenta mesure entre douze et quatorze mètres carrés. Lors d'une fausse couche cette surface se réduit à sept mètres carrés environ, et à quatre mètres carrés et demi, le fœtus meurt. Le placenta représente la surface qui met en contact la mère et l'enfant, si son alimentation sanguine est interrompue, le contact lui-même ne peut plus avoir lieu. Cette insuffisance des fonctions placentaires est responsable du tiers des cas de décès de fœtus. L'enfant qui survit à une fausse-couche tardive est souvent très petit, en état de dénutrition et son aspect est celui d'un petit vieux. Cette forme de symptôme est une tentative de la mère d'étouffer son enfant tout en mettant en jeu sa propre vie.

Les femmes les plus susceptibles de faire des fausses-couches sont les diabétiques, les obèses, et celles qui souffrent des reins. A notre point de vue, ces trois cas relèvent du même problème : l'amour. Les diabétiques ne supportent rien de « doux », elles ne peuvent recevoir l'amour et par conséquent le donner. Les obèses mangent trop pour compenser le manque d'amour. Les patientes atteintes de maladies rénales montrent ainsi leurs difficultés avec leur partenaire. On comprend bien que les femmes en conflit avec le thème « amour » aient des difficultés à en offrir à un enfant.

LA NAISSANCE ET L'ALLAITEMENT

Les problèmes qui peuvent se présenter lors de l'accouchement entravent une naissance heureuse et prouvent que la mère a de la peine à se séparer du bébé. Elle voudrait le garder pour elle, refuse de le « donner ». C'est une problématique extrêmement importante entre la mère et l'enfant qui se présentera à nouveau lorsque, plus tard, il voudra quitter la maison familiale. C'est la même situation sur deux plans différents : lors de la naissance, l'enfant quitte le « nid protecteur de la matrice » et plus tard, celui du foyer parental. Dans les deux cas, il s'agit d'une naissance difficile, il faut parvenir à dénouer les liens, défaire les nœuds. Nous nous trouvons ici devant le fameux « lâcher prise » dont nous avons déjà parlé.

Plus nous creusons le message des maladies, plus nous pénétrons dans les profondeurs des problèmes humains et plus il devient clair et évident que la vie des êtres se partage entre deux pôles : « laisser venir à soi » et « lâcher prise ». Nous nommons souvent le premier, « amour » et le second dans sa dernière phase, « mort ». Vivre, c'est laisser venir à soi, laisser entrer, accepter puis lâcher prise, cela représente un rythme qu'il faut apprendre à admettre. Très souvent, nous sommes capables d'avoir seulement l'un de ces comportements et même ne pouvons adopter ni l'un ni l'autre. La sexualité demande à la femme de s'ouvrir pour laisser entrer l'autre, il en est de même lors de l'accouchement, elle doit aussi s'ouvrir mais cette fois, c'est pour laisser partir un peu d'elle-même pour qu'il puisse devenir un autre, un « toi ».

En cas d'échec, il y a toutes sortes de complications et parfois il faut intervenir par une césarienne. Les enfants ressentis comme un poids voient souvent la lumière du jour grâce à une naissance par césarienne, ils sont un poids dont on ne veut pas se séparer. Les autres raisons qui nécessitent une césarienne découlent de la même problématique : la crainte, la peur. La femme peut avoir peur d'être trop « étroite » ou de devoir subir une intervention, un coup de bistouri ou encore de devenir par la suite moins désirable et moins attractive pour l'homme.

A l'inverse, nous trouvons des problèmes liés à l'avortement, souvent provoqué par aspiration et la plupart du temps précédé de toutes sortes d'autres tentatives. C'est à proprement parler un enfant qu'on veut éjecter.

Lorsque la mère allaite son bébé il se passe quelque chose de plus qu'une simple alimentation. Le lait maternel contient des anticorps qui protègent l'enfant pendant six mois. Si le bébé n'est pas nourri au sein, il ne reçoit pas cette protection naturelle. De plus, il n'a pas de contact avec la peau de sa mère, il se sent moins entouré, moins protégé par les bras maternels formant pendant l'allaitement une sorte de nid. La mère qui n'allaite pas n'est pas vraiment disponible, elle n'est pas protectrice, n'est pas prête à payer de sa personne pour le bien de son enfant. Le problème est plus grave et plus profond chez la femme qui n'a pas de lait que chez celle qui avoue simplement ne pas vouloir allaiter.

LA STERILITE

La femme qui ne parvient pas à être enceinte bien qu'elle prétende le désirer, n'est soit pas sincère lorsqu'elle le dit, soit inconsciemment, ne veut pas avoir d'enfant. Certaines motivations sont malhonnêtes, comme par exemple, l'intention de s'attacher un partenaire en ayant un enfant de lui ou encore penser que la venue de l'enfant mettra fin aux difficultés du couple. Fréquemment, dans les situations de ce genre, le corps est plus honnête que la pensée, il se comporte de manière plus sensée, plus raisonnable. La stérilité masculine est preuve que l'homme craint de s'engager dans les liens sérieux et de prendre les responsabilités qu'entraînerait la naissance d'un enfant.

LA MENOPAUSE OU « RETOUR D'AGE »

La perte des règles de même que son arrivée est ressentie par la femme comme un vrai bouleversement. La ménopause signe la fin de la fertilité ce qui signifie aussi la perte d'une fonction essentiellement féminine. La façon d'appréhender et de vivre cette période dépend de la manière dont la femme a vécu sa féminité, et sa vie sexuelle. En plus des réactions émotionnelles telles que l'anxiété, l'irritabilité, la nervosité qui accompagnent l'entrée dans une nouvelle phase de la vie, il existe toute une série de symptômes somatiques. Les bouffées de chaleur sont une manière symbolique et détournée de démontrer qu'on est encore une femme avec des désirs sexuels. Des pertes de sang importantes relèvent du même besoin, faire croire qu'on peut encore procréer, qu'on est encore jeune.

Une vie de femme comblée permettra une ménopause plus facile, si tel n'est pas le cas, tous les désirs inassouvis remontrons à la surface, la femme voudra rattraper le temps et les occasions perdues et se sentira paniquée de ne pouvoir le faire. Tout ce qui n'a pas été expérimenté et vécu rend les êtres amers, leur donne de la « fièvre ». C'est souvent à ce moment de la vie d'une femme que se manifestent les fibromes qui sont des symptômes d'excroissance dans la musculature de l'utérus. Cette matière qui prolifère dans la matrice est une espèce de fausse grossesse dont il faudra être délivrée par une opération assimilable à une délivrance. Ces fibromes sont un substitut, ils peuvent être considérés comme des désirs inconscients de grossesse.

L'anxiété est à l'origine de toutes les difficultés d'ordre sexuel. Nous avons déjà parlé des similitudes existant entre l'orgasme et la mort. L'orgasme menace notre ego, il donne libre cours à une énergie qui échappe à notre contrôle, que nous ne pouvons diriger. Semblable à cela à toutes les autres formes d'extase religieuse ou sexuelle, un état subliminal est toujours vecteur de fascination, d'émerveillement et d'angoisse. Cette angoisse sera d'autant plus grande que l'on aura l'habitude de se dominer. L'extase est par excellence une perte de contrôle.

Notre société valorise, hautement le contrôle de soi, elle l'enseigne puis l'exige des enfants (... « allons, allons, retiens-toi, domine-toi, contrôle-toi... »). La vie commune est facilitée lorsque les personnes sont capables de se contrôler mais à quel prix, combien cela implique-t-il de mensonges, de tricheries, de manque de spontanéité. Exiger des êtres qu'ils aient le contrôle d'eux-mêmes engendre une société dont les pulsions profondes sont refoulées dans l'inconscient. Plus rien de non conforme n'affleure ! Mais que deviennent ces pulsions réprimées ? Il est dans leur nature de parvenir à la manifestation, elles vont donc continuer à vouloir se faire reconnaître et il faudra sans cesse les repousser, se contrôler encore et encore.

Désormais nous comprenons pourquoi l'être humain a si peur de perdre le contrôle. Lors d'un état d'exception, comme celui d'extase par exemple, l'inconscient va parvenir à soulever le couvercle, il laissera apparaître tout ce qui a été si soigneusement étouffé et caché. Dans ces moments-là, comme dans les états d'ivresse (*in vino veritas*) l'homme est sincère même si cela lui est pénible. Certains se révéleront contraire à leur apparence, le mouton se faisant agressif et le « fort des halles » éclatant en sanglots. Si la situation en elle-même révèle la vérité, elle est socialement scabreuse et c'est pourquoi, il faut savoir se contrôler !... Il y a des circonstances ou seule la maison de santé va permettre aux personnes d'être elles-mêmes.

Lorsque nous craignons de perdre le contrôle et que nous nous sommes longtemps entraînés à le garder, il est difficile d'y renoncer soudainement lors de rapports sexuels, et d'abandonner toute domination du « je » pour laisser aller les choses selon leur propre nature. Un orgasme et voilà tout le pouvoir de ce petit « moi » dont « je » suis si fier qui disparaît. Le « moi-je » meurt pendant l'orgasme (malheureusement trop brièvement... sans quoi il serait plus aisé de parvenir à l'illumination !...) Dès que nous nous cramponnons à notre « moi », nous barrons la route à la possibilité d'un orgasme et plus nous désirons en avoir un moins nous avons de chance d'y parvenir. Tout cela est bien connu mais la plupart du temps nous n'en mesurons pas la portée. C'est une loi qui vaut pour tout ce que le moi désire, plus nous voulons obtenir une chose et moins nous avons de chance de l'avoir. Les désirs et les vœux du moi arrivent toujours à un effet contraire. Forcer le sommeil amène l'insomnie, forcer sa puissance sexuelle mène à l'impuissance et plus le moi aspire à l'illumination moins il y parvient.

L'orgasme est le renoncement au moi, seul ce sacrifice permet l'union, la réalisation de l'unité. Tant que subsiste un moi, existe un non-moi, nous restons dans la dualité. Lâcher prise, laisser se dérouler les événements est, pour l'homme aussi bien que pour la femme, le seul moyen de parvenir à l'orgasme. Il ne faut pas omettre que certaines spécificités sexuelles diffèrent, que l'homme et la femme doivent en tenir compte s'ils veulent atteindre une harmonie sexuelle satisfaisante pour tous les deux.

Nous avons déjà longuement examiné le principe typiquement féminin qu'est la faculté de se donner, une femme frigide se refuse à ce don, elle voudrait être semblable à l'homme, elle veut dominer, n'accepte pas de se soumettre. Ces tendances sont des fantasmes de pouvoir, elles appartiennent au principe masculin, chez une femme leur apparition empêche une bonne identification au rôle féminin. Ce sont des déviations qui perturbent le processus polaire si sensible de la sexualité. Cette interférence entre sexualité et désir de pouvoir est rendue encore plus évidente par le fait que les femmes qui sont frigides avec leur partenaire trouvent une satisfaction dans l'onanisme qui leur permet d'arriver à l'orgasme. Lors de la masturbation, nul besoin de dominer ou de se laisser dominer, on est seul avec ses fantasmes sans être forcé de laisser intervenir quelqu'un d'autre.

Un ego, un moi-je, qui ne se sent pas menacé par l'autre, le « toi », se retire plus facilement. Les femmes frigides sont des femmes angoissées qui craignent avant tout leurs propres instincts surtout face à certains clichés de notre société, tels que « une femme convenable » ou « une putain ». La femme frigide ne veut rien laisser entrer, rien laisser sortir, elle veut rester « fraîche ».

Agir est un principe masculin, de même que créer, réaliser, c'est le Yang actif, agressif, puissant, plein de pouvoir. Dans le domaine sexuel, l'impuissant est sans pouvoir. Derrière cette impuissance se cache la crainte de sa propre agressivité, de sa virilité. On a peur de bien montrer qu'on est un homme, on a aussi peur de la partie féminine qu'on porte en soi, on la ressent comme une menace, on craint de se faire « avaler ». Ce côté féminin en l'homme prend l'aspect de la mère castratrice, de la sorcière, on ne veut surtout pas se rendre dans son antre. L'identification avec la virilité et ses attributs de puissance et de pouvoir s'est mal faite. L'impuissant s'identifie plutôt avec un rôle et un pôle passifs et soumis. Il a peur de diriger et, à nouveau, s'installe le cercle vicieux : plus l'on tentera de parvenir à une érection et moins elle aura de chance de se produire, la pression de la volonté sur l'instinct est trop forte. Il vaudrait bien mieux pour l'impuissant réfléchir à son comportement vis-à-vis de concepts tels que : puissance, agression, directivité et essayer de se rendre compte quelles sont les raisons pour lesquelles il en a peur.

Quand nous nous occupons de problèmes d'ordre sexuel, il faut toujours se rappeler qu'en chaque être existe dans l'âme, un aspect masculin et un aspect féminin et que tous deux demandent à être reconnus pour pouvoir se manifester et se réaliser totalement. C'est une démarche qui comporte des embûches, il faut commencer par s'identifier complètement avec son propre sexe, celui que notre corps physique représente. Lorsque nous parvenons à vivre cette polarité que nous sommes, à la satisfaire, à la réaliser, le chemin s'ouvre sur la rencontre avec l'autre, le sexe, le pôle opposé qui est également une partie complémentaire de l'âme que nous devons éveiller en nous-même afin de l'intégrer consciemment.

X

LE CŒUR ET LA CIRCULATION

HYPOTENSION ET HYPERTENSION

Le sang, c'est la vie, il en est le symbole par excellence, il est le support matériel de la vie, l'expression de son individualité.

Le sang est un liquide très particulier, c'est un nectar, chaque goutte de sang contient l'homme entier. Cela explique l'importance accordée au sang dans toutes les pratiques de magie. Les radiesthésistes mettent parfois une goutte de sang dans leur pendule. On peut dresser un diagnostic à partir d'une seule goutte de sang.

La pression sanguine révèle la dynamique d'un être, elle provient de l'échange entre la force avec laquelle coule le sang et la résistance de la paroi des vaisseaux. Un examen de la pression sanguine devrait toujours tenir compte de ces deux composants antagonistes que sont d'une part, quelque chose qui coule, quelque chose de fluide et d'autre part, une frontière, une résistance, celle des parois veineuses. Le sang est le témoin d'un être particulier, les parois de ses veines sont les frontières vers lesquelles s'oriente sa personnalité et l'opposition qu'elle rencontrera dans son développement. Quelqu'un qui souffre d'hypotension ne cherche jamais à forcer ses frontières, il ne va même pas jusqu'à ses limites et refuse d'affronter les oppositions et les contrariétés. S'il se trouve acculé, il s'empresse de se retirer, c'est exactement ce que fait son sang qui n'a pas suffisamment de pression, c'est une faiblesse générale. L'hypotendu s'incline devant tout ce qui lui paraît plus fort que lui. A l'instar de son sang qui reflue, il abandonne toute responsabilitée, ne peut même pas se prendre lui-même en charge. Dans sa détresse, il se réfugie dans son inconscient, se sent ainsi déchargé de tout problème susceptible de se présenter à lui, il n'est simplement plus présent. C'est une situation comique, une parodie comme ces opérettes ou l'héroïne s'évanoui chaque fois que son mari la trouve en galante compagnie. C'est une forme d'appel à l'aide, tout le monde s'empresse autour d'elle avec des « sels », des éventails, un verre d'eau fraîche, essayant de la ramener à la conscience. A quoi bon une intrigue si la principale antagoniste ne peut plus y jouer son rôle ?

Les hypotendus ne tiennent pratiquement pas debout, ne font pas face, ils manquent de stabilité, ne pouvant se tenir « droit », on peut dire qu'ils manquent également de droiture. Ils s'effondrent dès qu'il y a un effort à fournir. Quand ils ont perdu connaissance, il faut leur soulever les jambes afin que le sang afflue à nouveau à leur cerveau et qu'ils puissent, éventuellement, retrouver assez de force pour prendre quelques responsabilités. La sexualité, reliée au domaine de la tension, ne les intéresse guère, ils l'évitent.

L'hypotension s'accompagne souvent d'anémie, la plupart du temps, il y a une carence en fer dans le sang, ce qui perturbe la transformation de l'énergie cosmique (le prana) que nous respirons en énergie physique (le sang). Etre anémique, c'est ne pouvoir capter la part d'énergie dont nous avons besoin pour être actif. La maladie, dans ces cas comme dans tant d'autres, sert d'alibi à la passivité. La tension est vraiment insuffisante.

Les traitements valables pour aider à faire monter la tension sanguine sont obligatoirement et sans exception dirigés vers un apport énergétique. Ils ne seront efficaces que pour autant que l'on s'efforce de stimuler l'organisme que ce soit par des douches, des massages énergiques, de la gymnastique, de l'exercice, des traitements balnéaires, etc. La tension s'élève lorsqu'on fait quelque chose qui demande une dépense d'énergie, une activité qui la « brûle ». La valeur de ces thérapies est toujours momentanée, leurs effets s'arrêtent dès leur interruption. Pour un résultat durable, quelque chose doit changer à l'intérieur de l'être, dans sa manière d'approcher la vie.

A l'opposé, l'hypertension se signale par une pression trop élevée et un pouls trop rapide. Les recherches expérimentales ont démontré que ce ne sont pas les trop grands efforts demandés à l'organisme qui la provoque mais l'idée qu'on s'en fait. La tension monte dès que nous entrons en discussion conflictuelle avec quelqu'un et peut tomber très vite s'il y a possibilité de verbaliser le problème. Ces constatations ont permis d'approcher en connaissance de cause cette sorte de symptôme et de poser les bases qui permettent de mieux le comprendre. La circulation sanguine s'accélère lorsque nous sommes préoccupés et que ce souci dure sans trouver un exutoire dans une activité quelconque. Cet état physique au lieu d'être momentané va lui aussi durer. La personne soucieuse, anxieuse, instaure en elle-même et par les pensées qu'elle porte à ses soucis un état de tension qui fait monter sa pression de manière durable dans l'attente d'un retournement de la situation préoccupante. Si la solution ne vient pas, la tension reste. Le mécanisme est semblable en ce qui concerne le conflit. Nous savons qu'un conflit provoque cette hausse de la tension qui pourrait retomber si nous voulions bien en parler, mais l'hypertendu ne fait pas la démarche qu'il faudrait, il reste dans sa situation à problèmes, il ne cherche pas de solution et ne fait pas face, il préfère le statu quo. La montée de la tension est une défense physiologique qui a un but précis : délivrer une certaine dose d'énergie pour endosser les tâches qui se présentent et trouver la clé des problèmes qui les accompagnent. Si tout se passe selon le bon schéma, le surplus d'énergie est dépensé et la tension redevient normale. L'hypertendu ne sait pas employer cette énergie à bon escient, elle stagne et fait monter la tension. L'hypertendu a tendance à fuir dans des activités qui n'ont pas de rapport avec son problème, cherchant et croyant ainsi échapper à la confrontation, éviter l'affrontement et nier le conflit.

Nous avons vu que les deux problèmes opposés de pression sanguine appartiennent à la même forme de comportement. L'hypotendu et l'hypertendu fuient tous les deux mais leurs tactiques sont différentes. L'hypotendu fuit le conflit et se réfugie dans l'inconscient. L'hypertendu met l'environnement et lui-même en suractivité et en effervescence afin de noyer le conflit. Il fuit dans l'action. En relation avec cette polarité, nous constatons qu'il y a plus d'hypotendus chez les femmes et plus d'hypertendus chez les hommes. Hausse de tension et agressivité vont ensemble, une tension trop élevée est un indice d'agressivité. Inversement, l'âme tourmentée reste bloquée par ses pensées et son énergie fait de même, elle reste inoccupée. Certains appelleront cet état « maîtrise de soi ». Les impulsions agressives mènent à l'hypertension, le contrôle de soi à la contraction des vaisseaux. Nous pouvons donc contrôler notre tension. La pression du sang et l'opposition que lui dressent les vaisseaux conduisent à l'hypertension.

Nous verrons encore comment cette situation d'agressivité contrôlée mène tout droit à l'infarctus.

Avec l'âge et la calcification des parois des vaisseaux s'installe une autre forme d'hypertension. La circulation sanguine est un système basé sur les échanges et la communication, avec l'âge, la souplesse et l'élasticité diminuent, la communication devient plus difficile, la tension monte.

LE CŒUR

L'ictus échappe à notre volonté et sans un entraînement particulier, comme par exemple le biofeedback, nous ne pouvons en détecter les premiers signes. Le rythme cardiaque tel qu'il apparaît sur les électro-cardiogrammes est sinusoïdal lorsque tout est normal dans l'organisme. Le rythme cardiaque est relativement semblable au rythme respiratoire bien que ce dernier soit plus facilement soumis à la volonté de l'individu. Les battements du cœur sont ordonnés, réguliers et produisent un rythme qui doit être harmonieux. Lorsque le cœur s'accélère ou ralentit, il provoque des irrégularités de ces battements démontrant ainsi qu'il s'est passé quelque chose qui a dérangé l'ordre préétabli, un déséquilibre, un dérèglement qui a fait battre le cœur d'une manière désordonnée.

Le langage qui introduit le mot « cœur » dans son discours dit explicitement à quel point il est impliqué dans les situations émotionnelles. Une émotion est un mouvement qui vient de l'intérieur et va vers l'extérieur, c'est quelque chose qui sort de l'être. Citons quelques expressions bien connues : « cela me fait battre le cœur », « le cœur me manque », « cela me va droit au cœur », « je n'ai plus le cœur à l'ouvrage », « je le prends à cœur », « parler à cœur ouvert », « avoir le cœur brisé », « avoir un haut-le-cœur », « avoir le cœur sur la main », etc.

Quelqu'un qui n'a pas « le cœur sensible » ne fait pas la relation entre ses émotions et sa compréhension, il est « sans cœur ». Deux amoureux ont des « cœurs bien accordés ». Toutes ces expressions disent bien que le cœur est symbole d'un centre qui, en l'être humain, n'est atteint ni par l'intellect ni par la volonté.

Ce n'est d'ailleurs pas un centre, c'est LE CENTRE du corps humain, situé approximativement en son milieu, un peu sur la gauche. C'est le côté des sentiments qui correspond à l'hémisphère droit. Il se trouve exactement là où nous portons la main lorsque nous voulons parler de nous-mêmes. Sentiment et amour sont en étroites relations avec le cœur comme toutes les expressions que nous venons de citer le prouvent. Nous pouvons encore réfléchir sur d'autres exemples comme « porter quelqu'un dans son cœur », « avoir le cœur tendre », « avoir le cœur fermé ». On peut avoir le cœur largement ouvert, porté vers les autres ou le cœur sec, le cœur dur, ne pas savoir écouter son cœur ni pouvoir le donner, faire les choses à contre-cœur ou de tout cœur, aimer sans limite, infiniment. Tous les sentiments suggérés par ces expressions sont polaires. Ils se heurtent aux frontières de cette polarité mettant ainsi une fin à leur manifestation. Les deux côtés de cette polarité sont incorporés symboliquement dans le cœur anatomique, il est partagé par une paroi et son rythme est duel (polaire). A la naissance, qui signe l'entrée dans la polarité, la première respiration entraîne une fermeture réflexe de cette paroi faisant d'une « chambre » et d'une circulation deux ventricules et deux circulations. Cet événement est ressenti comme un choc pour le nouveau-né. La représentation naïve du cœur réunissant deux parties par une pointe, comme les enfants le dessinent également, montre que de la dualité peut sortir l'unité.

Notre cœur est donc aussi bien le symbole de l'amour que de l'unité. Une femme enceinte ne porte-t-elle pas son enfant « près du cœur » ou même « dans son cœur ». Expressions fausses médicalement parlant mais prouvant que le cœur est bien le symbole du centre de l'amour, même s'il est situé bien plus haut et plus à gauche, dans la partie supérieure du corps alors que la matrice se trouve dans sa partie inférieure.

Nous pourrions dire que l'homme possède deux centres. L'un situé en haut : la tête, et l'autre plus bas : le cœur. Ils représentent d'une part l'intellect (la compréhension) et d'autre part les sentiments. Pour que règne l'harmonie en nous, nous devons maintenir l'équilibre entre ces deux fonctions. Le pur intellectuel a le cœur froid et égoïste, l'hyper-sentimental nous apparaît comme quelqu'un de confus et de désordonné. Pour qu'il « tourne rond » l'être humain doit faire communiquer ces deux centres afin qu'ils s'enrichissent mutuellement.

Toutes les formulations qui impliquent le mot cœur désignent quelque chose qui perturbe l'habituel tic-tac dont la régularité est si importante. Il s'agit toujours d'une émotion qui affole le cœur ou l'arrête, que ce soit la joie ou l'amour. On sent alors son cœur battre jusque dans les artères jugulaires. Ces perturbations cardiaques ne trahissent pas l'émotion qui les déchaîne, il n'en est pas moins impossible pour celui qui les subit de les éviter, elles le submergent. Le cœur devient fou parce que la personne concernée cherche à juguler ses émotions au lieu de leur laisser libre cours. On veut à tout prix être raisonnable, rester dans la normalité, ne pas se laisser emporter, on refuse d'être atteint dans son train-train journalier. L'équilibre harmonieux de la vie ne doit en aucun cas être remis en question pour des raisons émotives. Alors, que se passe-t-il ? On va somatiser, les émotions vont déranger le rythme cardiaque, les battements du cœur vont se faire si « audibles » qu'on sera bien obligé de les écouter, d'écouter son cœur.

Généralement nous ne prenons pas garde aux battements de notre cœur. Nous ne l'entendons et le sentons bien que quand il s'affole lorsqu'il arrive quelque chose de particulier ou que nous tombons malade. Nous ne sommes conscients de notre cœur physique que lors de contrariétés ou lorsqu'il change de rythme. La clé de tous les symptômes cardiaques se trouve ici : par ses symptômes, le cœur nous force à l'écouter. Les malades qui souffrent du cœur n'ont écouté que leur tête et leur cœur a été frustré. L'exemple le plus évident de ces symptômes se trouve chez ceux qui ont une phobie tout à fait particulière, ils craignent que leur cœur ne soit dérangé et, sans aucune raison valable, se mettent à l'observer avec angoisse. Par dessus tout, ils ont peur d'avoir une attaque et sont prêts pour s'en protéger à changer totalement leur comportement dans l'existence.

En étudiant ce comportement typiquement symbolique, nous voyons, encore une fois avec quelle sagesse et quelle ironie travaille la maladie : cet obsédé des maladies cardiaques va se trouver forcé à arranger sa vie selon les besoins de son cœur. Il a tellement peur, peur justifiée d'ailleurs, qu'un beau jour, son cœur va s'arrêter et il se retrouvera « sans cœur ». Sa phobie le contraint à remettre le cœur au centre de sa conscience, comment ne pas sourire « cordialement » à ce tour de passe passe ?

Ce qui se passe dans la pensée du phobique cardiaque va prendre corps à proprement parler, lors d'angine de poitrine (*angina pectoris*). Les vaisseaux se sont sclérosés, sont devenus trop étroits et le cœur n'est plus convenablement nourri. Nous n'avons pas besoin de beaucoup de clairvoyance pour comprendre ce que cela signifie : un cœur « endurci », un cœur de « pierre ». Le mot *angina* veut dire étroit, *angina pectoris* signifie étroitesse cardiaque. Le phobique, lui, ne ressent cette étroitesse que comme une angoisse, celui qui souffre d'angine de poitrine manifeste cette étroitesse dans le monde concret. Les thérapies officielles préconisent, en cas d'urgence, l'emploi de capsules de nitroglycérine. C'est symboliquement étrange, puisqu'il s'agit d'un médicament qui fait « exploser ». Grâce à lui, on parvient à forcer les parois des vaisseaux pour les élargir et donner ainsi davantage de place au cœur. Ces malades du cœur ont raison de craindre pour leur cœur !

Et pourtant, nombreux sont ceux qui ne comprennent pas de quoi il s'agit. Lorsque la peur de nos propres sentiments devient si forte et que nous ne faisons confiance à rien d'autre qu'à la norme moyenne, nous nous faisons poser un stimulateur cardiaque. Le rythme vivant est remplacé par une machine qui impose un rythme « mortel » au rythme porteur de vie. Ce qui était auparavant régi par les sentiments, les émotions, est maintenant commandé par un mécanisme artificiel. On perd ainsi sa capacité d'adaptation, la souplesse subtile du rythme cardiaque, mais on s'est du même coup mis à l'abri de tout ce qui fait vibrer un cœur vivant. Celui qui a un cœur trop étroit est devenu l'esclave de son désir de domination, de son ego. Tout le monde sait qu'une tension trop élevée expose aux risques d'infarctus. Nous avons vu que l'hypertendu est un être agressif qui domine ses pulsions et refoule son agressivité. Cette énergie qu'il n'emploie pas s'accumule et finit par se décharger en provoquant un infarctus qui lui « déchire » réellement le cœur. Un infarctus résulte de la somme des coups que nous n'avons pas donnés.

Le patient, ainsi frappé, a l'occasion de ressentir de manière spectaculaire que si le besoin de dominer et la prédominance de la volonté du moi sont anormalement développés, ils nous coupent du du flux de la vie. Seul un cœur dur peut se rompre !

LE CŒUR

Lors de dérèglements et de maladies cardiaques, nous devons nous poser les questions suivantes :

1. Est-ce que je maintiens l'équilibre entre ma tête et mon cœur, est-ce que ma raison et mes sentiments sont en harmonie ?

2. Est-ce que je donne suffisamment d'importance à mes sentiments, est-ce que je sais les exprimer ?

3. Est-ce que je vis pleinement, de tout mon cœur, ou est-ce que je vis à moitié, un peu à contre-cœur ?

4. Est-ce que je donne à ma vie un rythme normal et supportable ou est-ce que je m'impose un rythme de vie trop rigide ?

5. Est-ce qu'il y a encore dans ma vie matière à s'enflammer, à exploser ?

6. Suis-je à l'écoute de ce qui se passe dans mon cœur ?

FRAGILITE DES TISSUS CONJONCTIFS
VARICES - TROMBOSES

Le tissu conjonctif (mésenchyme) relie les cellules spécifiques, leur donne un certain maintien, relie entre eux les organes et les fonctions qui seraient autrement isolés pour en faire un tout que nous identifions en tant qu'entité corporelle. Un tissu conjonctif faible se manifeste par une tenue et un maintien relâchés, une tendance au laisser-aller et un manque de force de résistance interne. En règle générale, les gens qui souffrent de cette faiblesse du tissu conjonctif sont vite blessés et souvent susceptibles. Chaque coup qu'ils reçoivent ou se donnent leur laisse des marques bleues.

Parallèlement à cette faiblesse ils montrent une tendance aux varices. Le sang des veinules et des veines périphériques de leurs jambes ne retourne pas assez bien au cœur. La circulation de la partie inférieure de leur organisme est mauvaise, ils ont les jambes « lourdes ». Ces particularités sont le signe d'un rapport étroit avec l'élément terre, d'une certaine pesanteur, ils manquent d'élasticité, de souplesse, ont de la peine à concentrer leurs forces. S'ajoute à tout cela tout ce qui a déjà été dit précédemment au sujet de l'anémie et de l'hypotension.

Une trombose, c'est une veine qui est bouchée par un caillot. Il y a un risque d'embolie si le caillot se déplace et monte jusque dans les poumons. Il y a un problème derrière ce symptôme, le sang qui devrait être fluide et couler librement s'épaissit, se coagule, caille et la circulation stagne.

Ce qui est coulant, c'est ce qui est capable de se déplacer, dans la mesure où un être cesse de se déplacer, on voit se manifester dans son corps des symptômes qui ralentissent et bloquent les fluides. La mobilité extérieure exige qu'il y ait tout d'abord une mobilité intérieure. Un être dont la conscience est rigide, dont les opinions sont arrêtées, qui a des préjugés, provoque rapidement dans son propre organisme la stagnation de tout ce qui doit pouvoir circuler librement. On sait bien que d'être alité trop longtemps peut augmenter le danger de voir survenir des tromboses. Garder le lit, c'est bien évidemment être incapable de bouger, la polarité qu'est le mouvement n'est plus utilisée. Héraclite disait déjà : « tout coule ». Une forme vivante est polaire, la vie s'y manifeste en tant que mouvement, changement, lorsque le pôle opposé prend le dessus il s'en suit l'immobilisme puis, finalement, la mort. Ce n'est qu'au-delà de la polarité qu'on peut trouver ce qui dure éternellement. Si nous voulons aboutir à ce lieu où tout est permanent, il faut se mettre en marche, faire confiance à ce qui va de l'avant, c'est le changement qui nous mènera là où plus rien ne peut changer.

XI

L'APPAREIL LOCOMOTEUR
ET LES NERFS

L'ATTITUDE, LE MAINTIEN, LA CONTENANCE

Lorsqu'on parle de l'attitude de quelqu'un il faut déterminer si l'on parle de son maintien physique, de son allure, reflet de son attitude extérieure, ou de sa façon de se conduire, de son comportement, reflet de son attitude intérieure. Pourtant, il n'y a pas de différence entre les deux, l'attitude extérieure trahit celle qui est à l'intérieure. Ne nous méprenons pas, l'une n'est pas le miroir de l'autre. Cependant, lorsqu'on dit de quelqu'un qu'il est droit, convenable, on ne pense pas forcément à son corps physique. Se tenir droit est un événement important dans l'histoire « morphologique » de l'humanité, il eut des conséquences fort significatives. Un animal ne peut se tenir droit, il ne s'est pas « érigé ». Dans la brume des premiers âges, l'homme a fait ce pas évolutif, il s'est érigé, il a pu ainsi diriger son regard vers le haut, il s'est tourné vers le ciel, obtenant ainsi la chance éventuelle de devenir un « dieu ». En même temps, il court le danger de se prendre pour un dieu.

L'opportunité et le risque, la chance et le danger qu'il y a à pouvoir se tenir droit se retrouvent sur le plan physique. En effet, les parties les plus vulnérables du corps qui sont protégées chez l'animal qui se tient à quatre pattes sont dépourvues de toute protection chez l'être qui se tient debout. Il est sans défense, offert à toutes les menaces mais il y a une compensation (polaire) il est plus sensible, plus réceptif que l'animal. C'est principalement la colonne vertébrale qui nous permet de nous tenir debout, elle nous donne également souplesse et flexibilité. Nous pouvons à la fois nous tenir droits et être capables de nous pencher. Notre colonne vertébrale a la forme d'un double « S » et agit comme un amortisseur. La polarité entre les vertèbres et les disques intervertébraux permet la souplesse et la flexibilité.

Nous avons déjà dit que les attitudes intérieure et extérieure sont dépendantes l'une de l'autre. De nombreuses expressions du langage trahissent cette corrélation, par exemple : droit, rigide, raide, souple, louvoyant. Il y a aussi des êtres qui se « plient » qui n'ont pas de tenue ou pas de retenue, ceux qui courbent l'échine, etc. Il est aussi possible de tricher dans ce domaine et de prendre une allure extérieure qui cache la réalité de l'attitude intérieure. Les parents qui disent sans cesse à leurs enfants : « tiens-toi droit, ne te laisse pas aller, assieds-toi convenablement », etc. les incitent déjà à la malhonnêteté. Plus tard, à l'armée, on ordonne au soldat d'être au « garde-à-vous ! ». La situation devient grotesque, le pauvre soldat doit absolument montrer une attitude qu'il n'a peut-être pas du tout à l'intérieur de lui-même. C'est une des erreurs de cette discipline qui entraîne de force les hommes à un comportement purement extérieur. Ni le pas de l'oie, ni le garde-à-vous ne sont d'une quelconque utilité dans le combat. Ce dressage ne sert qu'à casser la correspondance naturelle qui doit exister entre le dedans et le dehors. On voit bien à quel point tout cela est « fiction » lorsqu'après l'exercice ou la bataille, les soldats se défoulent, quel laisser-aller, quelle débandade ! On peut constater la différence entre l'entraînement forcé et l'engagement volontaire. Les groupes de résistants ou de « partisans » n'ont pas du tout la même conduite, ils sont en accord avec ce qu'ils font, leur comportement extérieur est en résonance avec leur attitude intérieure, ils s'identifient à leur combat. Plus l'accord est vrai entre les deux et plus grande sera l'efficacité de nos actions. L'inverse étant naturellement que plus l'attitude extérieure est forcée par rapport à ce que nous sommes à l'intérieur de soi et moins bons seront les résultats de ce que nous entreprendrons. Pour bien s'en rendre compte, comparons la tenue rigide du soldat à la mobilité élégante du cow-boy, le soldat crispé et le cow-boy libre aux membres souples. Nous retrouvons aussi cet équilibre du juste milieu manifesté dans l'attitude dans les mouvements du « Tai Chi ».

Lorsque l'attitude extérieure ne correspond pas à ce que l'être est à l'intérieur de lui-même, nous nous rendons tout de suite compte qu'il y a quelque chose qui ne va pas, quelque chose qui n'est pas naturel. Inversement, lorsque l'attitude de quelqu'un nous paraît naturelle, nous reconnaîtrons l'être intérieur. Quand l'attitude, l'apparence, la gestuelle sont perturbées par la maladie, nous voyons bien que ce ne sont pas là les comportements que la personne atteinte eut adoptés spontanément. Nous pouvons en déduire que cette apparence ne vient pas du profond de l'être et pouvons même y déceler ce contre quoi il s'insurge ou se révolte.

Nous devrions toujours pouvoir déterminer en observant quelqu'un si oui ou non il s'est identifié à ce qu'il montre à l'extérieur ou si son corps a pris tel ou tel aspect contre sa volonté propre. Dans le premier cas, son apparence reflète une identification consciente. Dans le second cas, l'attitude qui a été perturbée par la maladie dévoile un domaine de l'ombre qu'il aurait bien aimé ne pas avoir en lui. Celui ou celle qui parcourt le monde la tête haute montre qu'il ne se laisse pas facilement approcher, qu'il est fier et droit mais un peu suffisant. Un tel être n'aura nulle peine à s'identifier à ces particularités de son caractère, il ne les réfutera pas.

Il en est tout autrement des personnes qui souffrent d'une *cyphose* (maladie de Bechterew), dont la colonne vertébrale prend la forme d'un bambou. Cette maladie signale une demande de l'ego qui n'a pas été satisfait, qui n'a pas vécu ce qu'il aurait voulu ou dû vivre et la révolte du malade qui n'a pas pu s'incliner pour accepter. Dans ce symptôme, la colonne se calcifie peu à peu et le dos devient raide, la tête se penche en avant et la courbure en « S » de la colonne prend une forme anormale, elle s'incurve ou fait une bosse. La maladie force le patient à reconnaître son manque de souplesse, son inflexibilité. Le même problème est représenté dans les cas de « dos ronds » et avec les « bossus ». La bosse signifie un manque d'humilité.

LES DISQUES - LA SCIATIQUE

La pression ou l'effort que subissent les cartilages des disques intervertébraux, principalement dans la région lombaire, peuvent provoquer un déplacement et un écrasement qui, en appuyant sur les nerfs, va entraîner toutes sortes de douleurs telles que lumbago ou sciatique. Le problème est d'ordre pondéral, il y a surcharge. En prenant trop de charges sur nous-même sans vraiment réaliser le poids que nous nous imposons, nous courons le risque d'en ressentir les conséquences dans notre corps, c'est alors la ceinture musculaire qui souffre. La douleur oblige à prendre du repos, chaque mouvement provoquant une douleur, toute activité est entravée. Hélas, nous cherchons souvent à occulter ce symptôme, pourtant précieux par ce qu'il révèle, en prenant des analgésiques afin de pouvoir poursuivre notre tâche comme auparavant. Il serait plus sage d'écouter notre corps, de nous arrêter et de prendre le temps de réfléchir aux charges que nous avons prises, de comprendre quelles sont les raisons qui nous ont poussés à surestimer nos forces. Lorsqu'on dépasse les bornes de sa propre résistance, il semble bien que ce soit pour paraître vis-à-vis de l'extérieur plus fort et plus brave qu'on ne l'est réellement. Il s'agit d'une compensation à un complexe d'infériorité. Accepter de prendre trop de charges sur son dos trahit toujours ce même complexe, on manque de confiance en soi, on méconnaît sa propre valeur. Un être qui s'est trouvé se contente d'être, il n'a pas besoin de paraître, de jouer les « forts à bras ». Si l'on se donne la peine de chercher, derrière toutes les grandes actions humaines se trouve le même mobile, la même motivation. Les personnes qui réalisent de « grandes actions » compensent leurs sentiments d'infériorité, elles veulent paraître « grandes ». Elles ont quelque chose à prouver et veulent montrer au monde leur valeur alors que nul ne le leur demande à part... elles-mêmes. Il y a là quelque chose que l'on veut se prouver à soi-même, mais quoi ? Voilà la question que nous devons nous poser lorsque nous allons au-delà de nos forces, que nous prenons plus de responsabilités que nous ne pouvons en assumer, sinon nous risquons d'aller au-devant de bien des déceptions. La seule explication sincère à cette question est toujours la même : nous voulons être reconnus afin d'être aimés. La soif d'amour, la recherche de cette satisfaction est toujours la première motivation d'un engagement exagéré. La démarche est vaine, on n'atteint pas le but désiré par ces moyens-là. L'amour est gratuit, il ne peut jamais s'acheter. Nous n'aimons pas quelqu'un parce qu'il nous donne quelque argent ou parce qu'il gagne un match de football, ce serait réellement absurde. Le secret de l'amour, c'est justement qu'il n'exige rien. L'amour maternel, totalement désintéressé, en est, pour cette raison, le prototype. Un bébé n'est-il pas un poids pour sa mère, un poids de fatigue et de travail, elle ne le ressent pourtant pas ainsi, elle aime son enfant et le travail qu'il lui donne lui semble léger parce qu'elle aime sans raison. Pourquoi ? Il n'y a pas de réponse. S'il y en avait une, il ne s'agirait plus d'amour. Consciemment ou inconsciemment, tout être humain aspire à être aimé de cette façon inconditionnelle, être aimé pour lui-même sans contre-partie, sans être obligé de gagner cette affection.

Un complexe d'infériorité est un sentiment qui rend la personne incapable de se croire de quelque valeur et digne d'être aimée telle qu'elle est. Pour compenser, elle cherche à se faire reconnaître en devenant plus habile, plus consciencieuse, plus riche, plus connue etc. Toutes ces qualités ne sont que vanités de ce monde, lorsqu'on les a obtenues, prouvées et qu'on est enfin reconnu, aimé, on ne s'en satisfait pas, on se demande alors si l'on ne vous apprécie que pour les richesses, les honneurs ou les exploits que l'on s'est imposés de faire et d'obtenir. En réalité, cela veut simplement dire que l'on s'est coupé à soi-même, en soi-même, le chemin qui conduit à l'amour. Etre reconnu pour ses qualités et ses prestations ne comble pas le manque qui a conduit à faire tant d'efforts. Il est donc fort utile de comprendre très tôt dans la vie quelles sont nos vraies valeurs et nos vraies qualités, de venir à bout de nos complexes et d'en être vraiment conscient car, si on ne fait pas ce travail on va se charger de tâches de plus en plus lourdes et c'est le corps physique qui finira par porter les excès de « poids ». Peu à peu il sera écrasé, au sens propre du terme, puisque ce seront ses disques qui s'aplatiront et provoqueront des douleurs qui feront se courber le dos. Le corps finit toujours par dire la vérité !

La fonction dévolue aux disques est de permettre le mouvement et la souplesse. Si l'un ou l'autre de ces disques se déplace, il se coince puis se bloque et la posture devient rigide, on ne peut plus bouger harmonieusement, on se tient de manière inhabituelle. Il en est de même sur le plan psychique, un être bloqué, coincé à ce niveau manque d'ouverture d'esprit, il est raide et fermé, il reste sur ses positions.

La chiropractie emploie une méthode très particulière pour traiter les blocages de disques, elle fait faire au dos du patient un brusque mouvement d'aller et retour qui est censé dégager le disque et lui permettre de retrouver une position normale. En alchimie on parle de *solve et coagula* (séparer et réunir).

Les âmes, en effet, sont en ceci semblables aux corps, il est possible de les traiter comme les disques et les articulations, de les « remettre en place », de les « remboîter ». Il peut suffire d'un coup violent et inattendu pour les déloger de positions où elles se sont enlisées pour qu'elles saisissent la possibilité de changer d'orientation, de trouver quelque chose de nouveau. Ce coup de butoir effraie les timorés, figés dans leurs attitudes passées, autant que les personnes dont le dos est bloqué craignent les manipulations du chiropracticien. Et pourtant, une bonne « secousse » permet dans l'un et l'autre cas d'espérer une suite heureuse.

LES ARTICULATIONS

Ce sont les articulations qui nous permettent le déplacement, les mouvements. De nombreux symptômes peuvent toucher les articulations, les enflammer, les rendre douloureuses et entraîner une immobilisation plus ou moins importante qui peut aller jusqu'à la paralysie. Le membre paralysé indique que celui qui en souffre s'est également paralysé, il est resté fixé sur quelque chose.

Un membre raide perd ses fonctions, il en est de même si l'on reste obsédé par un sujet ou une théorie, on ne fonctionne plus normalement. Un cou raide trahit la raideur. Là aussi, comme nous l'avons souvent vu précédemment, le langage donne une clé du rapport qu'il peut y avoir entre les raideurs du corps et les rigidités de l'être. Les articulations peuvent souffrir d'autres maux plus ou moins importants, elles peuvent se déchirer, être contusionnées, se casser et même être remplacées. Dans les expressions, prenons pour exemple: « sauter quelque chose à pieds joints », « aller trop loin », « blesser quelqu'un » (il a alors une « contusion »), on peut être « tendu », « dépassé », « entravé ». Il n'y a pas que l'articulation qui peut être immobilisée, remise si elle s'est démise (réduire une fracture); il peut en être de même avec une situation, des circonstances ou dans nos rapports avec les autres.

Lorsqu'on « réduit » une fracture, on tire violemment sur le membre pour le mettre dans une certaine position puis on le replace là où il doit normalement se trouver. On fait de même en psychothérapie, si quelqu'un semble exagérément assis sur une position donnée, on l'enferre encore plus dans la même direction jusqu'au moment où intervient la réaction qui va le ramener dans un plus juste milieu. Plus vite on poussera le patient dans sa direction et plus vite il en sortira. Cette problématique se présente rarement car la plupart des êtres restent bloqués dans des situations intermédiaires, ils ne vont pas jusqu'au bout, ils restent dans un entre-deux qui ne leur ouvre pas la possibilité d'un vrai changement. On sait que chaque pôle a une limite, lorsqu'elle est atteinte, il s'opère un retournement, le balancier repart dans l'autre sens, le pôle opposé. Une grande tension amène une détente complète, c'est la technique qu'emploie le « training Jakobsen ». La physique poussée à l'extrême débouche sur la métaphysique, le plus fanatique des pacifistes va devenir un militant violent. Le juste milieu n'est pas une attitude spontanée, elle doit être soigneusement élaborée, si l'on s'y précipite on reste englué.

Dans le même ordre d'idée, nous pouvons dire qu'il est possible d'exagérer son besoin de bouger, de changer ce qui va induire l'immobilisme. Les changements mécaniques qui surviennent dans les articulations montrent qu'on est allé au-delà des limites, qu'on a franchi certaines barrières, on est allé trop loin dans une direction donnée, c'est un pôle, dès lors, tout peut être remis en question, il faut désormais se diriger vers l'autre pôle.

La chirurgie actuelle permet de remplacer une articulation par une prothèse, c'est fréquemment l'articulation de la hanche qui est concernée. Nous avons déjà dit qu'une prothèse est toujours une sorte de mensonge, on met de l'artificiel à la place de ce qui ne peut plus servir. Quelqu'un de têtu, qui se refuse à changer sera souvent entravé dans sa liberté de mouvement par un problème de hanche qui va l'obliger à se confronter à lui-même pour découvrir qui il est réellement, devenir honnête envers lui-même. La prothèse qu'on lui met est une articulation artificielle, c'est un mensonge, il va pouvoir bouger mais, en réalité, ce n'est pas vrai, c'est une tromperie, un leurre.

Pour nous faire une idée de ce qu'est la malhonnêteté, tour de passe-passe que permettent les progrès actuels de la médecine et de la chirurgie, essayons de nous représenter la situation suivante :

un tour de magie fait disparaître, chez tout le monde, prothèse et autres adjonctions artificielles, lunettes, verres de contact, appareils auditifs, dentiers et... les visages « liftés ». Chacun retrouve son état réel, son apparence véritable, les os brisés ne sont plus maintenus par des clous, les stimulateurs cardiaques ne fonctionnent plus, tout ce qui, dans les corps humains, a été remplacé par une matière quelconque, métal ou plastique, est enlevé. Quel spectacle !

Puis, par un autre tour de magie, supprimons tous les progrès fantastiques de la médecine, revenons loin en arrière, à une époque où l'on ne pouvait reculer la mort comme on le fait de nos jours. Imaginons le résultat, tous ces cadavres, tous ces infirmes, tous ces boiteux, ces aveugles, tous ces culs-de-jatte. Effrayant, n'est ce pas ? Mais... honnête, véridique, une vision fidèle de l'âme des êtres. Les merveilles de notre chirurgie nous épargnent ce déferlement d'horreurs, on répare les corps, on leur redonne les membres qu'ils n'ont plus, on les remplace par toutes sortes de prothèses, finalement leur apparence redevient presque normale. Mais qu'est-il advenu de leur âme ? Croyez-vous qu'elle aussi ait changé ? Absolument pas, ce sont des morts ambulants, cela ne se voit pas. La peur de se montrer tel qu'on est est immense, c'est l'histoire du « portrait de Dorian Gray ». Par toute espèce d'artifices, il est possible aujourd'hui de retrouver la jeunesse et la beauté... pour un temps. Quelle déception, quel choc si par hasard on rencontre un reflet de son être intérieur véritable ! Travailler assidûment à la réalisation de son âme serait de loin plus important que les soins corporels ; le corps, moitié de notre être est appelé à disparaître, la conscience, elle, demeure.

LES DIVERSES MALADIES RHUMATISMALES

Les rhumatismes englobent tout un groupe de symptômes douloureux qui entravent la mobilité, ils se manifestent dans les articulations et dans la musculature. Le rhumatisme est toujours accompagné d'une inflammation aiguë ou chronique. Les tissus et les muscles sont enflammés, les articulations déformées se grippent. Les douleurs sont si violentes qu'elles empêchent parfois tout déplacement, tout mouvement et peuvent mener à l'invalidité. L'état des muscles et des articulations peut être considérablement péjoré par l'inactivité et amélioré lorsqu'on les fait à nouveau travailler. L'immobilité peut amener une atrophie musculaire qui a une répercussion néfaste sur les articulations concernées. La maladie commence souvent par une raideur matinale et des douleurs articulaires, les articulations sont enflammées et souvent rouges. En général, les deux côtés du corps sont atteints mais la douleur voyage, au début elle touche les petites articulations périphériques puis s'attaque aux grandes articulations. La maladie est chronique, mais évolue par crises successives. Le déroulement de la maladie entraîne une raideur de plus en plus handicapante. Paradoxalement, les personnes atteintes de la polyarthrite se plaignent peu, elles ont une patience infinie et semblent plus ou moins étonnamment indifférentes à la souffrance de leur corps.

Le tableau clinique de la polyarthrite nous ramène directement au thème central de toutes les maladies touchant l'appareil locomoteur : mouvement-repos, mobilité-immobilisme. L'histoire antérieure du rhumatisant révèle presque toujours une suractivité, un excès d'efforts physiques. Ce sont souvent des personnes qui ont fait beaucoup de sport, parfois de la compétition, qui ont énormément travaillé physiquement, dans leur maison et leur jardin. Ce sont d'infatigables travailleurs qui se sont dévoués grandement pour les autres. Ces êtres pleins d'énergie et de vie, hyper-actifs, remuants, incapables de se reposer sont obligés par la polyarthrite à prendre enfin du repos, ils ne peuvent plus faire autrement, trop raides et trop engourdis désormais. On dirait, dans ces cas-là, que le trop plein d'activité et d'efforts physiques doit être corrigé par un arrêt forcé.

Peut-être que tout ce qui précède va nous paraître contradictoire avec ce que nous avons répété tout au long de cet ouvrage, c'est-à-dire : il est nécessaire de savoir changer, important de savoir « bouger ». Nous comprendrons cependant mieux ce qui arrive dans ces maladies rhumatismales quand nous nous serons souvenus que c'est la maladie physique qui oblige à être vrai. Cela voudrait dire que les personnes atteintes de polyarthrites sont, en réalité, rigides. La suractivité que l'on trouve chez elles avant que la maladie se soit déclarée était surtout physique, elle compensait un immobilisme de la conscience. Etre rigide, être raide, cela ressemble à être mort. Ces adjectifs décrivent assez bien le profil du malade atteint de polyarthrite; en psychosomatique, on connaît cette description, la maladie a été étudiée depuis près d'un demi-siècle. Tous les chercheurs sont d'accord sur le caractère des malades présentant ces symptômes. Selon Braütigam, ils sont « dotés d'une conscience suraiguë qui les pousse au perfectionnisme, présentent des symptômes de dépression masochiste, ont un besoin impératif de se dévouer, de se sacrifier, veulent aider les autres à tout prix, ce à quoi s'ajoute un comportement moraliste et une tendance à voir les choses en noir ».

Ces traits de caractère sont spécifiques, ils sont l'illustration de ce qu'est la conscience de ces malades, intransigeante dans ses options, incapable de changer sans de gros efforts. Les activités sportives et les dépenses physiques compensent cette rigueur de l'âme, en servant d'exutoire. C'est un défoulement. Le sport de compétition qui est souvent pratiqué avant l'apparition de la maladie dont nous venons de parler, nous permet d'expliquer un autre problème important en rapport avec ceux qui en souffrent : l'agressivité. Le rhumatisant a dévié son agressivité sur le plan physico-moteur, son énergie est bloquée dans sa musculature. On a pu vérifier ce fait en mesurant l'électricité musculaire chez les rhumatisants, on peut constater une augmentation importante de la tension au niveau des muscles, principalement ceux qui font partie d'une articulation. Cette observation prouve également que le patient est capable de contrôler son énergie, que ses pulsions agressives sont détournées à l'usage de son corps physique où elles s'accumulent. Cette énergie, si elle n'est pas dépensée en sa totalité, va se transformer en contractions articulaires douloureuses ainsi qu'en inflammations. La douleur vécue au niveau de la maladie est fondamentalement équivalente à toute autre. La douleur est toujours le résultat d'une action agressive. Si je me laisse aller à mes pulsions agressives et que je donne un coup à quelqu'un, il aura mal. Si je retiens cette agressivité, que je lui refuse cette expression, elle se retourne contre moi et c'est moi qui aurait mal, c'est une auto-agression. Quand on a mal, on devrait se demander à qui, en réalité, cette douleur était destinée, à qui nous avions pensé l'infliger, qui nous aurions bien aimé frapper.

Parmi les diverses formes de maladies rhumatismales, il existe un symptôme particulier, l'épicondylite, souvent chronique, c'est une inflammation des tendons et des muscles qui sont sous le coude, la main se crispe, chaque mouvement de l'avant-bras est douloureux. La main crispée ressemble à un poing fermé, image s'il en est du coup de poing qu'on aurait tant aimé taper sur la table, encore une agressivité refoulée qui se retourne contre celui qui se refuse à l'exprimer. Le symptôme de *Dupuytrin* qui durcit les tendons de la main et l'empêche ainsi de s'ouvrir normalement, signale la même tendance; en outre, la main ouverte est signe de paix, d'armistice. La coutume de donner la main à quelqu'un lorsqu'on le salue vient de loin, il s'agit de bien prouver qu'on a la main nue, qu'elle n'est pas armée, qu'on va à la rencontre de l'autre sans arrière pensée agressive, dans un esprit amical. Le signe que l'on fait en levant la main a la même symbolique. Cette main tendue est un signe de paix, d'apaisement, d'amitié alors que le poing fermé tendu exprime la colère, l'inimitié, l'agressivité.

Le rhumatisant est un être qui n'arrive pas à contrôler son agressivité, sans quoi il n'éprouverait pas la nécessité de la refouler et de la bloquer. Cependant, ses sentiments agressifs, il les ressent, il ne peut les nier et il se sent coupable, de là son dévouement extrême, sa promptitude à vouloir aider autrui. Il y a un mélange très étrange d'altruisme et de pulsion dominatrice qu'Alexander (célèbre praticien, instigateur de méthodes de rééducation) qualifia d'une jolie appellation : « une tyrannie bienveillante ». La plupart du temps, la maladie se déclare lorsqu'un changement dans l'existence du malade permettrait justement de compenser ses sentiments de culpabilité par un service à rendre, une aide à apporter, une bonne action.

L'éventail des symptômes qui accompagnent souvent les cas décrits plus haut est également significatif, il nous dévoile l'amertume qui se cache dans les âmes. Ces malades souffrent souvent aussi de l'estomac, des intestins, ils ont des problèmes cardiaques, sont frigides ou impuissants, dépressifs ou anxieux. On trouve plus de polyarthrite chez les femmes que chez les hommes, ce qui s'explique car les femmes ont plus de scrupules à montrer leurs pulsions hostiles.

Les naturopathes soignent les rhumatisants en leur faisant

transpirer leurs toxines, par des compresses chaudes et autres traitements du même genre. Les toxines, de notre point de vue, sont les résidus de problèmes non résolus, de sujets qui n'ont pas été abordés ni digérés et qui ont été rejetés dans l'inconscient. Le jeûne peut avoir aussi une action thérapeutique, le corps qui ne reçoit plus de nourriture extérieure va devoir brûler ses propres ressources donc également les déchets qu'il n'a pas pu rejeter autrement. Pour obtenir un résultat lors d'un tel traitement, il faut l'accompagner d'un travail de prise de conscience pour ramener à la surface les sujets qui n'ont pas été résolus. Mais souvent, le rhumatisant n'accepte guère d'entrer dans sa propre problématique, il est trop obstiné et trop entêté pour le faire, quelque part, il s'est arrêté et figé. Il a peur d'interroger son altruisme, son dévouement et sa morale. Alors, son égoïsme, son intraitabilité, son immobilisme, son besoin de domination et son agressivité vont se réfugier dans l'ombre, se somatiser dans son corps qui deviendra lui-même incapable de bouger et mettra fin à son « esprit de sacrifice » qui n'est qu'un faux-semblant.

TROUBLES LOCOMOTEURS : TORTICOLIS, CRAMPE DE L'ECRIVAIN

Le point commun existant entre ces symptômes, c'est que le patient perd partiellement la commande volontaire de ces fonctions motrices qui, dans la norme, répondent à un acte de volonté conscient. Certaines de ces fonctions qui échappent au contrôle du patient se manifestent spontanément dans les situations où il se sent observé, surtout lorsqu'il aimerait faire impression sur son entourage. Il existe une forme sévère de torticolis (*torticolis spasticus*) dans laquelle la tête se tourne soit lentement soit brusquement sur le côté en se penchant totalement. La plupart du temps, après quelques secondes, elle revient à sa position normale. De simples moyens tels qu'un doigt posé sous le menton ou un appui pour la nuque aident à garder la tête droite.

La façon dont on se sent dans l'espace est quelque chose de subjectif et, dans ce cas, peut avoir une influence sur le maintien du cou. Lorsque le malade s'appuie contre une paroi et peut y appuyer aussi sa tête, il peut, la plupart du temps, la maintenir droite. Cette forme de symptôme est tout à fait singulière et dépend également de situations où sont impliqués « les autres ». Le problème ici est principalement lié à un sentiment d'insécurité. Cela tourne autour de deux pôles contraires : sécurité-insécurité. Alors que l'appareil locomoteur devrait dépendre d'une action volontairement commandée, les troubles qui lui échappent, tels que toutes sortes de tics, démasquent une fausse confiance en soi qu'on voudrait montrer à autrui et que l'on ne possède pas. Non seulement on ne se sent pas sûr de soi mais, en plus, on a perdu le contrôle sur ses mouvements corporels.

Il existe un test d'assurance en soi qui consiste à fixer quelqu'un dans les yeux longuement sans détourner le regard, c'est un exercice difficile. Dans certaines situations qui exigeraient la même fermeté, la difficulté devient insurmontable et la tête se détourne automatiquement sans qu'intervienne la volonté consciente, c'est ce qui se passe lors de ce symptôme particulier. Il est assez normal et naturel que d'entrer en contact avec des personnes de quelque importance ou d'être le point de mire d'un public dans une occasion puisse soulever une forme d'angoisse. Détourner la tête, c'est fuir l'affrontement, c'est avoir toujours eu peur de regarder les choses et les personnes en face, c'est un manque de courage et aussi d'honnêteté envers soi-même. On refuse de regarder ses problèmes de front, toute une partie du monde est reléguée, mise de côté.

Tenir la tête droite oblige à répondre aux exigences extérieures, à les regarder « les yeux dans les yeux », sans compromission et sans ciller. En détournant la tête, on échappe à cette confrontation, on ne voit plus les choses que d'un seul œil, le sien, on ne les voit plus telles qu'elles sont, elles paraissent alors distordues. L'expression qui dit précisément : « détourner la tête » contient toute cette signification. La victime de ce symptôme perd la maîtrise de son regard et du même coup de son autonomie de jugement. Elle sera plus apte alors à être manipulée et suivra facilement les pensées et les opinions d'autrui.

On trouve les mêmes causes cachées chez ceux qui souffrent de la « crampe de l'écrivain », du pianiste ou du violoniste. En cherchant, on trouvera dans la personnalité de ces patients un orgueil et une ambition énormes. Ces personnes-là ont acquis une certaine notoriété qu'elles ont ardemment recherchée, elles aiment être mises en vedette. Elles veulent impressionner par leurs prestations : une « belle plume », de la bonne musique, etc. La crampe qui bloque la tonicité de leur main les contraint à être vraies, elle démontre à quel point leurs succès ont été « forcés », à quel point elles n'avaient rien à transmettre, rien à dire.

SE RONGER LES ONGLES

Cette « mauvaise habitude » n'a rien à voir avec les dérangements locomoteurs, cependant, son aspect extérieur est un peu semblable et permet de la rattacher à ce groupe de symptômes. Ce tic, lui aussi, échappe à la volonté, il semble impossible de « vouloir » résister au besoin de se ronger les ongles. Bien que les enfants et les jeunes gens semblent les plus souvent atteints, ce symptôme n'épargne souvent pas les adultes susceptibles d'en souffrir pendant de longues années, les diverses thérapies ayant beaucoup de peine à en venir à bout.

L'arrière-plan psychologique de cette habitude contraignante est significatif, il est relativement facile de faire le rapprochement entre les deux, cela pourra être utile aux parents qui constatent ce symptôme chez leurs enfants. Menacer, défendre et punir ne servent à rien, ce sont des réactions parfaitement inutiles dans un cas de ce genre.

Ce que nous appelons des ongles chez les êtres humains, correspondent aux griffes dans le règne animal. Les griffes servent à saisir et à se défendre, ce sont des instruments agressifs. On « montre les griffes » comme on « montre les dents », les griffes signalent que l'on est prêt à se battre. La plupart des animaux de proie se servent de leurs griffes et de leurs dents comme nous nous servons d'armes. Se ronger les ongles, c'est se castrer de son agressivité, en avoir si peur qu'on se sent obligé de la désarmer symboliquement. Cependant, se ronger les ongles est aussi une agression, une agression contre soi-même, ou mieux : une agression contre sa propre agressivité.

Ce sont principalement les femmes qui manifestent ce

symptôme et souvent parce qu'elles admirent celles qui ont de longs ongles manucurés (de préférence rouges). Quel beau symbole d'agressivité que ces ongles longs, pointus et brillants, les femmes qui les portent ainsi ne cachent pas qu'elles sont prêtes pour le combat. Il est normal de les envier comme on envie ceux qui affichent ouvertement leurs armes, avoir de si beaux ongles, si longs et si rouges c'est montrer au monde le désir caché que l'on a de pouvoir laisser libre cours à son agressivité.

Lorsqu'un enfant commence à se ronger les ongles, cela signifie qu'il n'ose pas traduire extérieurement ses pulsions agressives. Les parents devraient réfléchir et se demander si dans l'éducation qu'ils ont donnée à leur enfant ainsi que dans leur propre comportement, ils n'ont pas refoulé leur propre agressivité. Il faudrait préserver pour l'enfant un espace de liberté, une pièce par exemple, dans laquelle il pourrait avoir le courage d'extérioriser son agressivité sans culpabilité.

La plupart du temps, les parents craindront fortement d'utiliser ce moyen car, s'ils n'avaient eux-mêmes des problèmes avec leur propre agressivité, ils n'auraient pas un enfant qui se ronge les ongles.

Il serait utile et sain pour tous les membres d'une famille de remettre en question tout ce qui peut être hypocrite et non véridique dans leur comportement, ils verraient ainsi ce qui se cache derrière la façade. Dès que l'enfant aura compris qu'il a le droit de se défendre au lieu d'être tenu en respect par la crainte qu'il a de ses parents, il cessera très certainement de se ronger les ongles. Tant que les parents ne seront pas prêts à changer eux-mêmes, ils doivent cesser de se plaindre du symptôme de leur enfant. Nous ne voulons pas culpabiliser les parents, ils ne sont pas vraiment responsables du comportement de leurs enfants, ces derniers ne font que leur servir de miroir, ils reflètent les problèmes de leurs parents.

LE BEGAIEMENT

On devrait parler avec facilité, cela devrait « couler », ne dit-on pas : un style coulant ou « cela coule de source » ? Quand on bégaie, cela ne coule pas librement, le langage est hachuré, heurté, il bute sur certaines syllabes. Pour que quelque chose puisse couler librement, il lui faut de l'espace. On voit bien qu'un fleuve qu'on enserre dans des digues permet à la glaise de s'amonceler, ce qui fait barrage puis provoque une pression et le fleuve risquera alors de déborder car l'eau ne coule pas librement. Le bègue retient le flot de parole, il a la gorge serrée. Nous avons vu que ce qui est rétréci, étroit est en relation avec la peur. Le bègue a mis sa peur dans sa gorge. Le cou fait le lien (il est vrai qu'il est étroit) entre le corps et la tête, c'est un passage, une porte entre le haut et le bas.

Reportons-nous à tout ce qui a déjà été dit à propos des migraines sur la symbolique du haut et du bas. Le bègue s'efforce de rétrécir autant que possible le passage pour pouvoir contrôler au mieux ce qui vient d'en-bas et monte vers le haut. Analogiquement, cela veut dire qu'il ne veut pas laisser venir ce qui monte de l'inconscient vers le conscient. Pour donner une image, disons qu'il en est comme de ces places fortifiées d'autrefois qui n'avaient que d'étroites ouvertures afin de pouvoir contrôler tout ce qui entrait. Ces ouvertures, ces portes, si bien gardées, peuvent être aussi des frontières, des entrées de monuments, etc., elles provoquent toujours un entassement, une accumulation derrière les barrières qui retiennent le flot. Le bègue a fixé ce contrôle dans son cou, il craint ce qui monte en lui pour devenir conscient au risque de s'étouffer en le ravalant.

Nous connaissons tous ce que veut dire « en dessous de la ceinture », il s'agit du domaine considéré comme malpropre et choquant de la sexualité. La ceinture sert de frontière entre le domaine dangereux « d'en-bas » et le pur domaine « d'en-haut ». Le bègue a remonté cette ceinture jusqu'à son cou, il ressent tout son corps comme quelque chose de menaçant, seule sa tête est considérée par lui comme claire et propre. Il fait exactement comme le migraineux, il a envoyé sa sexualité dans sa tête et désormais tout son corps est crispé, en haut comme en bas. On refuse de lâcher prise, de répondre aux exigences de l'amour et de s'exposer à ses tribulations. La pression exercée par tout ce « refoulé » se fait de plus en plus forte, plus on l'augmente et plus la gorge se serre. Le bégaiement rend les contacts difficiles, il y aura donc, inévitablement, des problèmes avec les partenaires, le couple, et le cercle vicieux s'installera.

Lorsqu'on a affaire à des enfants qui bégaient, on fait l'erreur commune de penser que le bégaiement entraîne des complexes, c'est pourtant l'inverse qui se produit. En réalité, le bégaiement est l'indice d'un complexe, l'enfant qui en est atteint manifeste son malaise de cette manière. Il a peur de laisser libre cours à quelque chose de violent, d'urgent, il le retient pour en avoir le contrôle. Que ce soit un problème de sexualité ou autre chose qui cherche ainsi à « sortir », peu importe. Le bègue ne peut parler librement, le langage est un échange, un moyen d'expression. Lorsqu'on lui oppose une pression équivalente, c'est qu'on a peur de ce qui va sortir. On est fermé à ce qui vient, et si le bègue parvient à s'ouvrir, à s'exprimer, il va laisser monter un flot formidable d'agressivité, de sexualité, un vrai « torrent » de paroles. Puis, quand on aura dit tout le non-dit, tout ce qui devait être dit, tout ce qu'on voulait dire et ne pouvait dire, alors le bégaiement disparaîtra.

XII

LES ACCIDENTS

La plupart des personnes s'étonnent que nous rangions dans la même catégorie les causes des accidents et celles des maladies. On pense souvent que les accidents n'ont rien en commun avec les maladies et qu'ils surviennent de manière soudaine et inattendue, dûs à des causes purement extérieures dont on ne peut que difficilement croire être personnellement responsable. Ce genre de raisonnement prouve à quel point notre esprit fonctionne de travers, le plus souvent, nous nous arrangeons pour que nos théories s'adaptent à nos désirs inconscients. Il nous est fort désagréable de prendre l'entière responsabilité de tous les aléas de notre vie ici-bas. Nous cherchons continuellement le moyen de rejeter la faute sur autrui ou sur le monde extérieur, et nous n'aimons guère que l'on nous y rende attentifs. D'ailleurs la science fait des efforts constants pour arriver à renforcer et à prouver ces théories projectives de causalité externe à nous-mêmes. Humainement parlant, cela est bien compréhensible. Mais ce livre est censé atteindre des personnes qui cherchent la vérité et savent bien qu'elles ne la trouveront qu'à travers une connaissance sincère de ce qu'elles sont elles-mêmes. Voilà pourquoi nous ne voulons pas laisser de côté le thème « accidents » qui ne doit ni nous arrêter ni nous effrayer.

Rendons-nous bien compte qu'il y a toujours une possibilité d'interpréter ce qui nous arrive de manière à trouver une cause extérieure à nous-même. C'est une des manières d'expliquer les relations de cause à effet, nous avons décidé d'avoir un autre point de vue, moins commun, tout aussi plausible et qui ne peut qu'élargir et compléter l'autre. Lorsque nous nous regardons dans un miroir, ce que nous voyons est un reflet de l'apparence extérieure, ce n'est pas la cause de cette apparence. Quand nous nous enrhumons, les bactéries viennent bien de l'extérieur et, habituellement, nous y voyons la cause de notre refroidissement. Lors d'un accident d'automobile, nous pouvons éventuellement découvrir que le conducteur qui nous a coupé la route avait trop bu d'alcool, il est donc responsable de l'accident. Nous trouvons toujours une explication de ce genre sur le plan visible sur lequel se déroulent les événements. Il est malgré tout possible de rechercher plus loin, sur un plan plus profond, plus intérieur.

La loi de résonance veut que nous n'entrions jamais en contact avec ce qui ne nous concerne pas. Les événements ne sont que le médium qui permet une manifestation sur le plan matériel ou corporel. Pour peindre un tableau, il nous faut une toile et des couleurs, elles ne sont pourtant nullement la cause de l'exécution de l'œuvre, ce ne sont que des moyens qui permettront au peintre de réaliser la reproduction d'une vision intérieure. Il serait stupide de chercher la signification du tableau uniquement dans les couleurs ou la toile. Inversement, il serait tout aussi ridicule de ne voir dans un tableau aucune autre signification qu'un assemblage de couleurs sur une toile.

Nous allons à la rencontre de nos accidents, tout comme nous provoquons nous-mêmes nos maladies, puis nous prenons peur et les rendons responsables de ces craintes dont les vraies causes sont ailleurs. Nous portons en nous-même la responsabilité de tout ce qui nous arrive en cette vie. Il n'y a pas d'exception, cessons donc d'en chercher. Celui qui souffre ne souffre que de lui-même, ce qui ne veut pas dire que la souffrance ne soit pas lourde à porter. Chacun d'entre nous est bourreau et victime à la fois et tant que nous ne reconnaissons pas en nous l'action de ces deux entités, il ne nous est pas possible de guérir (ou de recouvrer la santé). L'intensité avec laquelle nous projetons les causes, les responsabilités et les fautes à l'extérieur de nous est à la mesure de la force de nos ennemis intérieurs. Ce comportement est le résultat d'un manque de capacité à admettre que les deux sont un à l'intérieur de nous.

Reconnaître que les accidents ont une cause inconsciente n'est pas une découverte récente. Freud, déjà, dans son ouvrage : *Psychopathologie de la vie quotidienne,* avait mis les accidents dans la même catégorie que les actes manqués tels que les oublis, les lapsus, les pertes d'objets etc. Tous, disait-il, sont les résultats d'une détermination inconsciente. A partir de là, la recherche en psychosomatique tenta de prouver statistiquement qu'il existe des personnalités « à accidents ». Nous entendons par là, une personne qui s'efforce de trouver une solution à ses conflits sous forme d'accidents. En 1926, le psychologue K. Marbe fit paraître ses observations dans un ouvrage intitulé : *Traité pratique de psychologie des accidents et des accidents du travail*, il démontrait qu'une personne qui avait eu un accident était susceptible d'en avoir d'autres alors que celle qui n'en avait jamais eu risquait d'en avoir beaucoup moins.

Alexander publia en 1950 un ouvrage fondamental sur la médecine psychosomatique dans lequel nous trouvons une preuve à ce qui vient d'être présenté, citons : « Lors d'une enquête sur les accidents d'automobile dans le Connecticut, en l'espace de six ans, il fut constaté qu'un petit groupe de 3,9 % des conducteurs impliqués étaient responsables de 36,4 % de ces accidents ».

Une grande entreprise de transports, qui employait de nombreux conducteurs de poids lourds, s'inquiéta un beau jour des charges très élevées que lui coûtaient les accidents et en fit rechercher les causes dans l'espoir d'en diminuer la quantité. Il a été découvert, entre autres, que les conducteurs responsables étaient plus nombreux parmi ceux qui avaient déjà eu des accidents alors qu'ils travaillaient pour d'autres patrons. Prenant alors les mesures qui s'imposaient, quatre cinquièmes des accidents enregistrés diminuèrent rapidement. L'intérêt de cette enquête démontra que les conducteurs malheureux emmenèrent d'une place à une autre leur fâcheuse tendance. Cela prouve bien qu'il existe des « personnes à accidents » et que ceux-ci ne peuvent se défaire de cette particularité, quel que soient leurs changements d'occupation ou style de vie. (Alexander, *Médecine psychosomatique*).

Le même auteur poursuit : « Dans la plupart des accidents intervient un élément déterminant, même s'il n'est guère conscient. Autrement dit : les motivation en cas d'accidents, sont presque toujours inconscientes ».

Cet aperçu d'une littérature psychanalytique déjà ancienne démontre, entre autre, que l'attention portée aux accidents et à leurs causes n'est pas nouvelle, qu'elle existe depuis longtemps et qu'il faudra encore longtemps avant qu'elle apporte au public en général (si jamais c'est vraiment le cas) une information qui permette une prise de conscience, si peu agréable soit-elle.

Dans la suite de cet exposé, nous nous intéresserons moins à décrire ce qu'est une personnalité spécifique encline aux accidents. Nous nous attacherons davantage à essayer de comprendre quelle est la signification d'un accident lorsqu'il survient dans nos vies. Même quelqu'un qui n'est pas coutumier du fait peut avoir, un jour ou l'autre, un accident qui a un sens, qui a quelque chose à lui dire, nous allons tenter d'en comprendre la cause. Si les accidents ont tendance à se répéter pour une même personne, cela signifie clairement qu'elle n'a pas saisi le message, qu'elle n'est pas parvenue à résoudre le problème, que la leçon doit être répétée, et souvent renforcée. Pour quelqu'un qui tend à redresser certaines situations problématiques par le biais d'un accident, le comportement est le même que celui d'autres personnes dont nous avons étudié les maladies qui se manifestent là où existe ce que nous avons appelé un *locus minoris resistentiae* (lieu de moindre résistance). Un accident met directement en cause le comportement, l'attitude de quelqu'un. Cela provoque une cassure dans la vie courante et c'est en tant que tel qu'il nous faut l'interroger. Pour ce faire, il faut analyser le déroulement de l'accident comme si l'on voyait une pièce de théâtre, en chercher la structure interne, le fil conducteur, puis ramener cette analyse à la situation particulière de la victime. Un accident est un événement « grossi », il pourrait être désigné comme une caricature de la problématique en cause, tout aussi blessant et douloureux, effectivement, qu'une caricature.

LES ACCIDENTS DE CIRCULATION

Voilà une expression, un concept si vaste qu'il est quasiment impossible à définir. Il serait bon de préciser, et savoir ce qui est mis en jeu pour comprendre toute la problématique impliquée dans un accident. Il est vraiment très difficile d'en parler d'une manière générale mais, la plupart du temps, lors d'un accident précis, déterminé, le message se décrypte aisément. Il suffit de bien écouter comment on raconte l'événement, ce qui est dit à ce moment-là. Le langage peut se comprendre à deux niveaux, c'est étonnant. La plupart des personnes prennent ce qu'ils entendent au pied de la lettre, ne saisissent pas la signification cachée. Il nous arrive souvent, lors d'un dialogue avec un patient, de lui faire répéter encore et encore ce qu'il vient de dire jusqu'à ce qu'il arrive à capter clairement le sens de ce qu'il exprime. Il est étonnant de constater, lors de tels entretiens, à quel point le langage est employé d'une manière inconsciente ou alors, combien grande est l'efficacité du filtrage lorsqu'il s'agit d'un problème personnel.

Voyons ce que la langue est capable de véhiculer, aussi bien dans la vie de tous les jours que dans l'exemple d'un accident de la circulation : se tromper de route, se perdre en chemin, quitter la bonne voie, perdre le contrôle, manquer l'arrêt, « rentrer » dans quelqu'un... que cachons-nous derrière ces différentes expressions? Il suffit d'écouter. Parfois, les personnes sont si pressées qu'elles ne parviennent plus à « s'arrêter », à « freiner », ou alors, elles ont « frôlé », « passé » dessus, « tamponné » un obstacle (ces dernières expressions pouvant se rapporter à des problèmes de « contact », souvent d'ordre sexuel). Nombreux sont les conducteurs qui ne conduisent pas seulement leur voiture mais également leur vocabulaire.

La question habituelle est : « qui est responsable de l'accident ? » et la réponse fréquente est : « je n'ai pas pu freiner ». Ce qui veut dire qu'on ne maîtrise plus, par exemple le développement de son entreprise ou de ses affaires, qui sont de ce fait compromis. L'accident devrait être compris comme un avertissement : il faudrait veiller à ce que les choses ne s'emballent pas, reprendre le contrôle sur ce qui s'accélère, maîtriser le rythme. Une autre réponse fréquente telle que « je n'ai rien vu, ou je ne l'ai pas vu » dit très simplement que le conducteur refuse de voir quelque chose ou quelqu'un d'important, qui joue un rôle dans sa vie actuelle. Lorsqu'on cherche à « dépasser » et que cela provoque un accident, ne devrait-on pas rechercher quelles sont les manœuvres de dépassement qui pourraient être dangereuses, dans sa propre vie professionnelle par exemple ?

Quant à celui qui s'endort au volant... ne devrait-il pas mieux ouvrir les yeux, « se réveiller » à temps pour voir ce qui, éventuellement pourrait être menaçant dans sa propre vie avant d'être trop brutalement « réveillé » par l'extérieur. Celui qui s'est endormi en conduisant de nuit devrait chercher ce qui s'est bloqué dans son domaine d'ombre, dans l'ombre de son âme.

Il y a ceux qui « coupent la route » à quelqu'un, qui « dépassent » les lignes (les bornes), qui tombent en panne, ceux qu'on doit sortir de l'ornière, sortir du fossé, désembourber, c'est le signe qu'on ne voit plus bien où l'on en est, on ne connaît pas ses limites, on se trompe de direction, on confond les « pré-sélections », etc. Les accidents de la circulation révèlent toujours un problème de contact, un contact trop intense avec autrui, on l'approche de trop près, c'est agressif, trop agressif, risqué ou dangereux.

Nous allons ensemble examiner concrètement le déroulement d'un accident de la circulation. Ce n'est pas un accident fictif, il est représentatif de ce qui arrive souvent : à une intersection, deux personnes entrent en collision, c'est un croisement droite-gauche, l'un des véhicules, sous la violence du choc, se renverse sur le bas côté, les quatre roues en l'air. Il y a des passagers dans la voiture qui se mettent à crier au secours, le poste de radio de l'auto continue à hurler. Des passants aident les accidentés à se dégager de leur prison de tôle, ils sont blessés et se retrouvent à l'hôpital. Voilà pour la description de l'accident, passons maintenant à son analyse.

En suivant le cours de ce récit, nous pouvons en retirer ceci : tous ceux qui furent partie prenante dans cet accident se trouvaient dans une situation similaire, ils voulaient suivre aveuglément la direction dans laquelle allait leur vie. Nous pouvons le dire puisque tous, sur la route, voulaient continuer à rouler droit devant eux. Les intersections ne se trouvent pas que sur les routes, il y a en a aussi dans la vie. La « route droite », c'est la normale, celle qui continue par habitude. Le fait que cette course en ligne droite fut interrompue par un accident démontre, pour tous ceux qui furent impliqués, qu'ils avaient bien ressenti la nécessité d'un changement dans leur vie. Il en est toujours de même : toute norme, toute option prise, toute direction qu'on s'est donnée arrivent un jour à une impasse, il faut les dépasser, il faut que quelque chose change. Tout ce qui est « juste » l'est pour un temps donné, ce temps passé, cela devient « faux ». Les êtres ont pour coutume d'établir leurs normes sur des expériences du passé. Ce n'est pas la bonne manière. Pour un nourrisson, il est normal de souiller ses langes, c'est bien ainsi, mais les incontinents de quinze ans devraient réellement avoir changé d'habitude...

Les êtres humains, en cela, leurs sont forts ressemblants, c'est toujours difficile de prendre conscience au bon moment des changements nécessaires. Les victimes de « notre » accident de circulation ne l'avaient sans doute pas reconnu. Ils s'efforçaient de continuer leur train-train confortable et se refusaient à voir qu'il était impératif de sortir des sentiers battus, de changer de cap, d'orienter différemment leurs vies. Tout cela, bien sûr, était inconscient. Dans ce cas, le chemin suivi n'est plus celui qui convient, il faut du courage pour le remettre en question, pour le quitter, ce courage a manqué. Tout changement apporte avec lui sa dose d'angoisse. On aimerait bien mais... on n'ose pas et cela concerne aussi bien une vie de couple qui s'est desséchée, un métier, une idée, une option philosophique. Tous, tant qu'ils étaient dans l'énergie de cet accident, avaient fermé les yeux, avaient refoulé leur désir de se défaire du carcan des habitudes, de se libérer. Ce désir non réalisé, passant par-dessus la pulsion profonde « qu'il faut que quelque chose arrive », s'était concrétisé, avait pris pour le conscient l'aspect d'un événement extérieur. On avait été « jeté par dessus bord ».

Quiconque voudra bien être sincère envers lui-même, admettra que lors d'un accident de ce genre, il savait bien au fond de lui-même et depuis longtemps qu'il n'était plus en accord avec le chemin qu'il suivait et l'aurait volontiers quitté s'il en avait eu le courage. Il ne nous arrive que ce que nous voulons vraiment. Les solutions qui se présentent et qui sont dues à l'action de l'inconscient, sont généralement bonnes, mais elles ne sont jamais complètes. Un problème ne peut trouver une solution totalement satisfaisante que s'il a été abordé consciemment, la solution que lui apporte l'inconscient ne fait que représenter matériellement une image. Cette image matérialisée peut amener le déclenchement d'un déclic, elle informe mais le problème n'en est pas résolu pour autant.

Dans notre exemple, l'accident de voiture a effectivement conduit à une libération, sortis de la route habituelle nous nous sommes retrouvés sur le bas-côté, ce qui a entraîné une autre fermeture, nous nous sommes retrouvés prisonniers de la voiture. Cette situation nouvelle et inattendue n'est pas le résultat d'une manifestation de l'inconscient, elle peut être aussi prise comme un avertissement, cela peut vouloir dire que sortir de la route connue peut ne pas amener la libération attendue mais un autre emprisonnement. Les appels affolés des victimes enfermées dans la voiture renversée étaient en partie couverts par la musique qu'émettait la radio depuis l'intérieur de la carcasse de métal. Si nous déchiffrons les signes que sont les événements manifestés et les clés qu'ils apportent, nous comprendrons ce que ce détail veut dire : nous cherchons à oublier nos problèmes en les couvrant par un bruit extérieur. La radio étouffe le cri qui vient de l'intérieur, il appelle à l'aide et voudrait tellement être entendu du conscient. Mais ce dernier ne veut rien savoir, n'entend rien, le conflit et le désir de liberté de l'âme restent enfermés dans l'inconscient. Il ne peut se libérer par lui-même, il doit attendre que quelque chose arrive de l'extérieur pour venir l'extraire de sa prison. L'accident est ici l'événement qui a ouvert un passage aux problèmes inconscients en leur permettant de s'articuler. Le cri de l'âme en détresse est parvenu jusqu'au domaine audible, il va falloir réellement l'entendre pour enfin être honnête.

LES ACCIDENTS DE TRAVAIL ET LES ACCIDENTS A DOMICILE

De même que les accidents de la circulation, les accidents de travail ou ceux qui se produisent à domicile représentent une symbolique si vaste qu'il n'est pas possible de l'appréhender dans son ensemble, il faut la déchiffrer cas par cas.

Un domaine important du symbolisme accidentel se trouve dans les brûlures. Nous connaissons de nombreuses expressions qui s'y rapportent, comme : « se brûler les ailes », « brûler ses vaisseaux », « jouer avec le feu », « passer par le feu », etc., toutes peuvent traduire un processus psychique.

Le feu est synonyme de danger, leurs symboliques peuvent être rapprochées. Se brûler peut donc dire : attention, danger ! on ne l'a pas vu, pas pris au sérieux, pas su l'évaluer, pas compris à quel point il était « brûlant ». Les brûlures indiquent que nous avons joué avec quelque chose de dangereux sans être assez prudents, assez attentifs. En outre, le feu est en rapport symbolique étroit avec l'amour et la sexualité. On parle d'amour brûlant, enflammé, on joue avec les feux de l'amour, on s'enflamme pour quelqu'un. Les jeunes motards jouent aussi avec ce symbole sexuel, le feu ici est à l'extérieur d'eux-mêmes, dans leur machine. En roulant, on peut brûler les feux rouges. Les brûlures touchent en premier lieu la partie la plus extérieure du corps, la peau qui est une frontière. Cette blessure de la frontière signale que le moi est en question. Ce moi avec lequel nous nous identifions parfois tellement qu'il empêche l'amour. Pour aimer, il faut ouvrir cette frontière, bouter le feu en nous et nous laisser enflammer par la passion afin que tombent ces barrières ainsi brûlées. Lorsque nous ne sommes pas prêts à nous offrir à ces risques-là, au lieu d'un feu intérieur ce peut être un feu extérieur qui se déclare afin de faire tomber cette barrière de la peau en la brûlant, c'est une intrusion forcée et blessante.

La même symbolique se retrouve encore une fois, dans chaque blessure, chaque coupure ou entaille qui touche d'abord la peau et transperce cette frontière. Nous parlons de blessures psychiques et disons que quelqu'un peut être blessé par une simple remarque. Nous pouvons blesser les autres mais aussi nous-même, nous nous coupons et nous « ouvrons » (un doigt, un genou, un coude, etc.) Le fait de se taper ou de trébucher est aussi facile à déchiffrer symboliquement. Nous glissons sur le parquet ciré, tombons et roulons au bas de l'escalier. Si le front est touché, il y a un rapport avec le mental, un problème tracasse à ce niveau, il faut rester allongé, chaque effort pour se tenir droit réveille les douleurs dans le crâne. Dans ce cas, c'est la tête qui a toujours voulu dominer, le pauvre « accidenté » se retrouve avec une tête qui lui fait mal.

LES FRACTURES

Nous nous brisons les os, presque sans exception, lors d'accidents graves en voiture, en moto, ou en faisant du sport, un sport plutôt violent, de toute manière il y a une action, un mouvement mécanique. Après une fracture, nous sommes obligés de nous arrêter, il faut souvent rester alité, avoir un plâtre. La fracture d'un os entraîne une cassure du rythme de vie, l'activité doit être interrompue, il faut se mettre au repos, c'est obligatoire. Cette immobilisation devrait entraîner une réflexion qui, elle-même, aboutira à une nouvelle orientation. La fracture est facile à interpréter, elle dit qu'il est urgent et nécessaire de mettre fin à quelque chose que nous n'avons pas vu ou voulu voir à temps. Le corps s'est trouvé contraint à prendre le relais, il a montré du doigt la fracture et ce qui était vieux, caduque, révolu, a dû être cassé pour laisser la place au renouveau. Une fracture provoque une césure, une interruption, introduit un arrêt brutal dans une vie souvent trop active et agitée. Nous avons exagéré, nous nous sommes surmenés, avons abusé de nos forces. C'est le point le plus faible qui casse quand on tire trop fort sur la corde.

Dans le corps, les os représentent le principe de ce qui est dur, ferme, rigide, ils permettent de se tenir droit (de tenir), ils sont aussi le symbole de ce qui se calcifie, se pétrifie. Lorsque la proportion de calcaire dépasse la norme, l'os devient friable et ne peut plus remplir convenablement sa fonction. Il en est de même en tous domaines, dès que nous dépassons la norme. Les os permettent le maintien, s'ils durcissent trop, ils ne peuvent plus remplir leur office. Sur le plan psychique une fracture osseuse équivaut à une rigueur excessive dont nous n'avons pas pris conscience. Nous manquons de souplesse, nous sommes trop durs, trop inflexibles.

En vieillissant, les êtres humains ont tendance à se replier sur eux-mêmes, sur leurs codes personnels et leur adaptabilité psychique diminue, il en est de même pour leur squelette, leurs os se calcifient et le risque de fracture augmente. A l'inverse, le petit enfant possède une telle souplesse que ses os ne se brisent pratiquement jamais. L'enfant, il faut le dire, n'a pas non plus d'échelle de valeur rigide, pas de morale conventionnelle, il ne s'est pas encore figé dans une norme commune.

Lorsque nous perdons toute souplesse, la nature veille, nous nous cassons une côte (ou les reins), c'est une manière comme une autre de nous incliner !

XIII

LES SYMPTOMES PSYCHIQUES

Sous cette appellation, nous allons traiter quelques uns des nombreux dérèglements appelés généralement « psychiques ». Ce faisant, nous nous apercevrons à quel point une telle dénomination ne convient pas avec notre façon de voir les choses. En effet, il n'est guère possible de départager ce qui relève du symptôme psychique de ce qui serait purement somatique. Chaque symptôme possède un contenant psychique qui se manifeste physiquement. Même l'angoisse et la dépression ont besoin d'un corps pour se révéler. C'est bien, puisqu'elles passent par le corps et que ces maladies (ou symptômes) se prêtent à des traitements pharmaceutiques, ce dont ne se prive pas la psychiatrie officielle. Les larmes qui coulent des yeux d'une patiente dépressive sont aussi matérielles qu'une diarrhée ou du pus. La différence existe cependant, en fin de parcours le résultat n'est pas le même et nous ne pouvons dire qu'un organe dégénéré soit exactement semblable à un changement de personnalité. Par contre, si nous restons entre les extrêmes, dans le juste milieu, il est vraiment difficile de tracer une ligne de partage. Même en observant soigneusement ce qui se passe, si nous allons au bout de notre réflexion, psychique et somatique ne sont que deux manières différentes d'extérioriser les mêmes symptômes.

La différence entre une crise d'asthme et une jambe cassée est aussi différente qu'une crise d'asthme et un accès de schizophrénie. Il est donc bien osé de vouloir classer d'un côté ce qui est somatique et de l'autre ce qui est psychique, cela entraînerait plus de malentendus que d'ordre.

Nous ne voyons donc aucune utilité à faire cette différenciation, notre approche théorique peut s'appliquer à tous les symptômes, sans exception. Les symptômes peuvent se servir de tous les moyens possibles d'expression, tous cependant ont besoin du corps pour s'exprimer. Le véhicule physique est le médium des contenus de la conscience, il les rend visible et permet de les reconnaître. Toutefois, le symptôme commence par être vécu au niveau de la conscience, ce peut être un chagrin, une tristesse, une blessure, une colère, une angoisse, etc.

Dans la première partie de cet ouvrage, nous avons insisté sur le fait que « tout » n'est que symptôme, un symptôme tout à fait particulier, et que c'est seulement la valeur subjective qui détermine s'il s'agit de maladie ou pas. Dans le domaine psychique, il en est exactement de même. A ce point de notre exposé, il faudrait vraiment se défaire de nos préjugés en ce qui concerne un comportement soi-disant normal ou anormal. La norme ne peut être que statistique, elle ne veut rien dire, n'aide en rien à faire une quelconque classification, n'a pas de valeur en soi. Ce qui est normal peut paraître « rassurant » mais va à l'encontre de l'individualité. Définir ce qu'est la normalité a toujours été un des hypothétiques espoirs de la psychiatrie traditionnelle. Une hallucination n'est ni plus ni moins réelle que n'importe qu'elle autre perception, il ne lui manque que la caution du plus grand nombre. Le malade psychique fonctionne d'après les mêmes lois physiologiques que chacun d'entre nous. Le maniaque ou l'obsédé qui se croit poursuivi et menacé de meurtre projette ses pulsions agressives cachées sur le monde extérieur, tout autant que le bon bourgeois qui réclame des peines sévères pour un cambrioleur ou qui a peur des terroristes. Toute projection est une aberration, c'est pourquoi il est futile de nous demander à partir de quand elle sort de la norme et devient maladive. Le malade psychique et celui dont on peut dire que le psychisme est « sain » sont, théoriquement, situés aux deux extrémités du même parcours, jeu pendulaire entre conscience et « ombre ». Celui que nous affublons du terme de psychotique expérimente sous sa forme la plus aiguë le résultat d'un refoulement parfaitement réussi. Si toutes les issues qui pourraient permettre de vivre son ombre lui sont fermées, le patient n'a plus qu'une solution : le renversement de la dominante, c'est l'ombre qui prend le pouvoir et règne désormais en maître absolu sur la personnalité.

L'ombre, prenant la direction, refoule à son tour, de manière tout aussi draconienne, la part de la conscience qui avait dominé jusqu'alors afin de rattraper avec la plus grande énergie, toute cette partie de l'être qui n'avait encore jamais pu se manifester. C'est ainsi que l'on peut voir de sincères moralistes devenir obscènes ou exhibitionnistes, des natures douces et craintives se changer en bêtes fauves, de timides brebis en fous furieux.

La psychose, elle aussi, engendre l'honnêteté, elle récupère tout ce qui avait été laissé de côté avec frénésie, poussant les choses jusqu'au bout avec la plus absolue des intensités. C'est une tentative désespérée de retrouver l'équilibre en vivant le non-vécu, au risque de tomber dans un extrême dont on ne pourra pas sortir. Cette difficile entreprise qui consiste à trouver le juste milieu est clairement illustrée par le tableau que présente le syndrome maniaco-dépressif. Lors d'une psychose, on vit son ombre. La folie déclenche une terrible angoisse et un sentiment d'impuissance chez ceux qui en sont les spectateurs, elle les renvoie à leur propre part d'ombre. Les fous nous ouvrent les portes de l'enfer de la conscience qui est en chacun de nous. Cette angoisse qui nous gagne nous incite à combattre et à refouler ce symptôme de toutes nos forces, c'est bien compréhensible, mais peu apte à solutionner le problème. Le principe de refouler l'ombre conduit à la faire exploser, recommencer à la refouler ne fait que retarder le problème mais ne le résout pas.

Le premier pas indispensable qui doit être fait pour repartir dans l'autre direction, c'est, ici comme partout, d'admettre que le symptôme a un sens, une signification. Partant de là, nous pouvons commencer à réfléchir et poser des jalons pour découvrir comment guider ce symptôme afin qu'il conduise à la guérison.

Ces quelques remarques lapidaires devraient suffire pour aborder le thème des maladies psychiques. De plus amples explications ne nous mèneraient pas beaucoup plus loin dans ce domaine. La psychose, en elle-même, ne prête pas à une quelconque signification. Elle provoque une telle terreur de l'ombre que celle-ci est presque toujours projetée à l'extérieur.

L'observateur qui s'intéresse à ce sujet n'aura pas trop de peine à comprendre ce qui se passe s'il garde bien en mémoire les deux règles essentielles qui ont été répétées à maintes reprises dans ce livre, à savoir :

1. Tout ce qu'un malade vit de manière extérieure n'est qu'une

projection de son ombre (les voix, les agressions, les poursuites, les menaces de toutes sortes, etc.).

2. Le comportement psychique, en lui-même, est la manifestation intempestive de la partie de l'ombre qui n'a pas encore été expérimentée.

Les symptômes psychiques ne peuvent finalement, guère être interprétés, ils traduisent le problème sans ambiguïté, de manière immédiatement visible, ne pouvant employer aucun autre niveau où ils seraient susceptibles de se camoufler. Il en découle que tout ce qui peut être dit sur la problématique des symptômes psychiques apparaîtra banal puisqu'il n'y a pas eu passage par la symbolique. Cependant, dans le cadre de cet ouvrage, nous voulons tout de même parler de trois symptômes à titre d'exemples. Ils sont significatifs puisque nous pouvons les appliquer de manière large à tous les autres, relevant presque toujours du domaine du psychisme, il s'agit de la dépression, de l'insomnie et de l'accoutumance à une drogue.

LA DEPRESSION

Le mot « dépression » est un terme général qui englobe toute une série de symptômes qui vont du découragement à l'apathie totale qu'on désigne sous l'appellation de dépression endogène, en passant par le simple manque d'enthousiasme. Accompagnant une complète inhibition de l'activité et l'humeur chagrine, nous trouvons dans les cas de dépression, de nombreux symptômes physiques subséquents, tels que : fatigabilité, troubles du sommeil, perte de l'appétit, constipation, maux de tête, accélération du pouls, douleurs lombaires, troubles de menstruation chez la femme, baisse du tonus corporel. Le dépressif est rempli de sentiments de culpabilité, il se fait toutes sortes de reproches cherchant constamment à réparer et à se racheter. Le mot « dépression » vient du latin *deprimo* qui signifie : abaisser, rabaisser. Nous pouvons donc logiquement nous demander par quoi le dépressif se sent opprimé ou ce qu'il est en train de réprimer. Il existe trois catégories de réponses possibles :

L'agressivité : Nous avons déjà dit précédemment que toute forme d'agressivité qui ne se manifeste pas extérieurement se retourne et se transforme en douleurs physiques. Nous pouvons élargir cette affirmation en disant qu'une agressivité refoulée peut conduire à un état de dépression psychique. Cette agression qui n'a pas pu s'extérioriser se dirige contre celui qui aurait dû la manifester, d'expéditeur il en devient le récepteur. Les sentiments de culpabilité en général sont à mettre au compte d'une agressivité refoulée, il faut y ajouter toute une gamme de symptômes somatiques parallèles avec les douleurs qui les accompagnent. Nous avons vu par ailleurs, dans cet exposé, que l'agressivité n'est qu'une forme particulière de l'énergie vitale et du besoin d'action. Par conséquent, quiconque refoule fébrilement son agressivité refoule du même élan son énergie active. En psychiatrie, on est très attentif à réinsérer le dépressif dans une activité où il peut se réaliser mais celui-là le ressent comme une menace. Il évite tout ce qui pourrait déplaire, craint la désapprobation, s'efforce de mener une vie sans reproche espérant ainsi désamorcer ses tendances destructrices et agressives. L'agressivité qu'il retourne contre lui peut devenir telle, qu'elle le mène à son expression la plus outrée, le suicide. Lorsque nous nous trouvons en relation avec des suicidaires, nous devrions nous demander à qui, en réalité, l'acte meurtrier est destiné ?

La responsabilité : La dépression est une façon exaspérée de renvoyer la faute vers l'extérieur, nous le voyons bien en réfléchissant à ce que représente le suicide. Un dépressif, c'est quelqu'un qui ne peut plus agir, il végète, il est plus mort que vivant. Envers et contre toute sa volonté de se refuser à une confrontation active avec la vie, le dépressif se retrouve, un beau jour, face à face à son sentiment de culpabilité, il faut absolument qu'il réfléchisse au « responsable ». L'angoisse devant les responsabilités qu'il faudrait endosser est toujours là, au premier plan, principalement lorsqu'il s'agit de s'adapter à une nouvelle phase de l'existence, c'est typique pour les dépressions qui touchent les jeunes accouchées.

Le renoncement (le deuil) : La solitude, la vieillesse, la mort. Tous ces « états » ont quelque chose en commun. Ils seront les sujets de notre dernier survol de la dépression, ce sont des thèmes fort importants. L'état dépressif force la personne atteinte à réfléchir profondément au pôle opposé de la vie. Tout ce qui vit, bouge, change, communique, sympathise est enlevé au dépressif, c'est le contraire qui devient manifeste : l'apathie, l'immobilisme, la solitude, les pensées morbides. Ce domaine de mort qui envahit le champ de conscience, est l'ombre du malade.

Le conflit se situe, très précisément, entre deux angoisses équivalentes qui sont : la peur de vivre et la peur de mourir. Une vie active est toujours une culpabilisation, c'est justement ce que le dépressif veut éviter. Etre responsable réclame de renoncer aux projections et accepter son inévitable solitude. Le dépressif en a peur, il a besoin de se cramponner aux autres. La séparation ou la mort de ceux sur lesquels nous nous sommes appuyés pour vivre peut déclencher une dépression. Nous nous sentons terriblement seuls, abandonnés et refusons de vivre seuls et de prendre tout en main, d'être entièrement responsables. La crainte de la mort empêche de bien saisir les exigences que vous présente la vie. La dépression oblige à nous en rendre compte, elle force à nous montrer tel que nous sommes, que nous ne savons ni vivre ni mourir.

L'INSOMNIE

Il y a beaucoup de personnes qui souffrent, pendant des périodes plus ou moins prolongées d'insomnies ou de troubles du sommeil. La consommation de médicaments est proportionnelle au nombre des insomniaques. Le sommeil, à l'instar de la nourriture et de la sexualité, est un des besoins fondamentaux de l'être humain. Nous passons un tiers de notre vie à dormir. Les hommes, ainsi que les animaux, se ménagent toujours un lieu protégé, confortable et sûr pour prendre du repos. Même fatigués, hommes et bêtes sont prêts à faire un parcours supplémentaire pour s'assurer un bon refuge. Les troubles du sommeil provoquent un profond malaise que nous essayons de combattre, priver quelqu'un de sommeil est une épreuve terrifiante. Un « bon » sommeil s'accompagne souvent de certaines habitudes : un lit comme ceci ou comme cela, une position particulière, une heure précise, etc. N'importe quelle interférence dans ces habitudes peut souvent perturber le sommeil.

Le sommeil est un phénomène unique. Nous dormons tous sans

avoir eu besoin de l'apprendre, nous ne savons donc pas ce qui se passe et comment se déroule le processus. Nous passons un tiers de notre vie dans cet état et ne connaissons pratiquement rien dans ce domaine. Nous aspirons à dormir et craignons en même temps ce qui pourrait nous menacer au royaume des songes. Lorsque les rêves ou les cauchemars nous angoissent, nous cherchons à les désamorcer en nous disant : « Bah ! Ce n'est qu'un rêve, un songe qui s'évanouira comme de la fumée ». Cependant, soyons honnêtes, il faut bien avouer que lors d'un rêve nous nous sentons vivre quelque chose de réel, comme si nous étions dans la vie éveillée. Si nous voulions quelque peu méditer sur ce sujet, il faudrait bien reconnaître qu'il y a une similitude entre l'état de veille et l'état dans lequel nous sommes lorsque nous rêvons. Nous comprenons alors pourquoi s'est développée la croyance que le monde éveillé était une illusion, un rêve, tout comme le monde des songes et que tous deux n'existaient que dans notre conscience.

D'où peut donc bien venir la certitude que notre vie éveillée est plus réelle, plus vraie que notre vie nocturne ? Qu'est-ce qui justifie la déclaration qu'un rêve n'est qu'un « rêve » ? Chaque expérience faite par notre conscience est d'égale valeur, que nous la nommions réalité, rêve ou fantasme. Amusons-nous, ce pourrait être instructif, à imaginer un renversement de concepts, interchangeons les points de vue par rapport à la nuit-songes et au jour-éveil. Examinons un moment les données : nous vivrions, en rêve, une vie qui aurait sa propre continuité et qui serait régulièrement interrompue par des phases obscures qui seraient nos journées actives...

« Wang rêvait qu'il était un papillon. Il voletait, de-ci de-là, de fleurs en fleurs. Puis, il s'éveilla et ne sut plus, était-il Wang qui rêvait être un papillon ou un papillon qui rêvait qu'il était Wang ? »

Cette façon d'intervertir nos certitudes est un bon exercice. Cela nous permet de relativiser ce qui nous semble réel car, il est évident, que ce peut tout aussi bien être ceci que cela. Etre éveillé – dormir, conscience de jour – conscience de nuit sont des polarités, elles sont réciproques et compensatoires. Il y a une analogie entre le jour, la lumière, l'éveil, la vie et l'activité. Il y a aussi une analogie entre la nuit, l'obscurité, le repos, l'inconscient et la mort.

TABLEAU D'ANALOGIES

Yang	Yin
Masculin	Féminin
Cerveau gauche	Cerveau droit
Le feu	L'eau
Le jour	La nuit
Etat de veille	Etat de sommeil
La vie	La mort
Le bien	Le mal
Le conscient	L'inconscient
L'intellect	Les sentiments
Le rationnel	L'irrationnel

Fidèle à ce tableau d'analogies archétypiques, le langage courant assimile le sommeil à une petite mort. Chaque fois que nous nous endormons, nous nous entraînons à mourir. S'endormir, c'est renoncer à tout contrôle, à tout projet, à toute activité. Pour parvenir à s'endormir, il faut un don de soi, une confiance illimitée, accepter de plonger dans l'inconnu. Impossible de s'endormir de force, la volonté n'y peut rien, nous ne maîtrisons pas le sommeil et ne pouvons lui donner d'ordre. Plus nous cherchons le sommeil et plus il nous fuit. Il n'y a rien à faire, nous ne pouvons que nous mettre dans les meilleures conditions, celles que nous avons déjà expérimentées avec succès, pour le reste... il faut attendre patiemment que le sommeil veuille bien nous prendre. Il est même quasiment inutile d'essayer d'observer ce qui se passe au moment où survient le sommeil, ce serait le meilleur moyen de l'empêcher de nous emmener.

Le sommeil et la mort sont indépendants de notre volonté, ni l'un ni l'autre ne sont, de manière naturelle, en notre pouvoir. Nous sommes des êtres voués à l'action, fiers, presque trop, de notre savoir faire, trop dépendants de notre intellect, jaloux du contrôle que nous possédons, bien trop méfiants, nous n'avons pas spontanément confiance et ne savons pas lâcher prise ni nous laisser aller. Il n'est donc pas étonnant que l'insomnie, avec les maux de tête, soit un des plus grands problèmes de santé que connaisse notre civilisation.

La culture qui est la nôtre est particulièrement unilatérale, elle a de grosses difficultés à englober les deux pôles de la manifestation. Le tableau d'analogie (ci-contre) en est un exemple succinct. Ce qui touche à l'irrationnel, à l'ombre, à l'inconscient, au mal, à l'obscurité et à la mort nous fait peur, nous angoisse. Nous nous agrippons maladivement à notre intellect et à notre conscient croyant que nous pouvons tout appréhender à travers et par eux. Lorsqu'il s'agit de lâcher prise, nous nous affolons, la perte de nos « moyens » nous semble inacceptable. Il y a en nous un paradoxe dans ce domaine : nous aspirons au sommeil et sentons bien qu'il nous est nécessaire. La nuit appartient au jour comme l'ombre est une part de nous-même et la mort inséparable de la vie. Chaque soir, le sommeil nous emporte et nous dépose sur le portail entre deux mondes, il nous accompagne ensuite dans le domaine de la nuit, dans le domaine de l'ombre, celui de notre âme, il nous permet de vivre en rêve ce que nous n'avons pas pu vivre à l'état de veille. C'est ainsi que nous sommes ramenés en un juste milieu, à l'équilibre.

Tous ceux qui souffrent d'insomnie, ou plus justement, de troubles du sommeil ont, en réalité, de la peine à s'endormir, sont des angoissés qui craignent de perdre le contrôle, ils ne veulent ou ne peuvent faire confiance à leur inconscient. L'homme moderne ne sait pas faire la coupure entre le jour et la nuit, il emmène ses soucis, ses préoccupations et ses pensées avec lui jusque là où doit régner le sommeil. Nous prolongeons le jour en empiétant sur la nuit exactement comme nous nous acharnons à vouloir analyser et comprendre, avec les méthodes que nous employons dans notre conscience de veille, la partie nocturne de notre âme. Il nous manque le moment du retournement, nous ne savons pas faire la coupure entre les deux côtés.

L'insomniaque doit commencer par apprendre à clore sa journée consciemment, il pourra ensuite se livrer sans restriction aux lois de la nuit. Puis, il devrait s'occuper des domaines qui concernent son inconscient et chercher où se cachent les craintes et les angoisses qui le submergent au moment où il devrait se laisser complètement aller. Le passé et la mort sont deux thèmes majeurs dans leur importance pour l'insomniaque qui ne fait pas confiance à ce qu'il ne connaît pas, il s'identifie à ses actions, ne sait pas se donner. Nous retrouvons ici pratiquement les mêmes thèmes que ceux que nous avons traités en parlant de l'orgasme. Le sommeil et l'orgasme sont tous deux de petites morts, ils sont ressentis l'un et l'autre comme une menace envers le moi-je. Le meilleur somnifère est de se mettre à l'unisson avec la partie obscure et nocturne de la vie.

Les vieux « trucs » comme compter les moutons, sont parfois efficaces, ils permettent à l'intellect de décrocher. Tout ce qui est répétitif est monotone, la monotonie ennuie le cerveau gauche et le fait abandonner sa domination. C'est ainsi que fonctionne la méditation, toutes les techniques enseignées dans ce domaine sont basées sur cette loi. En se concentrant sur quelque chose, un point, le souffle, la répétition d'un mantra ou d'un *koan* on parvient à passer du cerveau gauche au cerveau droit, du côté diurne au côté nocturne de la conscience, de l'activité à la passivité.

Tous ceux qui ont de la peine à vivre ce rythme alternatif naturel devraient se préoccuper du pôle qu'ils ont omis ou occulté. C'est bien à cela que veut les contraindre le symptôme dont ils souffrent. L'insomnie laisse tout le temps qu'il faut à celui qui ne dort pas pour méditer sur les angoisses et l'insécurité de la nuit. Ici, à nouveau, le symptôme contraint à reconnaître la vérité, à être honnête: tous les insomniaques ont peur de la nuit !... n'est-ce pas ?

Quant à ceux qui dorment trop ou qui ont besoin d'une quantité anormale de sommeil, la problématique est inversée. Devoir faire un effort pour sortir du sommeil et se lever, même quand on devrait avoir suffisamment dormi, prouve que l'on a peur d'affronter les réalités et les exigences de la journée qui commence, il faudrait sérieusement se mettre à réfléchir et trouver d'où vient cette peur. Se lever, être debout, cela implique une activité, une journée qui commence va apporter des responsabilités qu'il faudra assumer. Lorsque faire ce pas pour entrer dans un nouveau jour, nous paraît trop lourd, on se réfugie dans le monde du rêve et de l'inconscience, le monde irresponsable de l'enfance dans lequel la vie ne se présente pas avec ses tâches et ses luttes. Il s'agit donc d'une fuite, d'une fuite dans la non-conscience.

L'éveil au matin est semblable à une nouvelle naissance exactement comme s'endormir ressemble à la mort. Venir au monde, devenir conscient peuvent procurer autant d'angoisse que la nuit et la mort. Le problème, c'est de ne voir qu'une des faces de cette polarité, la solution se trouve entre les deux, dans l'équilibre dans le « aussi bien ceci que cela ». Situé en ce juste milieu, il sera possible de voir et de comprendre que naissance et mort ne font qu'UN.

LES TROUBLES DU SOMMEIL

L'insomnie devrait amener à nous poser les questions suivantes :

1. Jusqu'où suis-je dépendant(e) de mon besoin d'avoir le contrôle, le pouvoir et d'être capable d'observation consciente ?
2. Est-ce que je sais lâcher prise ?
3. Jusqu'à quel point puis-je faire confiance et me laisser aller ?
4. Est-ce que je m'occupe de la partie nocturne de mon âme ?
5. Ai-je peur de la mort, y ai-je déjà suffisamment pensé ?

et lors d'un besoin exagéré de sommeil, posons-nous ces questions :

1. Est-ce que je prends la fuite chaque fois qu'il faut se montrer responsable, est-ce que je n'aime pas être actif et refuse de devenir vraiment conscient ?
2. Est-ce que je vis dans le monde des rêves en ayant peur de me réveiller dans le monde de la réalité ?

LES TOXICOMANIES
(maladies de dépendance)

La consommation accrue de somnifères dont il a été question dans le chapitre précédent, nous conduit directement aux symptômes de dépendance, ici, comme dans les troubles du sommeil, il s'agit d'une fuite. Chercher l'oubli dans les « drogues », c'est une « recherche ». Tous les toxicomanes cherchent quelque chose. Hélas, ils s'essoufflent trop vite, s'arrêtent en chemin et se contentent d'un substitut. La recherche est sensée aboutir, on devrait « trouver », mettant ainsi un terme à la quête. Dans l'Evangile selon saint Thomas, Jésus dit : « Celui qui cherche ne doit pas s'arrêter avant d'avoir trouvé, lorsqu'il aura trouvé, il sera émerveillé et régnera sur tout ».

Tous les grands héros de la mythologie et de la littérature sont en quête (Odyssée, Don Quichotte, Perceval, Faust, etc.), ils ne s'arrêtent jamais avant d'avoir trouvé. La quête conduit le héros à affronter toutes sortes de dangers, le chaos, les doutes et les ténèbres. Pourtant, dès qu'il a trouvé, il ne reste rien de toutes ses épreuves. Enfermé dans les limites de son être, tout homme risque de se tromper de chemin, il devrait cependant toujours poursuivre sa route, ne jamais s'arrêter, continuer sans cesse de chercher... jusqu'à ce qu'il trouve.

L'Evangile dit : « Cherchez et vous trouverez. » mais le chemin de la quête est parsemé d'embûches, rempli d'impasses, douloureux et pénible, celui qui se laisse impressionner par les dangers entrevus, fuit dans la dépendance à une panacée. Il projette le but de sa quête sur la première solution qui s'offre à lui et cesse d'avancer. Désormais, son pseudo-but et lui-même ne font plus qu'un, il ne peut plus s'en défaire, n'en est jamais rassasié. Sa faim pour cette nourriture artificielle grandit, il ne parvient pas à l'assouvir et ne s'aperçoit pas que plus il en prend et plus il lui en faut. Il est devenu dépendant, drogué, incapable de comprendre qu'il s'est trompé de but, qu'il devrait se remettre en route et poursuivre sa recherche. Ce sont tout à la fois la peur, le confort et l'aveuglement qui le ligotent. Chaque arrêt un peu prolongé sur la voie est susceptible d'entraîner une dépendance. Les « sirènes » se cachent partout, avides de retenir le voyageur, de se l'attacher, de le rendre dépendant.Tout ce qui a pris forme peut enchaîner, il faut prendre garde à tout : manger, boire, l'argent, le pouvoir, la renommée, la possession, l'influence, le savoir, le plaisir, l'ascèse, les dogmes, les drogues, tout ce qui existe. Tout, cependant, a sa raison d'être en tant qu'expérience mais tout peut être objet de dépendance si nous ne savons pas nous en libérer. Etre dépendant, c'est un manque de courage, nous avons peur de faire de nouvelles expériences. Si nous considérons notre vie comme un voyage et que nous ne cessons de continuer à voyager, nous sommes des « chercheurs » et non des toxicomanes. Pour nous découvrir en tant que tels il faut pouvoir affronter la réalité de notre état d'exilé. Celui qui croit qu'il y a des chaînes est déjà dépendant. Nous avons tous nos drogues personnelles qui endorment nos âmes. Ce ne sont pas les drogues qui sont dangereuses, c'est notre paresse, notre manque d'élan dans notre quête. En examinant la drogue utilisée, il est facile de déceler le thème central de la quête d'une personne. Afin d'être impartials, prenons garde de ne pas nous laisser piéger, dans cette analyse, par les « drogues » collectivement admises que sont la richesse, le travail, la réussite, le savoir, etc. C'est pourquoi, nous allons brièvement décrire les « drogues » communément reconnues comme telles et relevant d'une pathologie.

LA BOULIMIE

Vivre, c'est apprendre. Apprendre, c'est élargir sa conscience en y intégrant les principes nouveaux au fur et à mesure que nous les rencontrons. Ce constant élargissement de la conscience conduit finalement à un réel épanouissement. Les nourritures spirituelles peuvent être remplacées par des nourritures matérielles, nous les introduisons dans notre corps et ce dernier s'épanouit puis s'élargit. Si la soif de vivre ne trouve pas sa satisfaction dans les expériences qui lui sont offertes, elle se transforme en une faim du corps physique. Cette faim est inextinguible car le vide intérieur ne peut être comblé par une nourriture extérieure.

Dans un chapitre précédent, nous avons vu qu'aimer c'est s'ouvrir, laisser entrer, le boulimique ne sait s'ouvrir à l'amour que dans son corps, il ne s'occupe pas de sa conscience, ce n'est pas à ce niveau qu'il fait un effort. Il est avide d'amour mais n'ouvre pas les barrières de son ego, il n'ouvre que sa bouche et dévore tout ce qui se présente à lui. Il se couvre de fausse graisse. Le boulimique cherche de l'amour, il est insatisfait, désire être admiré, mais il s'est trompé de niveau.

L'ALCOOLISME

L'alcoolique est un être qui se languit d'un monde de paix totale, un monde guéri de ses perpétuels conflits. C'est un but louable mais il ne l'atteindra pas en évitant et en niant les problèmes. L'alcoolique n'est pas prêt à entrer consciemment dans la bataille de la vie et à trouver des solutions par son travail. L'alcool lui permet d'étouffer ses problèmes et de se plonger dans l'illusion d'un monde parfait. En outre, l'alcoolique a souvent besoin d'un contact humain, l'alcool lui procure une caricature de rapprochements amicaux en levant ses complexes et ses inhibitions. Cette fraternité est superficielle, elle semble effacer les différences mais manque de profondeur. Par l'absorption d'alcool, il espère trouver un monde aimant et harmonieux, satisfaire enfin sa soif de vivre en paix et sans conflits. Tout ce qui se met en travers de cette réalisation idéale doit être « descendu ».

LE TABAC (la nicotine)

Fumer est en rapport étroit avec les voies respiratoires et les poumons. Nous avons vu que la respiration est en relation avec les problèmes de communication, de contact et de liberté. Fumer est une tentative pour stimuler et libérer ces situations. La cigarette remplace la communication véritable et la vraie liberté. L'industrie de la cigarette et sa propagande se sont emparés de la symbolique de ces besoins, on y parle de la liberté des « grands espaces » dans lesquels chevauche le cow-boy, de la conquête de l'air de l'aviateur, de lointains voyages, de la fréquentation d'une joyeuse compagnie, tous sont des « pulsions-désirs-besoins » de l'ego qu'une cigarette apaise. Nous pouvons faire des kilomètres pour rejoindre un ami ou un amour, pour retrouver la liberté mais... il est plus simple de remplacer cet effort par une cigarette, la fumée embrume le but réel... qui finit par s'estomper.

LES DROGUES

Le haschich (marihuana) relève de la même problématique que l'alcool. Le drogué fuit ses conflits et ses problèmes, il se trouve dans un état fort agréable, les heurs et malheurs de l'existence sont amortis, tout semble plus doux, il a l'impression que plus rien ne lui est demandé, qu'il n'y a plus d'effort à fournir.

La cocaïne et les autres euphorisants du même genre ont le même effet. Ils permettent d'augmenter considérablement les performances, peuvent donc amener un certain résultat. Reste à définir ce qu'on entend par résultat (succès), performance et réussite. La drogue, en effet, n'est qu'un moyen d'augmenter sa capacité de travail ou de rendement. La recherche de la réussite n'est, en fin de compte, qu'une recherche d'amour. C'est ainsi que l'on trouve, dans les métiers de spectacle par exemple, beaucoup d'usagers de la drogue. Cette « fringale » d'amour est très spécifique de ces professions. L'artiste qui veut se « montrer », se « faire voir », veut surtout être aimé et espère que la reconnaissance publique étanchera sa soif. Les risques d'échec le stimulent, il tente de s'améliorer mais il est de plus en plus malheureux psychiquement. Que ce soit avec ou sans l'aide de la drogue euphorisante, la véritable accoutumance ici, c'est : réussir, réussir pour remplacer le manque d'amour, c'est là que se situe la dépendance.

Quant à l'héroïne, elle permet de s'évader totalement du monde et des ses affrontements.

Les drogues psychédéliques, LSD, mescaline, champignons et autres, s'éloignent considérablement quant à leur symbolique des drogues auxquelles nous venons de faire allusion. La motivation n'est pas la même, ces drogues-là sont prises dans l'espoir, plus ou moins conscient, d'obtenir une ouverture sur d'autres expériences, de préparer, éventuellement, un élargissement de la conscience. De plus, elles ne conduisent pas dans la même mesure que les autres à une accoutumance. Quant à déterminer si oui ou non elles sont des moyens d'aide légitime pour arriver à d'autres dimensions de conscience, il est difficile d'en juger car le problème n'est pas la drogue mais la conscience de celui qui en use. En fait, la seule chose qui appartienne en propre à quelqu'un, c'est ce qu'il a obtenu grâce à ses propres efforts. Il est très difficile de s'approprier de nouveaux élargissements de conscience par la drogue sans qu'elle vous engloutisse. Par ailleurs, plus on avance sur la voie, moins on sera tenté par l'usage des drogues, on n'en a plus besoin. Tous les effets résultant de l'absorption de drogues peuvent également être réalisés sans elles, simplement le chemin est plus long. Toute aide... lorsqu'on s'est engagé dans une quête, peut devenir une drogue, une dépendance dangereuse.

XIV

LE CANCER

LES TUMEURS MALIGNES

Si nous voulons essayer de comprendre ce qu'est le cancer, il faut penser de manière analogique. Nous devons vraiment être bien conscients d'une évidence primordiale : tout ce que nous ressentons ou désignons comme totalité (entité parmi d'autres entités) n'est, par ailleurs, qu'une partie d'une autre totalité plus grande et d'autre part composée de quantités d'autres « totalités » plus petites. Par exemple, une forêt que nous désignons ainsi d'un nom global, fait partie d'un autre ensemble, le pays; de plus, elle est composée d'une quantité d'unités (qui sont de petites « globalités »), les arbres. Quant à l'arbre lui-même, il peut être défini de la même manière. Il est une partie de la forêt composée d'un tronc, de branches et d'une couronne. Puis, pour le tronc, il en est encore de même par rapport à l'arbre, il se situe dans la même relation que l'arbre à la forêt et la forêt au pays.

Un être humain est une partie de l'humanité, il est composé d'organes. Ces organes sont eux-mêmes à la fois une partie de l'homme et composés de quantités de cellules représentant elles-mêmes une partie du dit organe. L'humanité attend des êtres humains (unités) qu'ils se comportent de leur mieux pour servir à sa protection et à son développement. La personne humaine, elle, attend de ses organes qu'ils fonctionnent de leur mieux pour assurer sa survie. L'organe attend des cellules qui le composent qu'elles remplissent leur devoir afin d'assurer la vie de l'organe lui-même.

Dans cette hiérarchie que l'on peut étendre de part et d'autre quasiment à l'infini, chaque entité (cellule, organe, homme) est constamment en conflit entre sa propre existence et sa soumission aux intérêts de l'instance qui lui est directement supérieure.

Chaque assemblage complexe (humanité, état, organe) est destiné, de par sa fonction, à faire en sorte que toutes les parties qui le composent obéissent et servent une direction qui leur est commune. Normalement, chaque système est capable d'assimiler un élément plus petit sans mettre en danger son intégralité. Il y a pourtant une limite au-delà de laquelle une entité peut être mise en danger par subversion. Un état, par exemple, peut supporter un certain pourcentage de chômeurs, d'associaux ou de récalcitrants, par contre, si le groupe qui ne peut s'identifier aux buts poursuivis par cet état augmente au-delà d'un seuil supportable, il arrive un moment où il met l'état sérieusement en danger et menace son existence même. L'état peut résister longtemps en prenant toutes sortes de mesures pour éviter la saturation et se protéger, s'il n'arrive pas à contrôler la situation, il va vers sa chute à coup sûr. Pour s'assurer une chance de réussite, le meilleur moyen serait de parvenir à ramener à l'ordre et à temps les citoyens dissidents, en leur offrant du travail, une perspective réjouissante ou un but auquel ils pourraient tous s'attacher. Malheureusement, la plupart des tentatives que font les états, pour réprimer les révoltes ou éliminer les opposants, restent infructueuses ou même ne vont qu'accélérer la venue du chaos. Aux yeux de l'état, les forces qui s'opposent à lui sont de dangereux ennemis qui ne poursuivent qu'un seul but, détruire l'ordre établi et propager l'anarchie.

Le point de vue de l'état est juste pour lui, mais si nous nous donnons la peine d'interroger les opposants, nous découvrirons que leur point de vue est également défendable, que leurs arguments doivent aussi être pris en considération. Evidemment, ils ne partagent pas les buts de l'état, n'approuvent pas sa direction, ils ont une autre manière de voir et d'autres intérêts qu'ils aimeraient imposer. L'état réclame l'obéissance de ses citoyens, les révoltés veulent la liberté pour réaliser leurs propres buts. Les deux opinions peuvent se comprendre mais il n'est guère possible de satisfaire les deux parties sans sacrifice.

L'exemple que nous venons de développer ne représente nullement une prise de position politico-philosophique, ce n'est qu'une manière d'imager ce qui se passe dans l'organisme humain lorsque se déclare le symptôme dénommé cancer et d'élargir également notre façon habituelle de l'appréhender. Le cancer n'est pas un événement isolé qui survient en se comportant comme l'animal du même nom, au contraire, le développement d'un cancer se déroule de manière fort différente et très intelligente qui se retrouve dans d'autres domaines exploré par l'homme. Dans presque toutes les autres maladies, on s'efforce de débarrasser le corps de ce qui menace son bon fonctionnement afin de le maintenir en vie. Si l'on y parvient, on parle de guérison (qui peut être plus ou moins complète), si c'est l'échec et que le corps ne résiste pas aux efforts qui lui sont demandés, on parle de mort.

Le cancer, c'est quelque chose de totalement différent. Le corps voit changer le comportement de ses cellules, le changement s'amplifie, un processus s'installe, les cellules se multiplient à l'infini jusqu'à l'épuisement total de l'organisme, c'est-à-dire, en quelque sorte, qu'elles le dévorent. La cellule cancéreuse n'est ni une bactérie, ni un virus, elle ne vient pas de l'extérieur pour mettre le corps en danger, c'est une cellule ordinaire qui a rempli normalement son office, elle a été jusque-là au service du corps pour assurer du mieux possible sa survie. Soudain, tout change, la cellule a changé de but, elle se désidentifie du reste de l'organisme. Elle poursuit son développement de manière anarchique et sans considération pour l'ensemble qu'elle a servi jusque là. Elle faisait partie d'un organe donné, désormais, elle s'en désintéresse et poursuit sa propre croissance. Elle ne se comporte plus comme membre d'un être multicellulaire mais régresse, sur l'échelle de l'évolution, elle redescend jusqu'au stade de l'unicellulaire. Elle rompt son contrat avec l'association des cellules et se multiplie alors d'une manière chaotique aussi rapidement que possible, sans se préoccuper de quoi que ce soit d'autre. Elle s'introduit partout sans s'inquiéter des barrières morphologiques (c'est une infiltration) et construit des centres de relais partout où elle le peut (les métastases).

Le centre cellulaire dont elle s'est séparée va lui servir de source d'alimentation. La croissance et la multiplication de ces cellules cancéreuses est si rapide que la défense que devrait pouvoir ériger les vaisseaux sanguins n'a même pas le temps de vraiment s'installer. Les cellules cancéreuses transforment l'oxygène en une forme primitive de fermentation. La respiration (oxygène) est dépendante d'un échange, c'est donc une action commune alors que la fermentation peut se faire individuellement par chaque cellule.

Cette expansion « trop bien réussie » qu'entreprend la cellule malade ne se termine que lorsque le corps qu'elle exploite comme garde-manger est complètement épuisé. Le comportement anarchique de la cellule cancéreuse ne s'arrête que faute de nourriture, jusqu'à ce moment-là il reste conforme puisqu'il réussit.

La question qui se pose est de savoir pourquoi une cellule jusqu'ici normale se met soudain à agir anormalement. Sa motivation (programmation) première devrait se poursuivre sans problème. Elle n'est qu'un membre obéissant de cet organisme multicellulaire que nous appelons « être humain », en tant que tel, elle a une tâche à accomplir qui est programmée et qui doit aider au maintien de la vie. A un moment donné, l'organisme n'intéresse plus la cellule, le cadre qu'il lui offre ne lui convient plus pour le développement qu'elle désire. Un organisme unicellulaire est libre, il ne dépend de rien, il peut faire ce qui lui plaît, il peut aspirer à l'immortalité puisque sa croissance est illimitée. En tant que membre d'un organisme multicellulaire, la cellule devient mortelle et perd sa liberté. Il n'est pas très étonnant que la cellule se languisse de la liberté qu'elle connut autrefois et retourne à un état unicellulaire afin d'accéder à l'immortalité par ses propres moyens. Elle soumet l'association dont elle a fait partie à ses propres intérêts et, sans égard envers quoi que ce soit, travaille à sa propre réalisation.

Ce comportement lui réussit car l'erreur qu'il représente ne se remarque que tardivement, en réalité seulement lorsqu'on s'aperçoit que les autres cellules sont sacrifiées pour servir d'aliment et que cette façon d'agir contient en elle-même sa propre destruction. La réussite de la cellule cancéreuse ne dure qu'un temps, le temps que durent les réserves alimentaires qui sont son hôte. La mort de cet hôte entraîne également sa mort à elle, et la fin du développement du cancer. C'est là que se situe la petite erreur fatale que l'on commet en croyant qu'il est possible d'obtenir la liberté et d'accéder à l'immortalité. Nous nous séparons de la communauté dont nous avons fait partie pour nous apercevoir trop tard que nous en avons besoin.

Personne ne peut être heureux de donner sa vie pour que vive une cellule cancéreuse mais cette cellule qui faisait partie du corps n'était pas non plus très réjouie de donner la sienne pour « l'homme ». La cellule cancéreuse peut invoquer les mêmes arguments que « l'homme », ce n'est que le point de vue qui diffère. Tous deux désirent vivre et réaliser l'idée qu'ils se font de la liberté. Chacun est prêt à sacrifier l'autre dans ce but. Dans l'exemple de l'état et de ses opposants, il n'en était pas autrement. L'état veut vivre et réaliser ses options, les dissidents ne sont pas différents, ils veulent aussi réaliser leurs désirs et vivre. L'état cherche à se débarrasser des gêneurs, s'il n'y parvient pas, ce sont eux qui se débarrasseront de l'état. Personne ne prend d'égard. C'est la même chose en cas de cancer, on opère, on brûle aux rayons, on empoisonne les cellules cancéreuses, aussi longtemps qu'il est possible, on défend l'organisme et si l'on échoue, ce sont les cellules malades qui le détruisent. Il s'agit du vieux combat que se livre la nature : manger ou être mangé. Nous pouvons bien nous rendre compte, observer et analyser le manque de considération et la vue courte qu'ont ces cellules cancéreuses mais sommes nous capable de voir que nous, les hommes, nous nous comportons suivant le même modèle lorsque nous essayons d'assurer notre survie ?

Là se trouve la clé de cette maladie. Ce n'est pas un hasard s'il y a autant de cancers à notre époque si nous le combattons avec tant d'acharnement et si peu de résultat. B. Jones, chercheur américain en cancérologie, a fait des enquêtes qui ont démontré que l'espérance de vie était plus élevée parmi les cancéreux qui n'étaient pas soignés que parmi ceux que l'on traitait. Le cancer est un reflet de notre temps et de notre vision du monde. Nous ne faisons l'expérience du cancer qu'en miroir de ce que nous faisons de notre vie. Nous vivons en un temps qui valorise l'expansion aveugle et l'intérêt personnel égoïste. En politique, en société et dans la vie privée ou « religieuse », les hommes cherchent à satisfaire leur propre intérêt sans égard et sans mettre de frontières à leurs ambitions et à leurs désirs (ces barrières morphologiques dont nous avons parlé). Ils jettent des têtes de pont partout pour agrandir leur « territoire » (métastase), seuls comptent leurs propres idées et leurs buts personnels, ils veulent soumettre autrui afin de l'avoir à leur service et d'en tirer profit. C'est le principe même du parasitisme. Nous raisonnons comme les cellules cancéreuses, notre expansion démographique est si rapide que la production alimentaire a de la peine à suivre. Nous avons établi un réseau de communications mondial efficace mais nous ne savons pas entrer en communication avec notre conjoint ou notre voisin. L'homme moderne a des loisirs dont il ne sait que faire, du temps libre qu'il n'arrive pas à occuper. Nous produisons, puis nous détruisons ce qui a été produit pour maintenir les prix du marché. Nous pouvons voyager confortablement et explorer toute la planète mais nous ne nous connaissons pas nous-mêmes. La mentalité d'aujourd'hui est tournée vers la croissance et le progrès, nous n'avons guère d'autre philosophie. Nous travaillons et faisons des quantités d'expériences de toutes sortes, de la recherche très poussée, pourquoi ? Pour « avancer »; on parle de l'avance des techniques, de la science, de la médecine etc. Mais quel est le but de cette avance ? Il semble que l'humanité se soit engagée dans une course sans but. Pour ne pas perdre espoir, il faut qu'elle réinvente des buts. Notre temps est aussi aveugle et obtus que la cellule cancéreuse. L'exploitation des richesses de la terre, qui dure depuis des siècles, s'accélère pour permettre une expansion de l'économie mais nous commençons à nous rendre compte que les réserves seront bientôt épuisées, leur fin inclut la nôtre. Les hommes ont cru qu'ils pouvaient s'approprier la terre jusqu'à épuisement, ils se sont emparés de tout, des plantes, des animaux et des matières premières.

Pourquoi tant s'inquiéter du cancer alors que notre propre comportement lui ressemble, il n'est qu'un miroir, nous devrions comprendre qu'il nous montre l'impasse dans laquelle nous nous sommes engagés. Nous agissons et argumentons comme une cellule cancéreuse.

Il faut comprendre et non combattre le cancer, c'est ainsi que nous nous comprendrons nous-mêmes. Les êtres humains ont la fâcheuse habitude de voiler le miroir lorsqu'ils ne veulent pas voir l'image qu'il leur renvoie. L'humanité a développé cette maladie nommée « cancer », mais... elle est elle-même un cancer.

Le cancer nous offre une opportunité, en l'analysant nous pourrons découvrir nos erreurs et nos faux raisonnements. Essayons de trouver la faille dans nos concepts, le point faible dans notre représentation du monde, erreur que nous partageons avec le cancer. Le cancer s'achoppe à la polarité « moi-société ». Il ne voit que cette alternative, se décide à choisir sa survie qui dépend de son environnement et ne s'aperçoit que trop tard qu'il dépend de cet environnement. Il n'a pas conscience qu'il fait partie d'une unité plus grande, il ne voit l'unité que dans ses limites personnelles. Cette incompréhension de l'unité est commune aux humains et au cancer. L'être humain, en effet, s'enferme en sa propre conscience, il ne voit que la division entre moi et toi. On pense en « unités » mais on ne comprend pas la signification de ce concept. L'unité, c'est la somme de tout ce qui est, l'unité ne connaît rien qui soit en dehors d'elle. Si nous décomposons l'unité, nous obtenons la multitude qui n'est, finalement, qu'une composante de l'unité.

Plus un ego s'enferme et plus il perd l'intuition du tout dont il est une des parties et rien d'autre. C'est une particularité de l'ego d'avoir l'illusion de pouvoir faire quelque chose seul. C'est une erreur, on n'est tout au plus « un » avec tout le reste. Nous ne pouvons nous abstraire du reste de l'univers. Notre ego peut cependant s'imaginer qu'il s'est « libéré », ce n'est pas une libération, c'est un enfermement dont résulte la perte du sens « religieux » (qui relie), la perte d'un lien entre soi et les racines même de l'être. L'ego ne cherche qu'à satisfaire ses besoins, il nous dicte notre conduite, il aime et approuve tout ce qui augmente les différences entre lui et les autres, l'isole et marque son territoire, tout cela renforce son sentiment d'exister. Sa seule peur est de se fondre dans le tout, ce qui signerait sa mort. Vivre est la seule chose importante pour l'ego, il emploiera toute son intelligence, les arguments les plus subtils, les théories les plus sacrées, les aspirations les plus nobles et toute son énergie pour préserver cette vie si chère.

C'est ainsi que nous voyons apparaître des buts qui n'en sont pas. Avancer n'est pas un but, c'est absurde, cela n'a pas de fin. Un vrai but ne peut être que dans le changement, continuer à faire perdurer les conditions existantes ne sert à rien puisque cela est déjà. Nous vivons déjà dans la polarité, à quoi pourrait nous servir un but qui serait polaire ? Par contre, l'Unité, voilà un but qui nous permettrait de vivre un autre état que celui que nous connaissons, une toute autre qualité d'être. Pour un homme emprisonné, à quoi bon rêver d'une autre prison, même s'il la rêve plus confortable ? La liberté, c'est autre chose, atteindre sa libération lui apportera un plus qualitatif de vie. Le but nommé « unité » ne peut être atteint que par le sacrifice du moi. Tant qu'il subsiste un moi, il y a un toi, nous restons dans la polarité. La renaissance « en esprit » implique une mort préalable, la mort du moi. Il y a une petite histoire racontée par le mystique musulman Rumi, qui illustre bien cela : « Un homme frappe à la porte du Bien-Aimé. Une voix demande : qui est là ? L'homme répond : C'est moi. La voix : Il n'y a pas assez de place ici pour moi et toi. Après une année de solitude et de privations, l'homme revient et frappe à nouveau à la même porte. Une voix venant de l'intérieur dit : qui est là ? C'est toi qui es là, répondit l'homme et la porte lui fut ouverte ».Tant que nous nous obstinerons à vouloir la vie éternelle, nous échouerons comme la cellule cancéreuse. Cette dernière se différencie de la cellule normale en surestimant son ego. Dans une cellule, c'est le noyau qui correspond au cerveau. Dans une cellule cancéreuse, ce noyau prend une signification spéciale car il est plus grand que la norme (un des diagnostics du cancer est précisément le changement morphologique du noyau de la cellule). Cette altération du noyau peut être comparée à la surestimation que fait notre époque des facultés cérébrales égotiques. La cellule cancéreuse croit trouver la vie éternelle en se répandant et en formant des « colonies ». Le cancer et l'homme se trompent tous les deux, ils n'ont pas encore compris qu'ils cherchent dans la matière quelque chose qu'on ne peut y trouver, c'est-à-dire : la vie. C'est une confusion entre la forme et le contenu, on les a intervertis et nous croyons, en multipliant les formes, nous procurer le contenu tant désiré. Jésus disait déjà « Qui veut sauver sa vie, la perdra. »

Dans les écoles initiatiques, il est enseigné, depuis des temps immémoriaux, le chemin inverse : offrir l'aspect forme pour arriver au contenu ou, en d'autres termes : Le moi doit mourir, afin que nous puissions renaître dans le Soi. Remarquons le « nous », en effet, le Soi n'est pas mon soi, il est le point central dont la circonférence est partout. Le Soi n'a pas de soi à soi, puisqu'il englobe tout ce qui est. La question : « moi ou les autres » n'a plus de sens, le Soi ne connaît pas d'autre(s), il est Tout et Tous. Pour l'ego, poursuivre un but de ce genre n'est guère tentant, ce serait plutôt dangereux. Nous ne nous étonnerons donc pas qu'il déploie toutes ses ruses et ses efforts pour troquer ce but de devenir Un contre un moi bien fort, bien sage et bien intelligent. Sur le chemin ésotérique ou religieux, nombreux sont ceux qui échouent dans leur quête parce qu'ils la font avec leur moi, c'est ce moi qu'ils pensent devoir amener à l'illumination et à la délivrance. Bien peu ne comptent pas sur leur moi, bien qu'ils s'identifient encore à lui, ils savent que ce n'est pas lui qui peut être délivré ou illuminé.

Le « Grand Œuvre » réclame toujours le sacrifice du moi, la mort de l'ego. On ne peut pas délivrer son ego, on ne peut que s'en délivrer pour être libre. Cette exigence provoque l'angoisse de ne plus se sentir être un « je », prouvant ainsi à quel point nous nous identifions avec ce petit moi et combien peu nous connaissons notre Soi. C'est pourtant là que se trouve la solution du problème posé par le cancer. Lorsque nous commençons lentement, doucement, pas à pas, à sortir de notre fixation à l'ego et à remettre en question notre séparativité, nous devenons réceptifs, nous nous ouvrons au Tout dont nous faisons partie et commençons à nous sentir co-responsables de ce Tout. C'est alors que nous comprenons que le bien du Tout est aussi le nôtre, tous deux sont pareils, interdépendants, que nous sentons être Un avec le Tout (*pars pro toto*). Chaque cellule contient la totalité de l'information génétique de l'organisme, il suffit qu'elle comprenne qu'elle est elle-même ce tout. La philosophie hermétique dit : « Le macrocosme est équivalent au microcosme ».

L'erreur majeure est une distorsion mentale, c'est la pensée qui se trompe, elle fait une distinction entre Moi et Toi, ce qui fait naître l'illusion de croire que pour survivre on peut se nourrir de l'autre en le sacrifiant. En réalité, le destin du Moi et du Toi, de la partie et du tout est inséparable. La mort que la cellule cancéreuse introduit dans l'organisme conduit à sa propre mort, de même que la destruction de notre environnement contient notre mort. La cellule cancéreuse croit, indûment, à un extérieur séparé d'elle, exactement comme les humains. Cette croyance est mortelle. Le remède s'appelle l'Amour. L'Amour rend la santé, il rend sain (saint), il abat les frontières, permet l'entrée de l'autre afin d'amener l'Unité. Celui qui aime ne met pas son ego en priorité, il expérimente quelque chose de plus grand, une totalité. Celui qui aime ressent son Bien-aimé comme s'il était lui-même. Cette expérience n'est pas réservée à l'humanité, quelqu'un qui aime un animal ne peut pas le considérer comme un aliment, un produit d'élevage destiné à le nourrir. Ressentir cela n'est pas de la pseudo-sentimentalité, c'est une sensibilité de la conscience qui permet de percevoir que tout ce qui existe est lié, fait UN . Le comportement contraire, qui est le plus fréquent, consiste à compenser ses sentiments de culpabilité, son agressivité refoulée par une participation aux « bonnes œuvres » ou par un amour immodéré des animaux. Le cancer révèle un amour non réalisé, c'est un amour perverti.

L'Amour enjambe les frontières, il est au-delà de toute compartimentation.

C'est l'amour qui réunit et permet l'amalgame des contraires.

Aimer, c'est être Un avec tout, avec tous. L'Amour se répand sur tout, rien ne l'arrête.

L'Amour ne craint pas la mort puisqu'il est la Vie. Si nous sommes incapables de le vivre au niveau conscient, nous courrons le risque de le voir descendre au niveau du corps physique et lui appliquer ses lois en se transformant en cancer.

La cellule cancéreuse, de même que l'Amour, passe par-dessus toutes les frontières, rien ne lui fait barrage. Le cancer abolit l'individualité de l'organe.

Le cancer s'étend partout (métastases), rien ne l'arrête. La cellule cancéreuse, elle non plus, ne craint pas la mort.

Le cancer, c'est de l'amour au mauvais niveau. S'accomplir, faire UN, arriver à l'Unité, est un travail que seule la conscience peut réaliser. Il est impossible de le faire dans la matière car la matière n'est que l'ombre de la conscience. Au sein du monde éphémère des formes, on ne peut accomplir ce qui appartient au niveau de l'éternité. Tous les hommes de bonne volonté auront beau se donner de tout leur cœur à l'ouvrage, ils ne parviendront pas à faire de ce monde un monde sacré (sain), sans conflit ni problème, sans tromperie ni affrontement. Il n'y aura jamais d'humanité sans maladies, sans mort, d'humains en bonne santé (sains), jamais l'Amour qui englobe tout car le monde des formes vit de ses frontières. Pourtant, tout but peut être un jour atteint, pour tout un chacun et en tout temps, si nous dépassons ce monde des formes, parvenons à voir au-delà de lui et atteignons la liberté de la conscience.

Dans un monde polaire, l'amour emprisonne ; dans le monde de l'Unité, il conduit à l'union totale, indifférenciée, comme deux fleuves qui confluent. Le cancer est le symptôme de l'Amour mal compris. Le cancer ne recule que devant l'Amour véritable, celui qui vient du cœur. Le cœur est le seul organe que le cancer ne peut atteindre.

XV

LE SIDA

Depuis la parution de ce livre en 1983, un nouveau symptôme a fait son apparition avec une très grande intensité et semble devoir rester le centre de la préoccupation générale pour un certain temps encore, tous les indices nous le font penser.

Quatre lettres symbolisent ce nouveau fléau : SIDA, ce qui veut dire: syndrome d'immunodéficience acquise ou, en anglais, AIDS (acquired immune deficiency syndrome).

A l'origine, il y a le virus HIV, un virus minuscule et très sensible qui n'arrive à survivre qu'en milieu spécifique. C'est pourquoi sa transmission à un organisme récepteur ne peut se faire qu'à travers le sang et le sperme. Hors de l'organisme humain, le virus meurt.

On suppose que certains singes d'Afrique Centrale seraient le réservoir naturel de ce virus du SIDA (spécialement le singe vert). Le virus fut identifié pour la première fois chez un toxicomane à New-York vers la fin des années 70. Avec la mise en commun des seringues, le virus se répandit d'abord dans le cercle des drogués puis gagna le milieu homosexuel où il se propagea par les rapports sexuels. Jusqu'à présent les homosexuels figurent au premier plan des groupes à risque, sans doute à cause de leur mode de rapports sexuels qui provoque très souvent des blessures de la muqueuse sensible du rectum. De cette façon, les spermatozoïdes infectés par le virus pénètrent dans la circulation sanguine (la muqueuse vaginale est beaucoup moins sensible à ce genre de blessure).

Le SIDA apparut précisément au moment ou les homosexuels des Etats-Unis avaient réussi à améliorer et légitimer leur position sociale.

Au même moment il est reconnu que le SIDA est tout aussi répandu parmi les hétérosexuels de Centre Afrique, cependant ce sont les cercles homosexuels américains et européens qui ont favorisé la propagation de ce fléau. Alors que maintenant presque tout le monde considère les libertés sexuelles comme acquises, celles-ci se trouvent profondément menacées par le SIDA. Les uns le déplorent et les autres y voient la justice divine. Il est certain que le SIDA n'est pas uniquement un problème individuel, il est devenu un problème collectif qui nous concerne tous. C'est pourquoi il nous a paru utile d'ajouter à notre ouvrage un chapitre sur le SIDA et apporter ainsi un nouvel éclairage à la compréhension de ce symptôme.

Nous voulons tout d'abord relever quatre caractéristiques de ce symptôme:

1. Le SIDA entraîne l'effondrement immunitaire du corps humain qui perd ainsi ses capacités de protection et de défense face aux agents pathogènes provenant de l'extérieur. Cette faiblesse irréparable de la défense immunitaire rend les personnes atteintes par le virus vulnérables aux infections (comme dans certaines formes de cancer) auxquelles ne sont pas sensibles les êtres en bonne santé possédant une défense immunitaire intacte.

2. Du fait de la très longue période d'incubation (il peut s'écouler plusieurs années entre le moment de la contamination et celui de la déclaration de la maladie), le SIDA a un caractère très inquiétant. Sans le recours au test (Test Elisa), il est impossible de savoir combien d'êtres humains sont atteints ou si nous-même le sommes. Cela fait du SIDA un adversaire « invisible » et, par conséquent, difficile à combattre.

3. Etant donné que le SIDA ne peut se transmettre que par le sang ou le sperme, il n'est pas un problème personnel. Il nous fait réaliser de manière frappante notre dépendance aux autres.

4. Il reste à évoquer le domaine principal du SIDA qui est la sexualité, origine de la plupart des transmissions si nous faisons abstraction de celles provenant de l'échange de seringues usagées et de transfusions sanguines, ces deux facteurs de risque pouvant être éliminés assez facilement. Le SIDA est considéré comme une maladie reliée à la sexualité, qui porte en elle-même une angoisse de la mort.

Nous sommes arrivés à la conclusion que le SIDA, en tant que danger de maladie collective, représente le prolongement du problème révélé par le cancer.

Cancer et SIDA ont de nombreux points communs et c'est pourquoi nous pourrions les réunir sous le titre de « l'Amour malade ».

Afin de vraiment comprendre ce que nous voulons dire, il faut revenir brièvement sur le sujet de l'Amour et la manière dont nous l'abordons au chapitre IV de la première partie de ce livre (*Le bien et le mal*). Nous avons dit que l'Amour était l'unique moyen pour joindre les opposés et surmonter la polarité. Tout opposé est défini par des limites (bien-mal, intérieur-extérieur, moi-toi) et l'Amour permet de surmonter ou plus exactement de supprimer les limites. L'une des qualités de l'Amour est donc la faculté de pouvoir s'ouvrir, de laisser entrer l'autre, de sacrifier les limites du moi.

Le sacrifice issu de l'Amour possède une riche et longue tradition dans la littérature, les mythes et les religions. Notre culture le reconnaît dans la figure de Jésus qui, par amour pour l'humanité, choisit le sacrifice et, de ce fait, prend le chemin de tous les fils de Dieu. Quand nous parlons d'Amour, nous évoquons le sentiment de l'âme et non l'acte physique. Si nous parlons d'amour physique, nous employons le terme de sexualité. A notre époque et dans notre culture, nous avons un problème de compréhension de l'amour. L'Amour vise en premier lieu l'âme de l'autre et non son corps, alors que la sexualité s'adresse au corps de l'autre. Tous deux ont leur raison d'être.

Comme toujours, ce qui est dangereux, c'est l'approche unilatérale des choses. La vie est équilibre, entre Yin et Yang, haut et bas, gauche et droite. En d'autres termes, nous pouvons dire que la sexualité doit être équilibrée par l'Amour, faute de quoi nous dérivons vers ce qui est unilatéral, et tout ce qui est unilatéral est « mal », c'est-à-dire maladie et malheur. Nous réalisons rarement combien, à notre époque, la puissance de l'ego est présente, séparatrice et limitative tant cette particularité de l'individualisation est devenue naturelle. Rappelons-nous à quel point les noms jouent un rôle important dans l'industrie d'aujourd'hui, la publicité et l'art, en comparaison de l'Antiquité où la plupart des artistes restaient dans l'anonymat le plus complet, ce qui rend évident l'importance prise par l'ego. Cette évolution apparaît aussi dans d'autres domaines de la vie, par exemple dans la transformation de la

« famille-clan » en « petite famille » et même, plus récemment, en « famille à parent unique ». L'appartement moderne est l'aspect extérieur de notre solitude et isolement croissants.

L'être moderne tente de parer à cette évolution par deux moyens: la communication et la sexualité. L'évolution des médias s'accélère; journaux, radio, télévision, informatique... nous devenons reliés les uns aux autres électroniquement par câbles et réseaux. Pourtant, la communication électronique ne parvient pas à résoudre le problème de l'isolement et de la solitude car elle n'est pas assez engageante au sens profond du terme.

L'évolution des systèmes modernes électroniques nous montre l'absurdité et l'impossibilité de pouvoir vraiment se délimiter, garder quelque chose de secret, pour soi-même, et de laisser l'ego prendre le dessus (par exemple les copyrights deviennent de plus en plus inopérants).

Liberté sexuelle est le second mot magique : chacun peut et veut entrer en contact direct avec l'autre, mais le fait sans la participation de son âme et de son être profond. Il n'est donc pas étonnant que les nouveaux moyens de communication soient mis au service de la sexualité : annonces et rendez-vous dans les journaux, sexe par téléphone, « Minitel rose ».... Dans ces cas-là, la sexualité est utilisée pour combler son propre désir charnel, le partenaire étant un moyen pour y parvenir. Finalement, l'autre n'est pas indispensable, le désir peut être satisfait par téléphone ou tout seul (masturbation).

Il en va tout autrement de l'Amour; à travers lui, nous cherchons vraiment à rencontrer un autre être. Une rencontre avec l'autre est source d'angoisse car cet événement nous remet en question. La rencontre avec une autre personne est toujours une rencontre avec notre propre ombre et c'est la raison pour laquelle la vie à deux est si difficile. L'Amour est donc plus labeur que plaisir, il ébranle les frontières de notre ego et nous incite à nous ouvrir. La sexualité est très utile à l'amour, elle permet de dépasser nos délimitations sur le plan physique pour vivre l'unité. Si nous refusons l'Amour et vivons seulement au niveau de la sexualité, celle-là ne parviendra pas à atteindre son but qu'est l'unité.

Comme nous l'avons déjà dit, notre époque vénère l'ego et nie tout ce qui cherche à vaincre les polarités. Nous nous acharnons à cacher et à substituer notre manque de disponibilité à l'Amour en accentuant la sexualité. Actuellement, l'humanité accorde trop d'importance à la sexualité et pas assez à l'Amour, qui s'enfonce dans l'ombre. Nous sommes confrontés à un problème collectif qui concerne toute notre civilisation occidentale.

Ce problème collectif connaît une cristallisation accrue parmi les homosexuels. Ce n'est pas la différence entre l'homosexualité et l'hétérosexualité qui nous intéresse ici mais la tendance indiscutable du milieu homosexuel à s'éloigner des relations entre partenaires stables pour aller vers une promiscuité où avoir des contacts sexuels avec dix ou vingt partenaires pendant un seul week-end ne représente pas une situation exceptionnelle. Les problèmes liés à cette évolution sont les mêmes chez les hétérosexuels que chez les homosexuels. La seule différence est une progression plus rapide dans le milieu homosexuel.

Plus la sexualité est séparée de l'Amour et tournée vers son propre plaisir, plus l'attrait sexuel diminue. Cela conduit à une interminable escalade de la recherche de stimulation. Les moyens d'attrait doivent être de plus en plus originaux, affinés et séduisants pour atteindre l'excitation. De là résultent des pratiques sexuelles particulières qui montrent clairement combien le partenaire est devenu peu important et réduit à l'unique rôle de stimulateur du plaisir sexuel.

Nous pensons que ce bref exposé suffit pour cerner ce que représente le symptôme du SIDA. Dès que l'Amour n'est plus vécu consciemment dans le sens d'une rencontre et d'un dialogue de l'âme avec un autre être, il plonge dans l'ombre et, en dernier lieu, dans le corps. L'Amour est le principe qui permet la prise de conscience de nos frontières, de nos limites et l'ouverture de Soi vers ce qui nous vient du dehors afin de devenir Un avec lui. L'effondrement des défenses immunitaires provoqué par le SIDA est précisément en correspondance avec ce principe. Les défenses immunitaires du corps ont pour tâche de protéger ces limites qui sont indispensables à l'existence physique car chaque forme demande une délimitation et par conséquent un ego. Le patient atteint du SIDA expérimente, sur le plan physique, l'amour, l'ouverture et par conséquent la proximité et la vulnérabilité qu'il avait, par peur, refusé de vivre au niveau de l'âme.

La problématique du SIDA est très proche de celle du cancer, c'est pourquoi nous avons donné le même titre à ces deux symptômes: « Amour malade ». Il y a toutefois une différence, le cancer est plus personnel que le SIDA: le patient atteint d'un cancer est seul concerné, puisque ce symptôme n'est pas transmissible. Le SIDA, par contre, nous rend conscients que nous ne sommes pas seuls au monde, que, finalement, tout état de séparation est une illusion et que l'ego est dans l'erreur. Le SIDA nous fait comprendre que nous sommes toujours une partie d'une communauté, d'un tout plus grand et, qu'en tant que partie de ce tout, nous en sommes totalement responsables. Le malade du SIDA se trouve ainsi brusquement confronté à cette responsabilité et à la nécessité d'y faire face. Le SIDA contraint finalement l'être à se responsabiliser, à prendre l'autre en considération et à le respecter, notions que le malade du SIDA avait jusqu'alors négligées.

De plus, le SIDA amène à renoncer à toute agressivité liée à la sexualité, car si le sang coule, le partenaire est contaminé. Par l'usage du préservatif, une nouvelle « frontière » ou « limite » est artificiellement érigée; elle éloigne le SIDA du plan corporel. Par l'abandon d'une sexualité agressive, le malade se donne la possibilité de découvrir la douceur et la tendresse. Le SIDA le met en contact avec la problématique, esquivée jusqu'ici, de sa faiblesse, son impuissance et sa passivité, autrement dit : de son monde de sentiments.

Il est intéressant de noter que tous les points remis en question par le SIDA (agression, sang, manque de considération) appartiennent à la polarité masculine (Yang), alors que ceux dont le SIDA réclame la mise en lumière (faiblesse, impuissance, tendresse, douceur, respect) sont du domaine de la polarité féminine (Yin). Il n'est pas étonnant que le SIDA touche particulièrement le milieu homosexuel masculin puisque ces hommes évitent le dialogue avec le féminin (que l'homosexuel vive, dans son comportement, son côté féminin n'est pas en contradiction avec ce que nous venons de dire, car cela est un symptôme).

Les drogués et les homosexuels sont les premiers groupes à risque, ils forment dans la société des groupes à part et très spécifiques. Ce sont des groupes qui sont fréquemment en marge de la société, allant parfois jusqu'à la haïr, et qui s'attirent le rejet et la haine. Par la maladie du SIDA, le corps vit et apprend le contraire de la haine : le renoncement aux défenses et, de ce fait, l'Amour sans condition.

Le SIDA confronte l'humanité à une région de l'ombre profondément enfouie. Il est un messager des « bas-fonds », et cela dans le double sens du terme, puisque la porte d'entrée principale du virus se trouve dans les « bas-fonds » du corps humain. Le virus lui-même reste longtemps dans les ténèbres. Il reste inconnu et inaperçu, jusqu'au moment où il pénètre dans la conscience du patient par l'affaiblissement de sa santé et sa dégénérescence. Alors le SIDA réclame une transformation et une métamorphose. Le SIDA nous inquiète car il oeuvre dans l'obscurité, l'invisible, l'inconscient (il est « l'adversaire invisible » qui avait déjà blessé Amfortas, le roi du Graal, de façon incurable).

Le SIDA a sa place dans un contexte symbolique (et de ce fait temporel) avec la menace de la radioactivité. L'« homme moderne » est parvenu à grand peine à se détourner des mondes invisibles, numineux, et inconscients. Après avoir été considérés comme « non-existants », ces mondes ressurgissent. Ils ré-apprennent à l'être humain la peur ancestrale, ce qui dans les temps anciens a toujours été le rôle des démons, des fantômes, des déïtés déchaînées et des monstres du royaume de l'invisible.

La force sexuelle est reconnue comme étant une puissance « monstrueuse » de l'être humain. Elle a la capacité de délivrer ou d'attacher, selon le niveau où elle agit. Il n'est pas dans notre intention de la considérer comme « diabolique» ni de la rejeter, mais d'apporter une vraie compréhension d'une sexualité vécue au niveau du corps en équilibre avec une capacité de rencontre sur le plan de l'âme, que nous appelons tout simplement : « Amour » .

EN RESUME :

Sexualité et amour sont les deux pôles d'un seul et unique thème : la réunification des opposés. La sexualité se réfère au plan physique, l'Amour est l'ouverture à l'âme de l'autre.

Sexualité et amour devraient être complémentaires, afin de trouver un juste équilibre.

La rencontre au niveau de l'âme (amour) est vécue comme dangereuse et angoissante, car elle remet en question les limites de notre moi. La sexualité vécue uniquement sur le plan physique entraîne l'amour vers des zones d'ombre. Elle a alors tendance à devenir agressive et blessante (au lieu de dépasser les frontières de notre moi, ce sont les limites du corps qui sont touchées... et le sang coule).

Le SIDA est l'état final de l'amour qui échoue dans l'ombre. Il dissout dans le corps les limites du moi et permet ainsi de vivre la peur psychique de l'amour au niveau physique.

La mort, finalement, est l'expression physique de l'amour car elle réalise le dévouement total et l'abandon du moi. La mort est toujours le commencement d'une transformation, le début d'une métamorphose.

XVI

QUE PEUT-ON FAIRE ?

Le malade qui a entrepris toutes sortes de recherches et qui a beaucoup réfléchi afin de comprendre le message que ses symptômes désirent lui transmettre, se pose finalement une question de la plus grande importance. Comment vais-je appliquer toutes ces connaissances à mon état de santé pour parvenir à guérir ? Que faut-il que je fasse maintenant ? La réponse, notre réponse, est toujours la même : regarder au-dedans de soi. Ce conseil peut paraître de prime abord bien banal, un peu simple et certainement inutile car on veut agir, faire quelque chose contre sa maladie, on veut que tout change, changer soi-même, bien sûr, mais regarder au-dedans de soi, est-ce que c'est possible qu'il en résulte un changement ? Dans notre optique, celle que nous développons ici, la volonté de changement représente un grand danger. En réalité, il n'y a rien à changer, ce n'est que le point de vue qui doit différer, de là notre conseil de regarder vers l'intérieur.

En ce monde, tout ce que l'homme peut faire, c'est apprendre à voir et c'est ce qui est le plus difficile. L'évolution, le développement de la personnalité ne se produisent qu'en changeant d'optique, tout ce qui est fonctions extérieures n'est que l'expression d'une nouvelle façon de voir.

Prenons un exemple, comparons le développement technique de notre époque avec ce qui se faisait au Moyen-Age. Le changement que nous constatons provient des découvertes qui ont été faites, on a découvert de nouvelles lois, ce qui a ouvert de nouvelles possibilités; découvrir, c'est apprendre à regarder, à voir. Ces lois et ces possibilités étaient déjà présentes, il y a dix mille ans... mais, on ne les « voyait » pas encore. L'homme aime bien se raconter qu'il invente quelque chose de nouveau, il en est alors très fier, s'il réfléchit un peu mieux, il doit admettre qu'il n'invente rien, il ne fait que découvrir (enlever ce qui masquait la vue). Tout est toujours là, potentiellement, toutes les idées, les réflexions, il faut seulement un certain temps pour les intégrer.

Si cruel que cela puisse paraître à ceux qui aimeraient tant améliorer la condition humaine, il n'y a rien à améliorer en ce monde, rien à changer sinon notre point de vue. C'est ainsi que l'on peut simplifier tous les problèmes, les questions les plus ardues se réduisent à l'ancienne formule : « connais-toi toi-même ! » La formule est simple mais le processus est vraiment difficile, si dur même que nous préférons établir toutes sortes de systèmes et de théories, puis les développer pour tenter de connaître les conditions qui régissent notre environnement, les autres et nous-mêmes et leur apporter les changements que nous croyons bons. Après avoir dépensé tant d'énergie et d'efforts, il est enrageant de voir toutes les théories et les systèmes élaborés balayés d'un seul coup par la seule petite phrase : connais-toi toi-même... c'est bien plus difficile qu'il n'y paraît, il s'agit d'une réelle conversion!

Jean Gebser a écrit, en rapport avec ce sujet : « Le changement nécessaire qui doit s'accomplir dans le monde et l'humanité ne se fera d'aucune façon en cherchant des améliorations aux conditions terrestres, les « braves gens » qui combattent pour un monde meilleur refusent de voir qu'ils doivent commencer par s'améliorer eux-mêmes. Ils jouent le jeu désolant qui consiste à exiger des autres ce que l'on est trop paresseux pour faire soi-même. Les succès apparents qu'ils obtiennent n'empêchent pas qu'ils ont trompé le monde et qu'ils se sont trahis eux-mêmes ». S'améliorer soi-même, cela n'est rien d'autre qu'apprendre à se voir tel qu'on est. Se connaître soi-même, ce n'est pas connaître son « moi », son ego. Le moi est au Soi ce qu'un verre d'eau est à l'océan. Notre ego nous fait tomber malade, le Soi nous guérit, il nous rend sain (saint). De la prison à la liberté, de la polarité à l'Unité.

Lorsqu'un symptôme particulier me montre ce qui me manque (entre autres) pour parvenir à l'Unité, il faut que je voie bien ce dont il s'agit, que j'apprenne où est l'erreur afin d'intégrer dans ma conscience ce que j'ai ainsi identifié. Ce que nous parvenons à nous expliquer par la suite, c'est toujours ce que nous n'aurions pas pu voir autrement. Quand on le voit enfin, il suffit de ne pas le perdre de vue et de le regarder de mieux en mieux. Une attention sérieuse et suivie peut seule vaincre nos résistances, elle permettra à l'amour, qui est nécessaire à l'intégration nouvelle, de grandir. Regarder l'ombre, c'est l'éclairer.

Chercher à se débarrasser le plus vite possible du principe qu'on a découvert grâce au symptôme est une réaction courante quoique totalement erronée. Quelqu'un qui s'apercevrait de cette manière qu'il est inconsciemment agressif peut avoir tendance à se demander, bouleversé par sa découverte, comment il va parvenir à se défaire de cet affreux défaut. La réponse est : surtout pas, gardez-vous en bien, soyez heureux de posséder cette agressivité. C'est le refus qui nourrit l'ombre et rend malade, voir et admettre l'existence d'une agressivité en soi conduit à la santé, à être sain (saint). Penser que ce conseil est dangereux, c'est ne pas comprendre qu'un principe ne disparaît pas simplement parce qu'on refuse de le voir.

Aucun principe n'est dangereux en soi, ce qui l'est c'est un déséquilibre des forces. Chaque principe est automatiquement neutralisé par son opposé, il devient dangereux lorsqu'il se présente seul. Une chaleur accablante, sans contre-partie, est tout aussi menaçante pour la vie qu'un froid glacial sans son opposé, sa polarité. Une douceur angélique n'est pas plus noble qu'une dureté sans pitié. Ce n'est que dans l'équilibre des forces que peut régner la paix.

La grande différence entre le monde profane et celui des « sages », c'est que dans notre monde nous cherchons à réaliser un pôle alors que les sages s'efforcent de rester dans le juste milieu, entre deux pôles.

Dès que nous comprenons que l'homme est le microcosme du macrocosme, nous perdons du même coup complètement la crainte de découvrir en soi tous les principes.

Le symptôme qui se manifeste nous permet de découvrir un principe qui nous manquait jusque-là, il suffit d'accepter ce symptôme, d'apprendre à l'aimer, il est la concrétisation du principe qui nous faisait défaut. Nous nous attaquons impatiemment au symptôme, mettant tout en œuvre pour le faire disparaître quand nous n'avons pas saisi le concept qu'il incarne. Le symptôme est la forme vivante d'un principe qui demeurait dans l'ombre, nous ne pouvons à la fois l'accepter et le combattre. Il y a là une clé, accepter un symptôme le rend superflu, s'opposer à lui entraîne une contre-réaction, il se renforce; il disparaît plus vite si l'on reste indifférent à sa présence. L'indifférence prouve que le principe manifesté par le symptôme a été reconnu et admis. Tout ce processus est rendu possible par la vision intérieure. Il faut regarder en soi-même.

Afin d'éviter tout malentendu, insistons ici sur le fait que nous ne parlons que du message contenu dans la maladie. Quant à la manière de l'aborder du côté fonctionnel, nous ne pouvons rien imposer. Les questions qu'impliquent les symptômes ne doivent pas, obligatoirement, induire, défendre ou rendre inutiles les mesures que nous pouvons être amenés à prendre sur le plan fonctionnel. Notre explication sur notre façon d'envisager la polarité est claire, nous avons remplacé, dans notre manière de penser, le « ceci ou cela » par un « aussi bien ceci que cela ». En cas d'urgence, dans le cas d'une hémorragie gastrique par exemple, il ne s'agit pas de savoir si l'on veut « réfléchir ou opérer », l'un n'excluant nullement l'autre, la première option donnant simplement tout son sens à la seconde. Cependant, une opération restera incompréhensible pour le patient s'il n'en a pas saisi le sens (le message contenu). Inversement, si le message est capté et que le patient meurt aucun résultat valable ne peut être espéré. D'un autre côté, il ne faut pas oublier que la plupart des symptômes ne mettent pas la vie en danger et que l'urgence des mesures à prendre ne se présente pas de manière aussi drastique.

Les traitements physiques ne touchent jamais le problème de la guérison, qu'ils soient efficaces ou non n'y change rien. La guérison ne peut avoir lieu que sur le plan de la conscience. Tout dépend de la capacité du patient à être lucide et honnête avec lui-même. D'après nos expériences, c'est rarement le cas. Même ceux qui se sont efforcés toute leur vie d'être de plus en plus conscients et d'apprendre à se connaître, semblent singulièrement aveugles dans certains domaines. Sur ce point-là, nous mesurons les limites de cet ouvrage, tant il est souvent difficile de s'appliquer à soi-même les éclaircissements qu'il peut donner, et réussir à en tirer profit. Il sera souvent nécessaire d'employer des méthodes plus personnalisées et plus approfondies pour toucher le point qu'on a occulté. Nous faisons allusion à la psychothérapie qui permet de lever le voile sur certains aveuglements envers soi-même.

Nous voulons préciser que la psychothérapie, malgré les vieux préjugés, ne s'adresse pas aux personnes « dérangées » ou présentant des symptômes psychiques. Cette manière de voir peut être valable pour des méthodes bien spécifiques telles que la thérapie comportementale, mais certainement pas en psychologie des profondeurs ou transpersonnelle. Depuis l'invention de la psychanalyse, la psychothérapie a changé d'orientation, elle tend surtout à amener à la conscience les contenus de l'inconscient et à permettre la connaissance de soi. Du point de vue de la psychothérapie, nul être humain ne peut se dire « sain » au point de ne pas avoir besoin de ses services. Erving Polster, psychothérapeute, a écrit : « La thérapie est si précieuse qu'il serait faux de la réserver aux malades ». Nous sommes bien du même avis mais le disons plus crûment : « L'être humain est malade ».

La seule raison que nous pouvons raisonnablement trouver à notre existence incarnée, c'est de devenir conscient. Il est vraiment étonnant que si peu d'êtres se préoccupent du seul sujet important de leur vie. Nous ne voyons pas combien il est ironique de tant s'occuper de notre corps physique, de lui donner tous nos soins et toute notre attention alors qu'il est destiné aux vers. Nous devrions aussi ne pas occulter dans les discussions le fait que nous devrons tout laisser derrière nous, famille, argent, maison, réussite, renommée. La seule chose dont nous puissions espérer qu'elle survive au tombeau, c'est notre conscience et c'est pourtant d'elle dont nous nous occupons le moins. Accéder à la conscience est le but de nos vies, ce but est la raison d'être de tout l'univers.

De tout temps, les hommes ont recherché quels pourraient être les moyens qui les aideraient sur ce dur chemin de la prise de conscience et de la rencontre avec soi-même. Citons, entre autres, le Yoga, le Zen, le Soufisme, la Cabale, la Magie, il en est de nombreux autres, leurs méthodes et les exercices qu'ils proposent diffèrent, mais le but est le même : l'accomplissement et la libération de l'être. Les plus récents de ces systèmes appartiennent à notre époque, au monde occidental et scientifique, ce sont la psychologie et la psychothérapie. Au début, elles furent aveuglées par leur propre ignorance et ne s'aperçurent pas qu'elles étudiaient un domaine que l'on connaissait mieux qu'elles, et depuis bien plus longtemps, sous d'autres noms. Semblables en ceci à un enfant qui doit faire lui-même ses propres expériences, elles ont dû faire les leurs pour trouver peu à peu leur place dans le courant commun des grandes écoles de l'âme humaine.

Les pionniers en sont les psychothérapeutes qui, dans leur travail pratique quotidien, sont mieux à même de corriger certaines vues théoriques et peuvent le faire plus rapidement que les méthodes statistiques ou les tests. Actuellement, dans l'application de la méthode psychothérapeutique, nous voyons s'introduire un flot d'idées et de systèmes venant de toutes les directions, de toutes les cultures et de toutes les époques.

Une synthèse de tout ce qui a déjà été expérimenté avec succès dans ce domaine est ardemment souhaitée. Les chemins de la connaissance sont si divers et leurs techniques parfois tellement exigeantes qu'il n'est pas étonnant que cette synthèse soit ardue à faire, il y aura probablement des éliminations à consentir, ce ne devrait pas être une cause de découragement.

La psychothérapie est une aide si bien adaptée à notre époque qu'elle touche de plus en plus de personnes avec succès, elle leur permet d'apprendre à se connaître, entraîne des prises de conscience; par contre elle ne peut, pas davantage que toute autre technique, conduire à l'illumination. La voie qui mène à ce but est longue et difficile, elle n'est praticable que pour quelques-uns. Cependant, chaque pas fait en direction de plus de conscience est un progrès qui sert l'évolution. Si nous ne devons pas surévaluer les résultats que nous sommes en droit d'attendre d'une psychothérapie, il faut admettre pourtant qu'elle est, de nos jours, une des meilleures techniques pour être mieux et plus au clair avec soi-même.

Parlant de psychothérapie, nous ne pouvons omettre de mentionner, en première ligne, une méthode que nous employons depuis des années et que nous avons décrite sous le nom de « thérapie réincarnationiste » dans un livre publié en 1976 : *Das Erlebnis der Wiedergeburt* (Vivre plusieurs vies). Cette appellation fut, par la suite, appliquée à toutes sortes d'autres méthodes thérapeutiques si bien que la conception originelle se dégrada tout en étant reprise par de multiples associations. Nous voulons donc maintenant apporter quelques explications succinctes sur cette thérapie particulière.

Toute idée préconçue qu'un patient se fait d'une thérapie est un obstacle qui cache la vérité et empêche d'avoir une vue juste sur la question. Une thérapie est une aventure, elle doit être vécue comme telle, elle tente de sortir un être de ses fixations angoissées, de lui apprendre à se détacher de son besoin de sécurité afin qu'il puisse s'engager dans un processus de transformation. Pour parvenir à ce résultat, il ne faut pas qu'une thérapie soit dirigée selon un schéma pré-établi. Il est de toute importance qu'elle respecte l'individualité du client. Les raisons que nous venons de donner expliquent pourquoi nous ne voulons ni ne pouvons nous étendre sur la thérapie réincarnationiste, nous l'appliquons mais n'en parlons pas. Le seul regret que nous pourrions avoir à propos de notre discrétion, c'est qu'elle laisse un vide permettant à ceux qui ne la connaissent pas, d'élaborer toutes sortes d'idées et de théories sur le sujet.

Si nous voulons bien nous référer à la partie théorique du présent ouvrage, nous pouvons nous faire une bonne idée de ce que la thérapie réincarnationiste n'est pas : nous ne cherchons pas les causes éventuelles d'un symptôme dans des vies antérieures. Cette thérapie n'est pas une psychanalyse s'étendant sur une longue période ou une thérapie du cri primal. Ce qui ne veut pas dire que la thérapie réincarnationiste n'emploie pas des techniques qui ont déjà fait leurs preuves dans d'autres formes thérapeutiques. Tout au contraire, la thérapie réincarnationiste part de conceptions totalement différentes qui, sur le plan pratique, laisse la possibilité d'employer de nombreuses techniques éprouvées. Le large éventail de ces techniques n'est que l'outil du thérapeute, il ne représente pas la thérapie en tant que telle. La psychothérapie, bien qu'étant une technique répertoriée, ne peut guère être apprise ou enseignée. La vérité intime d'une psychothérapie échappe à toute représentation. Nous nous trompons complètement si nous croyons qu'il suffit de suivre plus ou moins exactement les mêmes processus de déroulement du traitement pour aboutir aux mêmes résultats. Les formes sont un contenant, mais il y a aussi les formes vides. La psychothérapie, comme n'importe quelle technique ésotérique, tourne rapidement à la farce lorsque le contenu des formes est perdu.

Prendre conscience et revivre les expériences d'incarnations passées prend une large place dans notre thérapie, d'où son nom de thérapie réincarnationiste. Pour de nombreuses personnes, il y a là quelque chose d'intriguant et de spectaculaire qui fait reculer à l'arrière-plan ce qui est vraiment important, c'est-à-dire la prise de conscience d'incarnations qui relèvent du domaine technique de notre thérapie et non un but en soi. Revivre d'autres incarnations ou pousser des cris ne sont pas des thérapies, ce sont des techniques qui peuvent être introduites en thérapie. Nous ne pensons pas qu'il est important ou excitant de revivre ses vies passées ou de savoir qui l'on fut jadis, nous utilisons les informations que donnent ces vies tout simplement parce que nous n'avons pas pour le moment de meilleur outil à disposition pour mener à bien notre travail.

Nous avons longuement expliqué dans ce livre que les problèmes des êtres se trouvent toujours dans leur ombre. La rencontre avec l'ombre et son assimilation progressive est au cœur d'une psychothérapie réincarnationiste. Notre technique permet, en tout cas, de rencontrer la grande ombre karmique qui s'élève derrière l'ombre biographique de la vie présente. Cette confrontation avec l'ombre n'est vraiment pas agréable ni facile, cependant, c'est le seul chemin qui conduise à la guérison au sens profond du terme. Il serait vain de s'étendre davantage sur cette rencontre avec l'ombre et sa matérialisation dans le corps, les mots ne peuvent rendre le vécu d'une réalité intérieure profondément ancrée dans l'âme. En passant par le biais des incarnations passées, il est possible d'identifier totalement son ombre et de l'intégrer, ce que d'autres techniques ne permettent que beaucoup plus difficilement.

Nous ne travaillons pas avec des souvenirs, ce sont des vécus d'autres incarnations qui sont ressentis comme présents. Cela est possible grâce au fait que le temps n'existe pas hors de notre conscience. Le temps est un moyen d'observation, il permet de « voir » un processus se dérouler. Nous savons par la physique que le temps peut se transformer en espace, l'espace étant l'autre manière d'observer les rapports entre les choses. Si nous appliquons cette loi aux problèmes des incarnations successives, il n'y a plus un « avant-après » mais une simultanéité, deux événements parallèles, la vie n'est plus semblable à une chaîne de vies, ce sont des vies qui occupent le même espace. Si l'on réfléchit un peu, mettre les différentes incarnations dans le même espace n'est pas plus ni moins légitime que le modèle temporel. Les deux points de vue dépendent de la subjectivité de la conscience mais sont tous les deux défendables (la lumière est à la fois corpusculaire et ondulatoire). Chaque essai de se représenter un espace-temporel transforme aussitôt l'espace en temps. Prenons un exemple, plusieurs programmes de radios sont à disposition dans la même pièce, si nous voulons les entendre, nous serons obligés de les écouter l'un après l'autre. Pour ce faire, nous tournerons le bouton de la radio, le mettant sur différentes fréquences, l'appareil nous transmettra les programmes correspondant aux longueurs d'ondes sur lesquelles nous le réglerons. Si nous mettons notre conscience à la place de l'appareil radio, nous comprendrons qu'elle puisse, de même, capter ce qui correspond à une incarnation passée lorsqu'on la branche sur la bonne longueur d'onde.

C'est cela que nous pratiquons en thérapie réincarnationiste, nous incitons le patient à passer de la fréquence dans laquelle il vit et a vécu jusque-là (son identification actuelle) à d'autres résonances. Il se trouve instantanément transporté dans d'autres incarnations qui correspondent à la réalité de ce qu'il ressent dans sa vie présente. Ces « autres » vies ou identifications parallèles existent pour lui dans le même espace-temps, elles peuvent donc être admises comme réelles et avoir une signification crédible. Lorsque nous écoutons la radio, le programme X est aussi réel que le programme Y, il n'est pas plus éloigné que le programme Z. Ce qui est réel, c'est que nous ne pouvons écouter qu'un programme à la fois, par contre, nous pouvons changer de programme à volonté. Nous procédons de la même manière en thérapie, c'est « la fréquence de la conscience » qui change de longueur d'onde.

En thérapie réincarnationiste, nous jouons consciemment avec le temps. Nous captons un temps simultané dans les différentes structures de la conscience d'où elles émanent et deviennent ainsi reconnaissables, puis nous laissons retomber la période de temps que nous avions saisie pour nous rendre compte, ensuite, que tout existe toujours dans le « ici et maintenant ». C'est la critique la plus fréquente que l'on nous adresse, on nous reproche une recherche insensée dans des vies passées alors que les problèmes sont actuels et doivent être résolus dans la vie présente. La critique n'est pas adéquate, car, en réalité, nous ne faisons que faire tomber l'illusion de temps et de causalité pour mettre notre patient face à face avec cet intemporel et éternel « ici et maintenant ». Nous ne connaissons aucune autre méthode thérapeutique qui soit capable de déraciner, sans aucun compromis, toutes les couches de projection de la conscience pour en rendre la responsabilité entière à une seule personne.

Cette thérapie donne le départ à un processus psychique, là est l'important, que le procédé soit intellectuellement et chronologiquement raisonnable ne compte guère, pas plus d'ailleurs que l'interprétation que nous en faisons.

En conclusion de cet ouvrage, nous avons voulu parler de psychothérapie pour lever un malentendu, la plupart du temps, on pense que cette méthode n'est bonne qu'à traiter des problèmes d'ordre psychique alors qu'il est rare de s'adresser à elle pour résoudre des dérangements somatiques. De notre point de vue et d'après nos expériences, la psychothérapie est précisément la seule méthode susceptible de guérir véritablement les symptômes physiques.

Après tout ce qui a été développé dans ce livre, il devrait être superflu de s'étendre davantage sur ces dernières constatations. Quiconque s'est intéressé à suivre le développement d'un symptôme physique quel qu'il soit, s'est obligatoirement rendu compte qu'il était l'expression d'un malaise psychique et devra donc admettre que la guérison ne peut venir que de la conscience. Voilà pourquoi nous ne pensons pas qu'il soit possible de savoir si une psychothérapie est indiquée ou pas.

Nous ne connaissons que des malades que leurs symptômes obligent à chercher un chemin vers la guérison. Le devoir de la psychothérapie est d'amener les personnes qui s'adressent à elle à évoluer et à changer.

Dans ce but, nous nous mettons, en thérapie, en liaison avec les symptômes du malade pour l'aider à arriver là où il veut aller, car le corps a toujours raison. La médecine officielle travaille exactement dans le sens inverse, elle se ligue avec le patient pour lutter contre ses symptômes. Quant à nous, nous restons toujours du côté de l'ombre pour la conduire vers la lumière. Nous ne menons aucun combat contre la maladie et ses symptômes, nous les utilisons comme points d'appuis pour aller vers la guérison.La maladie est une chance, c'est un bien précieux pour l'humanité, elle est le « maître » personnel de chacun, son guide vers la santé (sainteté).

Il y a d'autres voies pour arriver au but, souvent compliquées et difficiles, la plus proche de nous et la plus individualisée, c'est la maladie ; hélas, la plupart du temps, nous ne voulons ni l'accepter ni la voir. Ce chemin-là est celui qui risque le moins de nous tromper sur nous-mêmes ou de nous bercer d'illusions, c'est bien pourquoi il est si souvent mal aimé.

Dans ce livre, comme en thérapie, nous tentons de faire partager une autre manière d'envisager la maladie ainsi que de tracer les raisons profondes de ses liens avec l'humanité. Ce retournement de point de vue doit être fait si l'on veut comprendre ce que nous avons voulu transmettre ici. Pour tous ceux qui sauront découvrir le « chemin vers la santé » s'ouvrira une autre vue sur les choses, la vie et le monde. Ce ne sera nullement une panacée, la vie n'en sera ni simplifiée, ni moins douloureuse pour autant. Ce que nous espérons, c'est simplement encourager, donner la force de regarder en face et honnêtement les problèmes et les conflits de ce monde polaire. Nous voulons démontrer le mécanisme qui entraîne toutes sortes d'illusions. Ce n'est pas sur de semblables bases que l'on peut rêver d'édifier le paradis terrestre.

Hermann Hesse dit : « les problèmes ne sont pas faits pour être résolus, ils ne sont que les deux pôles qui permettent la tension nécessaire à la vie ».

La solution se trouve au-delà de la polarité, pour y arriver, il faut réunir les deux pôles, réconcilier les contraires. L'art difficile qui consiste à réunifier des opposés implique que nous ayons appris à bien les connaître. Pour parvenir à cette conclusion, il faut accepter de faire l'expérience de ces deux pôles, en avoir le courage et savoir les intégrer.

Dans les anciens textes d'alchimie, on parle de *solve et coagula*, ce qui veut dire : dénoue et relie. Pour commencer cet œuvre, il faut apprendre le discernement, identifier ce qui a été séparé avant de se mettre au travail de la réunification des contraires, ce que l'on appelle « les Noces Chymiques ou Grand Œuvre ». L'être humain doit descendre profondément dans le monde polaire de la matière, dans le corps physique, dans la maladie, le péché et la faute afin de trouver, dans la nuit la plus obscure de son âme, dans la négation même de la lumière, la source de celle-ci qui lui ouvrira le chemin, son chemin. C'est à travers la souffrance, la douleur et les larmes qu'il découvrira que ce jeu a un sens, qu'il mène à la rencontre de soi-même, le retour à l'Unité dont, en vérité, il a toujours fait partie.

J'ai connu le bien et le mal
Le péché et la vertu, ce qui est juste et ce qui est injuste
J'ai jugé et j'ai été jugé
J'ai traversé la naissance et la mort
La joie et la peine, le ciel et l'enfer
Puis, j'ai enfin compris
que je suis en tout
Et que tout est en moi.

Hazrat Inayat Khan

CORRESPONDANCE ENTRE LES DIFFERENTS ORGANES ET LEUR REPRESENTATION SYMBOLIQUE

Les yeux	la vue
La vessie	se débarrasser d'une tension
Le sang	la force de vie, la vitalité
Le côlon	l'inconscient, l'avarice
L'intestin grêle	assimilation, élaboration, analyse
Les ongles (mains et pieds)	agressivité
Les pieds	compréhension, constance, endurance, enracinement, humilité
La vésicule (la bile)	agressivité
L'appareil génital	sexualité
Les membres	mobilité, flexibilité, activité
Les cheveux	liberté, puissance
Le cou	angoisse, peur
Les mains	savoir faire, adresse, appréhension
La peau	la frontière, les normes, la douceur
Le cœur	capacité d'aimer, les émotions
Les genoux	dévouement
Les os	solidité, norme (respect de la)
Le foie	appréciation, vision du monde, religion
Les poumons	contact, communication, liberté
L'estomac	sentiment, capacité d'accueil
La bouche	disponibilité, ouverture
Les muscles	mobilité, flexibilité, activité
Le nez	puissance, orgueil, sexualité
Les reins	sociabilité, acceptation de l'autre, capacité à vivre en couple
Les oreilles	obéissance
Le pénis	puissance
Le dos	droiture
Le vagin	dévouement
Les dents	agressivité, vitalité
Les gencives	confiance totale

TABLE DES MATIERES

PROLOGUE 9

PREMIERE PARTIE

Prémices théoriques pour parvenir à comprendre ce que sont la maladie et la guérison

I. MALADIE ET SYMPTOME 13
II. POLARITE ET UNITE 27
III. L'OMBRE 53
IV. LE BIEN ET LE MAL 63
V. L'HOMME EST MALADE 77
VI. LA RECHERCHE DES CAUSES 83
VII. LES QUESTIONS SOUS-JACENTES 97

DEUXIEME PARTIE

Description des diverses maladies et leur signification

I. L'INFECTION 123
II. LE SYSTEME DE DEFENSE 141
III. LA RESPIRATION 149
IV. LA DIGESTION 163
V. LES ORGANES DES SENS 187
VI. LES MAUX DE TETE 199
VII. LA PEAU 209
VIII. LES REINS 221
IX. SEXUALITE ET GROSSESSE 235
X. LE CŒUR ET LA CIRCULATION 251
XI. L'APPAREIL LOCOMOTEUR ET LES NERFS 263
XII. LES ACCIDENTS 283
XIII. LES SYMPTOMES PSYCHIQUES 295
XIV. LE CANCER 313
XV. LE SIDA 325
XVI. QUE PEUT-ON FAIRE ? 335
CORRESPONDANCE ENTRE LES DIFFERENTS ORGANES ET LEUR REPRESENTATION SYMBOLIQUE 349

Les **EDITIONS RANDIN** à Aigle (Suisse). se consacrent à la publication d'ouvrages permettant à l'homme de retrouver sa vraie dimension par une connaissance plus appronfondie de soi-même. Des ouvrages dont l'ambition première est de faire prendre conscience à chacun de l'incroyable potentiel de Vie qui dort en tout homme. Cette démarche s'apparentant à la vocation des **EDITIONS DU SIGNAL**, les livres de ces deux maisons sont présentés en un catalogue commun. Il est envoyé gracieusement sur simple demande.

EXTRAIT DU CATALOGUE

L. Bron-Velay - ***Nos Jours Contés - Trois clés pour nos impasses***

T. Dethlefsen - ***Le Destin, une Chance à saisir - Psychologie ésotérique - la Connaissance traditionnelle au service de l'accomplissement humain***

R. Halfon - ***Le Zodiaque des Nombres - Tome I***

R. Halfon - ***Le Zodiaque du Corps - Tome II***

B. et L. Huber - ***Astro-Psychologie - Les Maisons de l'Horoscope***

J. Love - ***Les Dieux de la Cabale - Ces Dieux quantiques, Créateurs du Ciel et de la Terre***

L. Schorderet - ***Comment Animer une Réunion***

* * * * * * *

Dr. R. Abrezol - ***Sophrologie et Evolution - Demain l'Homme***

Dr. R. Abrezol - ***Sophrologie et Sport***

Dr. R. Abrezol - ***Votre alimentation - Symbôles - Energie***

R. Bruckert - ***Le Soleil pour Tous***

Bruneau-Ropars - ***Relaxation et Créativité : Votre Biosynergie***

J. de Coulon - ***Eveil et Harmonie de l'Enfant - Le Yoga à l'Ecole***

J. de Coulon - Paix et Yoga - ***La Force créatrice de l'Amour***

M. Deverge - ***Taï Ji Quan***

R. Endrös - ***Le Rayonnement de la Terre et son Influence sur la Vie***

E. Haich - ***Force sexuelle et Yoga***

E. Haich - ***Initiation***

E. Haich - ***Sagesse du Tarot***

S. von Jankovich - ***La Mort, ma plus belle Expérience***

J. Rofidal - ***DO.IN, massages asiatiques, yoga complet***

J. Rofidal - ***Pour bien comprendre le DO.IN***

J. Rofidal - ***KI - DO.IN - HARA, Votre Condition physique***

J. Rofidal - ***Shiatsu et Yoga - Votre corps peut vous guérir***

J. Roost - ***Yoga, Science de la Connaissance***

A. Wadulla - ***Respirer conscient - Vivre mieux***

S. Yesudian - ***Confiance en Soi par le Yoga***

S. Yesudian et E. Haich - ***Raja-Yoga - La Voie spirituelle***

S. Yesudian et E. Haich - ***Sport et Yoga***

S. Yesudian - ***Hatha-Yoga***

Achevé d'imprimer en avril 1994
sur les presses de la Nouvelle Imprimerie Laballery - F - 58500 Clamecy
Dépôt légal : avril 1994
N° d'impression : 403092